脊柱外科手术导航与机器人技术

主　编　[美]亚历山大 R·沃凯罗（Alexander R. Vaccaro）

[英]杰卡尔 R·潘奇马蒂亚（Jaykar R. Panchmatia）

[美] I. 大卫·凯伊（I. David Kaye）

[美]斯里尼瓦斯 K·普拉萨德（Srinivas K. Prasad）

主　译　杨宗德　吴浩　矫健　张伟　刘祥胜

山东科学技术出版社

·济南·

图书在版编目（CIP）数据

脊柱外科手术导航与机器人技术 /（美）亚历山大·R. 沃凯罗（Alexander R. Vaccaro）等主编；杨宗德等主译 . -- 济南：山东科学技术出版社，2023.1
ISBN 978-7-5723-1434-6

Ⅰ.①脊… Ⅱ.①亚… ②杨… Ⅲ.①定点导航 – 应用 – 脊柱病 – 显微外科学 – 外科手术 – 研究 ②机器人 – 应用 – 脊柱病 – 显微外科学 – 外科手术 – 研究 Ⅳ.① R681.5-39

中国版本图书馆 CIP 数据核字 (2022) 第 201636 号

脊柱外科手术导航与机器人技术
JIZHU WAIKE SHOUSHU DAOHANG YU JIQIREN JISHU

责任编辑：李志坚
装帧设计：李晨溪

主管单位： 山东出版传媒股份有限公司
出 版 者： 山东科学技术出版社
　　　　　　地址：济南市市中区舜耕路 517 号
　　　　　　邮编：250003　电话：（0531）82098088
　　　　　　网址：www.lkj.com.cn
　　　　　　电子邮件：sdkj@sdcbcm.com
发 行 者： 山东科学技术出版社
　　　　　　地址：济南市市中区舜耕路 517 号
　　　　　　邮编：250003　电话：（0531）82098067
印 刷 者： 济南新先锋彩印有限公司
　　　　　　地址：济南市工业北路 188-6 号
　　　　　　邮编：250101　电话：（0531）88615699

规格：16 开（210 mm×285 mm）
印张：18　字数：447 千
版次：2023 年 1 月第 1 版　印次：2023 年 1 月第 1 次印刷
定价：199.00 元

主 编

Alexander R. Vaccaro, MD, PhD, MBA
Richard H. Rothman Professor and Chairman
Department of Orthopaedic Surgery
Professor of Neurosurgery
Thomas Jefferson University and Hospitals
President
The Rothman Institute
Philadelphia, Pennsylvania, USA

Jaykar R. Panchmatia, MA, MPH, MB BChir, FRCS
Consultant Spine Surgeon
Guy's and St. Thomas' Hospitals
London, United Kingdom

I. David Kaye, MD
Assistant Professor of Orthopaedic Surgery
Thomas Jefferson University and Hospitals
Spine Surgeon
The Rothman Institute
Philadelphia, Pennsylvania, USA

Srinivas K. Prasad, MD, MS
Associate Professor of Neurological Surgery
Director, Neurosurgical Spine Fellowship
Thomas Jefferson University and Hospitals
Philadelphia, Pennsylvania, USA

编 者

A. Karim Ahmed, BS
MD Candidate
Department of Neurosurgery
Johns Hopkins School of Medicine
Baltimore, Maryland, USA

Ori Barzilai, MD
Assistant Attending
Department of Neurosurgery
Memorial Sloan Kettering Cancer Center
New York, New York, USA

Mark H. Bilsky, MD
Attending Neurosurgeon
Department of Neurosurgery
Memorial Sloan Kettering Cancer Center
New York, New York, USA

Christopher M. Bono, MD
Professor of Orthopaedic Surgery
Executive Vice Chair, Orthopaedic Surgery
Department of Orthopaedic Surgery
Harvard Medical School, Massachusetts General Hospital
Boston, Massachusetts, USA

Barrett S. Boody, MD
Assistant Professor of Clinical Orthopedic Surgery, Indiana
  University
Orthopedic Spine Surgeon, Indiana Spine Group
Carmel, Indiana, USA

Stefano Boriani, MD
Spine Tumor Surgeon at GS4
Istituto Ortopedico Galeazzi
Milano, Italia

Wesley H. Bronson, MD, MSB
Assistant Professor
Department of Orthopedic Surgery
Mount Sinai Health System
New York, New York, USA

John A. Buza III, MD, MS
Chief Resident
NYU Langone Orthopedic Hospital
NYU Medical Center
New York, New York, USA

Ali Bydon, MD
Professor
Department of Neurosurgery
Johns Hopkins University
Baltimore, Maryland, USA

Donald F. Colantonio III, MD
Captain, U.S. Army Medical Corps
Department of Orthopaedic Surgery
Walter Reed National Military Medical Center
Bethesda, Maryland, USA

Michael R. Conti Mica, MD
Orthopaedic Spine Surgeon
Division of Spine Surgery
DuPage Medical Group
Chicago, Illinois, USA

Erika A. Dillard, MD, PhD
Resident
Department of Neurosurgery
Thomas Jefferson University Hospital
Philadelphia, Pennsylvania, USA

Jian Dong, MD, PhD
Department of Orthopaedic Surgery
Zhongshan Hospital
Fudan University
Shanghai, China

James Dowdell, MD
Orthopedic Resident
Orthopedic Surgery
Mount Sinai Hospital
New York, New York, USA

Thomas J. Errico, MD
Pediatric Orthopedic Spine Surgeon
Nicklaus Children's Hospital
Miami, Florida, USA
Adjunct Professor of Orthopedic and Neurologic Surgery
NYU School of Medicine
New York, New York, USA

Darian R. Esfahani, MD, MPH
Chief Resident
Department of Neurosurgery
University of Illinois at Chicago
Chicago, Illinois, USA

James J. Evans, MD, FACS, FAANS
Professor
Department of Neurological Surgery
Thomas Jefferson University
Philadelphia, Pennsylvania, USA

Mingxing Fan, MD, PhD
Spine Department
Beijing Jishuitan Hospital
Beijing, China

Taolin Fang, MD, PhD
Research Fellow
Department of Orthopaedic Surgery
Rothman Institute, Thomas Jefferson University
Philadelphia, Pennsylvania, USA

Elvis L. Francois, MD
Orthopedic Surgeon
Department of Orthopedic Surgery
Mayo Clinic
Rochester, Minnesota, USA

Tristan Blase Fried, MD

Resident

Department of Orthopaedics

Thomas Jefferson University

Philadelphia, Pennsylvania, USA

Haruki Funao, MD, PhD

Associate Professor

Department of Orthopaedic Surgery

School of Medicine, International University of Health and
    Welfare

Minato-ku, Tokyo, Japan

Raj J. Gala, MD

Spine Surgery Fellow

Department of Orthopaedics

Emory University

Atlanta, Georgia, USA

Howard J. Ginsberg, MD, PhD

Neurosurgeon, St Michael's Hospital

Assistant Professor of Neurosurgery and Biomedical
    Engineering

University of Toronto

Toronto, Ontario, Canada

Christine L. Hammer, MD

Department of Neurosurgery

Thomas Jefferson University Hospitals

Philadelphia, Pennsylvania, USA

James S. Harrop, MD, FACS

Professor, Depts of Neurological and Orthopedic Surgery

Director, Division of Spine and Peripheral Nerve Surgery

Neurosurgery Director of Delaware Valley SCI Center

Thomas Jefferson University

Philadelphia, Pennsylvania, USA

Andrew C. Hecht, MD

Chief Spine Surgery

Associate Professor of Orthopaedic and Neurosurgery

Icahn School of Medicine

Mount Sinai Hospital and Health System

New York, New York, USA

Joshua E. Heller, MD, MBA

Associate Professor of Neurological and Orthopaedic
    Surgery

Department of Neurological Surgery

Thomas Jefferson University

Philadelphia, Pennsylvania, USA

Langston T. Holly, MD

Professor of Neurosurgery, Vice Chair of Clinical Affairs

Department of Neurosurgery

David Geffen UCLA School of Medicine

Los Angeles, California, USA

Kimberly Hu, BS

MD/MPH Candidate

Department of Neurosurgery

University of Illinois at Chicago College of Medicine

Chicago, Illinois, USA

Jeff Jacobson, MD

Professor of Neurosurgery

Medstar Georgetown University Hospital

Washington, DC, USA

Alex A. Johnson, MD

Orthopaedic Surgery Sports Medicine Fellow

American Sports Medicine Institute

Birmingham, Alabama, USA

Bradley C. Johnson, MD

SpineCare Medical Group

Daly City, California, USA

James D. Kang, MD
Chairman, Department of Orthopaedic Surgery
Brigham and Women's Hospital
Thornhill Family Professor of Orthopaedic Surgery
Harvard Medical School
Boston, Massachusetts, USA

I. David Kaye, MD
Assistant Professor of Orthopaedic Surgery
Thomas Jefferson University and Hospitals
Spine Surgeon
The Rothman Institute
Philadelphia, Pennsylvania, USA

Khaled M. Kebaish, MD
Professor of Orthopaedic and Neurosurgery
Department of Orthopaedic surgery
Johns Hopkins University
Baltimore, Maryland, USA

A. Jay Khanna, MD, MBA
Vice Chair and Professor of Orthopaedic Surgery, Neurosurgery
    and Biomedical Engineering
Johns Hopkins University
Bethesda, Maryland, USA

Nikola Kocovic, MD
Resident Physician
Department of Internal Medicine
Icahn School is Medicine at Mount Sinai
New York, New York, USA

Prateek Kumar, MD
Resident
Department of Neurology
University of Illinois at Chicago
Chicago, Illinois, USA

Eric B. Laxer, MD
Associate Professor of Orthopaedic Surgery
Spine Section Chief, Director of Spine Residency Education,
Carolinas Medical Center Orthopaedic Surgery Residency
    Program
Vice Chair, Division of Spine Surgery, Atrium Musculoskeletal
    Institute
OrthoCarolina Spine Center
Charlotte, North Carolina, USA

Ilya Laufer, MD
Associate Professor
Department of Neurosurgery
Memorial Sloan Kettering Cancer Center
New York, New York, USA

Nathan H. Lebwohl, MD
Chief of Spinal Deformity Surgery
Department of Orthopaedics
University of Miami Miller School of Medicine
Miami, Florida, USA

Yajun Liu, MD, PhD, FRCS
Spine Department
Beijing Jishuitan Hospital
Beijing, China

Richard M. McEntee, BS
Sidney Kimmel Medical College
Thomas Jefferson University
Philadelphia, Pennsylvania, USA

Ankit I. Mehta, MD, FAANS
Assistant Professor
Department of Neurosurgery
University of Illinois at Chicago
Chicago, Illinois, USA

Marco C. Mendoza, MD
Spine Surgeon
Tahoe Fracture Orthopedic & Spine
Carson City, Nevada, USA

Christopher M. Mikhail, MD
Resident Physician
Orthopaedic Surgery
Mount Sinai Hospital
New York, New York, USA

R. Alden Milam IV, MD
Assistant Professor
OrthoCarolina Spine Center
Atrium Health Department of Orthopedic Surgery
Charlotte, North Carolina, USA

Andrew H. Milby, MD
Assistant Professor
Department of Orthopaedic Surgery
University of Pennsylvania
Philadelphia, Pennsylvania, USA

Camilo A. Molina, MD
Spine Fellow
Department of Neurosurgery
Johns Hopkins Hospital
Baltimore, Maryland, USA

Kyle W. Mombell, MD
Resident Physician
Department of Orthopaedic Surgery
Naval Medical Center San Diego
San Diego, California, USA

Patrick B. Morrissey, MD
Assistant Professor
Department of Orthopaedic Surgery
Naval Medical Center San Diego
San Diego, California, USA

Yusef I. Mosley, MD
Marion Bloch Neuroscience Institute
Saint Lukes Hospital
Kansas City, Missouri, USA

Jay K. Nathan, MD
Chief Resident
Department of Neurosurgery
University of Michigan
Ann Arbor, Michigan, USA

Brandon L. Neisewander, BA
MD Candidate
Department of Neurosurgery
University of Illinois at Chicago College of Medicine
Chicago, Illinois, USA

Brian J. Neuman, MD
Assistant Professor
Department of Orthopaedics
Johns Hopkins University
Baltimore, Maryland, USA

Mark E. Oppenlander, MD, FAANS
Assistant Professor
Department of Neurosurgery
University of Michigan
Ann Arbor, Michigan, USA

Sohrab Pahlavan, MD
Spine Surgeon
Ventura Orthopedics
Ventura, California, USA

Trishan Panch, MD, MPH
Chief Medical Officer
Wellframe Inc.
Boston, Massachusetts, USA

Jaykar R. Panchmatia, MA, MPH, MB BChir, FRCS
Consultant Spine Surgeon
Guy's and St. Thomas' Hospitals
London, United Kingdom

Peter G. Passias, MD, MS
Associate Professor
Departments of Orthopaedic and Neurological Surgery
NYU School of Medicine
New York, New York, USA

Justin C. Paul, MD, PhD
Spine Surgeon
Department of Spine Surgery
OrthoConnecticut
Danbury, Connecticut, USA

Zach Pennington, BS
Medical Student
Department of Neurosurgery
Johns Hopkins University School of Medicine
Baltimore, Maryland, USA

Alfred J. Pisano, MD
Chief Resident
Department of Orthopaedic Surgery
Walter Reed National Military Medical Center
Bethesda, Maryland, USA

Srinivas K. Prasad, MD, MS
Associate Professor of Neurological Surgery
Director, Neurosurgical Spine Fellowship
Thomas Jefferson University and Hospitals
Philadelphia, Pennsylvania, USA

Glenn S. Russo, MD, MS
Connecticut Orthopaedics
Clinical Assistant Professor
Department of Surgery
Frank H. Netter School of Medicine at Quinnipiac University
Hamden, Connecticut, USA

Yamaan S. Saadeh, MD
Neurosurgery House Officer
Department of Neurosurgery
University of Michigan
Ann Arbor, Michigan, United States

Ralph T. Schär, MD
Neurosurgeon and Fellow in Complex Spine Surgery
Division of Neurosurgery, St. Michael's Hospital
University of Toronto
Toronto, Ontario, Canada

Adam M. Schmitt, MD
Assistant Attending
Department of Radiation Oncology
Memorial Sloan Kettering Cancer Center
New York, New York, USA

James M. Schuster, MD, PhD
Associate Professor of Neurosurgery
Director of Neuro-Trauma
Chief of Neurosurgery, Penn Presbyterian Medical Center
University of Pennsylvania
Philadelphia Pennsylvania, USA

Daniel M. Sciubba, MD
Professor
Department of Neurosurgery
Johns Hopkins University
Baltimore, Maryland, USA

Jonathan G. Seavey, MD, MS
Staff Surgeon
Department of Orthopedics
Naval Health Clinic Oak Harbor
Oak Harbor, Washington, USA

Arjun S. Sebastian, MD, MSc
Assistant Professor
Department of Orthopedic Surgery
Department of Neurosurgery
Rochester, Minnesota, USA

Kartik Shenoy, MD
Orthopaedic Spine Fellow
Department of Orthopaedic Surgery
Rothman Orthopaedic Institute
Philadelphia, Pennsylvania, USA

Michael P. Silverstein, MD
Orthopaedic Spine Surgeon
Jewett Orthopaedic Clinic
Orlando, Florida, USA

Brian T. Sullivan, MD
Orthopaedic Surgery Resident
Department of Orthopaedic Surgery
Johns Hopkins Hospital
Baltimore, Maryland, USA

Patricia Zadnik Sullivan, MD
Resident
Department of Neurosurgery
University of Pennsylvania
Philadelphia, Pennsylvania, USA

Zachary Tan, BS
Research Assistant
Department of Neurosurgery
University of Illinois at Chicago
Chicago, Illinois, USA

Nicholas Theodore, MD, FACS, FAANS
Donlin M. Long Professor
Professor of Neurosurgery, Orthopaedics & Biomedical
    Engineering
Department of Neurosurgery
Johns Hopkins University
Baltimore, Maryland, USA

Wei Tian, MD, PhD, FRCS
Professor
Spine Department
Beijing Jishuitan Hospital
Beijing, China

Alexander R. Vaccaro, MD, PhD, MBA
Richard H. Rothman Professor and Chairman
Department of Orthopaedic Surgery
Professor of Neurosurgery
Thomas Jefferson University and Hospitals
President

The Rothman Institute
Philadelphia, Pennsylvania, USA

Arya Varthi, MD
Assistant Professor
Department of Orthopedic Surgery
Yale University
New Haven, Connecticut, USA

Kaitlyn Votta, BS
Sidney Kimmel Medical College
Thomas Jefferson University
Philadelphia, Pennsylvania, USA

Scott C. Wagner, MD
Assistant Professor of Surgery
Department of Orthopaedics
Walter Reed National Military Medical Center
Uniformed Services University of the Health Sciences
Bethesda, Maryland, USA

William C. Welch, MD
Vice Chair Department of Neurosurgery
University of Pennsylvania
Professor of Neurosurgery and Orthopaedic Surgery
Philadelphia, Pennsylvania, USA

Jefferson R. Wilson, MD, PhD, FRCSC
Neurosurgeon, St. Michael's Hospital
Assistant Professor, University of Toronto
Toronto, Ontario, Canada

Jingwei Zhao, MD, PhD
Spine Department
Beijing Jishuitan Hospital
Beijing, China

John E. Ziewacz, MD, MPH
Neurosurgeon
Carolina Neurosurgery and Spine Associates
Charlotte, North Carolina, USA

主　译　　杨宗德　吴　浩　矫　健　张　伟　刘祥胜

副主译　　赵　勇　龚少鹏　翟　骁　陈　锴　孙枫原

译　者　　刘祥胜　复旦大学附属上海市第五人民医院

　　　　　孙枫原　中国人民解放军海军军医大学第一附属医院

　　　　　杨明磊　中国人民解放军海军军医大学第二附属医院

　　　　　杨宗德　中国人民解放军海军军医大学第一附属医院

　　　　　吴　浩　首都医科大学宣武医院

　　　　　吴浩然　中国人民解放军海军军医大学

　　　　　邱松楠　中国人民解放军 92925 部队

　　　　　张　伟　中国人民解放军海军第九七一医院

　　　　　张　璨　首都医科大学宣武医院

　　　　　陈　锴　中国人民解放军海军军医大学第一附属医院

　　　　　周田俊克　中国人民解放军海军军医大学

　　　　　赵　勇　中南大学附属中大医院假肢矫形器中心

　　　　　钟南哲　中国人民解放军海军军医大学第二附属医院

　　　　　徐海栋　中国人民解放军东部战区总医院

　　　　　龚少鹏　德国施罗斯（武汉）服务中心

　　　　　矫　健　中国人民解放军海军军医大学第二附属医院

　　　　　翟　骁　中国人民解放军海军军医大学第一附属医院

谨以本书献给我的导师和真正的朋友 Jerry Cotler、Steven Garfin 和 Richard Rothman，是你们的指导引导我正确前行。

—Alexander R. Vaccaro

　　谨以本书献给我的父母，是你们为我的生活打下了坚实的基础。同时，我要感谢我的妻子和孩子们，是你们激励我在此基础上再接再厉，让这一切都值得。

—Jaykar R. Panchmatia

　　谨以本书献给我亲爱的妻子 Talya，是你在这本书的创作过程中始终伴在我身边；还有我的孩子 Olivia、Jordyn 和 Mattie，是你们关于变形金刚的想法促成了这本书的成功出版。

—I. David Kaye

　　感谢我的父母 Rathna 和 Maheswara Prasad，感谢你们几十年来孜孜不倦的爱、支持和牺牲；感谢我的妻子 Gita 和孩子 Krishna 和 Leela，是你们赋予了我的生活意义并使我的每一天过得都精彩无比。

—Srinivas K. Prasad

前　言

自有医学记录起，身体的功能定位就是人类的一项永恒追求。公元前 2655—2600 年的埃德温·史密斯莎草纸就记录了埃及法老 Djoser 的顾问 Imhotep 对"大脑"一词的描述。多数古埃及人相信心脏是灵魂的栖所，而多数古希腊人认为大脑才是身体的中心。几个世纪后，关于心脏和大脑中心学说的争论仍然十分激烈。基于解剖学的研究，盖伦推测大脑是身体的指挥中心。直到 19 世纪，David Ferrier、John Hughlings-Jackson 等才开始进行大脑病理定位研究。Victor Horsely 通过更加精细的大脑解剖，对他们的实验进行了升级细化。1908 年，Horsely 发明了第一种可精确定位动物大脑的立体定向装置。从那时起，大脑立体定向技术发展迅速。

成像技术的进步是我们能够深刻理解人体组织器官解剖和功能的关键。伦琴发现了 X 线，为我们带来了革命性的人体组织可视化方法，使通过肉眼看到人体深部解剖结构从不可能成为现实。随后，又出现了 Walter Dandy 的肺脑造影技术和 Egaz Moniz 的脑血管造影技术。获诺贝尔奖的计算机断层扫描（CT）技术和磁共振成像（MRI）技术的蓬勃发展，使我们能够前所未有地深入了解人体的内部结构和功能。

立体定向技术与精确成像技术结合，使人类步入了计算机辅助手术的新纪元。实时三维定位正在改变颅内手术，这些技术进步使得颅内肿瘤切除创伤更小、更安全。尽管这些先进技术在脊柱手术中也可使用，但由于早期烦琐的注册方式延长了手术时间，计算机辅助脊柱外科手术的发展停滞了很多年。随着技术的不断进步，在脊柱手术中使用影像导航出现了复兴趋势，优点包括提高手术准确性和减少手术团队的辐射暴露。

捷克作家 Karel Čapek 在其 1920 年的科幻戏剧《R.U.R.》中首次引入"Robot"一词，意即"罗素姆通用机器人"（Rossum's Universal Robots）。《R.U.R.》讲述了一家生产"机器人"（roboti）的工厂的故事，"机器人"被描述为一种类人生物，具有独立思考的能力。起初，机器人似乎满足于为它们的人类主人工作，但后来它们反抗了，并最终导致了人类的灭绝。这部剧以及随后的文学作品、电影对机器人的类似描述，可能是机器人声名不佳的原因之一。直到现代机器人开始帮助人类清扫房屋、从事家务，人们才改变了这种看法。1951 年，美国原子能委员会的 Raymond Goertz 发明了首台机械臂。1980 年，美国机器人研究所发布了"机器人"一词的第一个有效工作定义："……一种可反复编程的多功能机械手，通过预编程的动作移动材料、零件、工具或专用设备来完成多种任务。"

1985 年，具有六自由度的柔性臂机器人 PUMA 560 首次在 CT 影像引导下将穿刺针成功置入人类大脑。美国军方基于对远程手术的需求，资助了 Da Vinci（达·芬奇）手术机器人系统的开发。该系统于 2000 年获得美国食品药品管理局（FDA）的批准，用于复杂的微创腔内手术。2004 年，FDA 批准了第一种可用于置入脊柱外科手术器械的商用定位装置。此后，不断出现的新手术机器人以及现有机器人的应用扩展生动展示了脊柱外科领域的进化与发展。随着脊柱外科专家接纳自动化，惧怕机器人的时代已经过去。所幸手术机器人不太可能会像 Čapek 描述的那样，站起来反对人类并造成世界毁灭。

本书基于影像导航和机器人技术领域专家的大量经验，旨在引导读者深入理解这些技术的手术室实际应用指导。虽然脊柱外科领域变化万千，采用更先进的技术才能使相关患者受益更多。本书是手术机器人及影像导航技术在脊柱外科领域的最新应用指南，希望能借此充分展示脊柱外科技术的美好未来。

Nicholas Theodore, MD, FACS, FAANS

Donlin M. Long Professor

Professor of Neurosurgery, Orthopaedics & Biomedical

Engineering

Department of Neurosurgery

Johns Hopkins University

Baltimore, Maryland

序

过去的 10 年见证了脊柱外科导航技术不断发展，尤其过去的 5 年里，机器人辅助脊柱外科手术技术明显进步。2016 年，医用机器人产业市场价值约 40 亿美元，预计到 2026 年将增长 75%，达到近 70 亿美元。脊柱外科机器人市场也将随之增长，到 2026 年，市值将从目前的约 7 500 万美元扩大到约 3.2 亿美元。

随着技术发展成为主流，早期使用者们正在为其更广泛的应用铺平道路，导航和机器人系统现已成为某些医疗中心的常规配置。然而，要想更广泛地推广仍存在一些障碍，包括：前期成本增加，对现有工作流程的干扰，以及外科医生们缺乏对这些技术增强手术便利性和改善临床效果的信心。

本书旨在精确地解决上述问题，并使这些新兴技术更容易被初学者或希望将导航和机器人技术纳入实践的人所掌握。同时，本书还为那些已熟悉了操作流程但寻求进一步扩大导航和机器人应用范围的人提供了专业技术参考。

截至撰写本文时，PubMed 数据库中涉及脊柱外科手术机器人技术的文献约有 290 篇，提及脊柱外科导航的文献约有 1 000 篇，但相关技术文献还是相对较少。本书的目标就是填补这个空白，广泛邀请专家、早期使用者和经常使用该技术的用户参加编写，使其成为一本实用的技术手册。本书的编写者已经在探索中积累了一定的经验，并在本书中分享了他们的宝贵经验和技巧。

本书分为 6 篇。第一篇是脊柱外科手术导航和机器人技术简介，通过循证的方法介绍了导航与机器人技术的应用现状，并在各小节中分别介绍了当代脊柱外科手术导航与机器人系统及其总体效果。

第二到第四篇可作为将脊柱导航与机器人技术应用于临床实践，或赋予现有设备更复杂功能的使用手册，包括从常规使用术中导航与机器人技术的手术（如导航下 MISTLIF 微创经椎间孔减压椎间融合术），到更复杂的手术（如导航辅助下脊柱肿瘤原位整块切除术）。脊柱外科手术导航和机器人技术的使用将使这些手术更安全、更有效。

与介绍这些新技术同等重要的是修订手术室和手术操作标准操作流程。脊柱外科手术导航与机器人技术广泛应用的最大障碍就是在学习曲线初期会对外科医生现有手术流程造成干扰，同时可能会增加手术时间。本书的第五篇可以为脊柱外科手术导航和机器人初学者提供模板，直到他们在后期建立自己的最优化标准操作流程。

本书的第六篇对脊柱外科手术导航与机器人技术的未来进行了展望。目前，脊柱机器人还仅用于椎弓根螺钉置钉操作，可以保证操作的精确性（仍有学习曲线）。可以预见的是，脊柱外科手术导航与机器人技术的潜在应用范围非常广阔。随着成像技术日趋灵敏，机器人辅助脊柱外科减压操作会在未来某一时间出现。最后讨论了该技术未来的发展方向及其与其他领域相关技术（如汽车自动驾驶技术）相结合的可能。最后一节讨论了人工智能（AI）。人工智能几乎可以肯定是下一代脊柱机器人的发展方向，并可能导致手术导航与机器人技术的重大变革。

本书还包括MedOne的视频部分，通过视频方式对本书所涵盖的概念和操作流程进行了介绍。

尽管计算机辅助手术导航和机器人技术在脊柱外科领域的应用不断扩展，但在当前医疗市场环境下，投资者们为追求最大利益会不断要求手术导航与机器人技术获得更多、更好的结果。以取代内镜或徒手技术为目标的手术导航与机器人技术，将会在资本的驱动下不断改进和更新，直到其效果优于内镜和徒手手术技术。手术导航和机器人技术的优点包括高精度、高稳定性、低辐射暴露，节约成本：置钉精度提高会显著降低术后翻修率，减少社会成本；辐射暴露降低会显著减少手术团队的人员成本。

此外，有学者认为随着技术更加进步，手术导航与机器人技术有可能使最具挑战性的手术病例，在更多样化的医院环境下变得更容易处理，如同泌尿外科医生在提高前列腺微创切除术效果方面的经验一样。甚至只做传统开放手术的泌尿外科医生也可以通过达·芬奇机器人系统进行微创手术，从某种意义上来说，达·芬奇系统本身就是一种增能技术。同样，脊柱外科手术导航与机器人技术也可以帮助脊柱外科医生缩短并降低脊柱微创手术的学习曲线，这种增能效果也是一种成本节约；脊柱微创手术又可以缩短住院时间，降低感染率、术后翻修率，从而进一步节约医院和社会成本。

随着脊柱外科医生对这些革新技术越来越熟悉，上述增能效果还会产生协同效应。我们衷心希望这本书能够让脊柱外科医生对手术导航与机器人技术更熟悉，并将此技术应用于日常实践。

Alexander R. Vaccaro, MD, PhD, MBA

Jaykar R. Panchmatia, MA, MPH, MB BChir, FRCS

I. David Kaye, MD

Srinivas K. Prasad, MD, MS

目　录

第三篇　脊柱外科机器人手术技术

第四篇　复杂脊柱疾病的替代治疗技术

第五篇　技术应用的加速实现

第六篇　未来发展方向

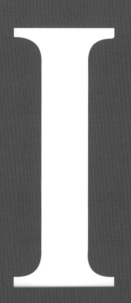

第一篇

脊柱外科手术导航和机器人技术简介

I

1 导航下椎弓根螺钉置入平台

Yusef I. Mosley, Srinivas K. Prasad

摘　要

脊柱疾病的外科治疗往往需要专用手术器械。过去十余年中，脊柱外科手术器械与手术技术发生了巨大变化。最新手术技术使得外科医生可以最小的风险置入椎弓根螺钉。本章着重介绍了相关重要操作步骤，脊柱外科医生可以通过这些步骤显著降低发生并发症的风险，建立高效的手术流程。

关键词

术中导航，脊柱外科，椎弓根螺钉置入。

1.1 简介

脊柱外科手术技术，尤其是椎弓根螺钉置钉技术在过去几十年中得到了长足发展，经椎弓根器械已成为脊柱外科医生在各种脊柱稳定手术中的首选工具。然而，新技术的出现往往伴随新的并发症。使用与不使用导航的椎弓根螺钉置入标准技术的螺钉错置率为 14%~55%，其中约 7% 会导致神经损伤[1-3]。

脊柱手术导航技术出现于 1995 年左右，目的是为了提高置钉准确性，减少神经血管损伤[4]。研究表明，脊柱手术导航在椎弓根螺钉置入操作中优势明显[5, 6]，可将椎弓根破裂的发生率降至 5% 以下[7, 8]。

本章的目的是讨论在后路脊柱手术中使用导航技术的具体操作流程，并对已上市的各种影像导航系统进行简要介绍。

1.2 手术流程的建立

1.2.1 手术室设置

使用术中导航系统时，在术前应考虑多个因素。

首先，是脊柱手术节段（即颈椎、胸椎、胸腰椎、腰椎或腰骶椎节段）。不同脊柱节段需要不同的定位技术和不同的术中导航策略，以最大限度地减少定位错误。

其次，是患者自身的特点。肥胖患者的皮下软组织较多、较厚，可能会在定位、透视、术区暴露、满足导航系统的视线要求以及精准操作定位装置等方面出现困难[8]。

再次，选择合适的手术床也至关重要。最常见的手术床包括可透视的 Wilson 床和 Jackson OSI 手术床，对于需要将头部固定在手术床上的颈胸段脊柱受累的病例尤为重要。

1.3 影像导航的类型

1.3.1 二维（2D）导航

该方法利用术中正侧位透视影像、固定在患者身上的标记器在正侧位影像中的相对位置进行运算，从而获得已知手术器械相对患者的位置信息，并将这些器械的合成影像显示在屏幕上。此系统的优势在于导航速度快、辐射暴露少、易于使用，但精确性不如三维（3D）导航系统。

1.3.2　3D 导航

3D 导航同样需要在患者身上放置注册标记器，与 CT 影像进行匹配。记录过程包括识别在 CT 扫描和患者解剖结构上均可识别的注册标记。使用这些共同标记，通过转换矩阵运算生成影像并完成注册。3D 摄像头用于对来自手术器械上的反射球或发光二极管的红外光进行光学追踪。这项技术使外科医生能够用术中 CT 影像来追踪已注册手术器械在患者解剖结构中的相对位置，通过手术室（OR）中的显示器实时查看这些器械在患者解剖结构中的轴状面、冠状面和矢状面投影。

该技术的优势包括：①能够在单次扫描中对多个脊柱节段进行成像；②提高有同节段脊柱手术史患者的成像精确性；③有效减少手术室人员的辐射暴露；④进一步提高手术精准性（患者的解剖结构是在手术体位下注册生成的）；⑤系统互联，实时影像可以在手术室之间轻松传递。

锥形束 CT 扫描

锥形束 CT 扫描成像设备以患者为中心旋转进行锥形束 CT 扫描，从而获取多重透视影像。该技术最大的革新在于：①可以在术中解剖暴露后对手术区域再次进行成像注册；②对骨骼解剖进行精确显示；③减少了术中再次体表标记定位的步骤——已通过放置在患者身上的标记器进行了实时定位。

锥形束 CT 扫描设备类型

- Arcadis Orbic 3D 等中心 C 臂（Siemens AG；图 1.1）
- ZiehmVsion RFD 3D（Ziehm Imaging；图 1.2）
- O 臂（Medtronic；图 1.3）

此类系统也有缺陷，最大的缺陷就是在获取影像时会产生大量辐射。同时，在相同扫描容积下扫描节段时有限制，因此有时需要多次扫描和使用多个标记器。另外，扫描图像的质量还会受患者因素、手术器械因素以及术中扫描器状态因素的影响。

CT 扫描

这种技术包括术中 CT 扫描平台（可以与导航系统连接）

CT 扫描仪类型

- Airo（Brainlab；图 1.4）
- BodyTom（NeuroLogica Corp.；图 1.5）

1.3.3　注册方式

材料适配

材料适配的难点之一是需要术前导入材料属性，否则可能导致脊柱导航精确性降低，因此很少使用。

解剖适配

首先，将解剖适配器置于可被外科医生识别的手术目标处，然后将这些目标在 CT 扫描影像中进行注册，这个过程又称为配对点匹配（paired-point matching）。

外科医生必须精确定位解剖结构和标记器，否则会给后期操作带来很多困难。目前已有多种体表配对点匹配注册方法。

自动适配

自动适配是目前为止最流行的适配方法，仅需要对已摆好体位的患者进行术中 CT 扫描，在扫描过程中将标记器和整个 CT 影像进行注册适配，不再需要额外的点配对。

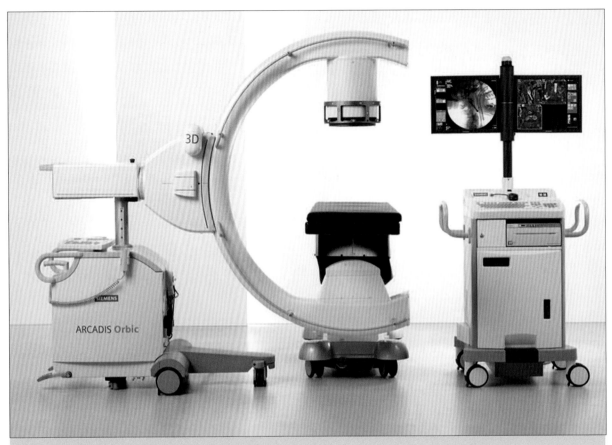

图 1.1　Arcadis Orbic 等中心 C 臂（Siemens AG）

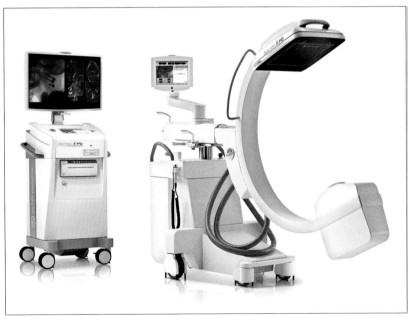

图 1.2　Ziehm Vision RFD 移动式 C 臂

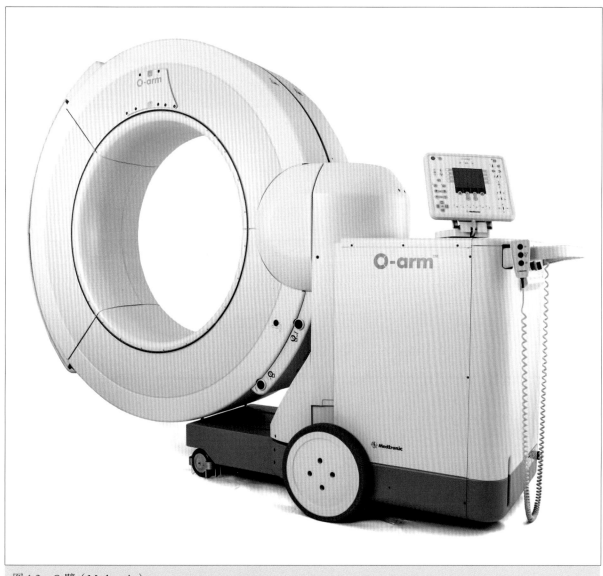

图 1.3　O 臂（Medtronic）

1.4　小结

手术导航技术的应用大大提高了脊柱外科手术的精准性和安全性。决定使用这些技术前，应先更新现有设备并更新手术室操作规程，会大大提高整个手术过程的安全性。同时，建议持续使用手术导航技术，以便深刻体会该技术的优缺点，从而在处理复杂病例时依然保持精准。

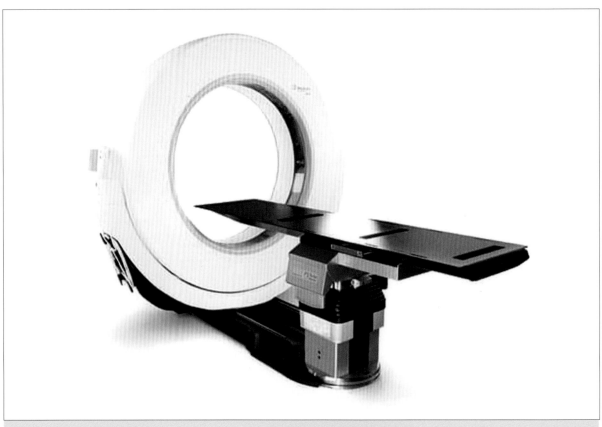

图 1.4　Airo（Brainlab）

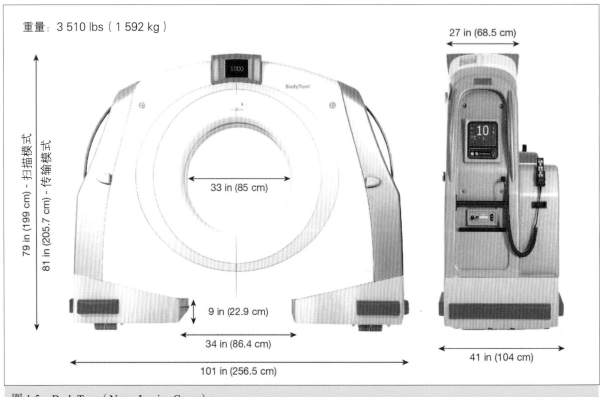

图 1.5　BodyTom（NeuroLogica Corp.）

参考文献

［1］Amiot LP, Lang K, Putzier M, Zippel H, Labelle H. Comparative results between conventional and computer-assisted pedicle screw installation in the thoracic, lumbar, and sacral spine. Spine, 2000, 25(5):606–614

［2］Laine T, Lund T, Ylikoski M, Lohikoski J, Schlenzka D. Accuracy of pedicle screw insertion with and without computer assistance: a randomised controlled clinical study in 100 consecutive patients. Eur Spine J, 2000, 9(3):235–240

［3］Laine T, Schlenzka D, Mäkitalo K, Tallroth K, Nolte LP, Visarius H. Improved accuracy of pedicle screw insertion with computer-assisted surgery. A prospective clinical trial of 30 patients. Spine, 1997, 22(11): 1254–1258

［4］Nolte L, Zamorano L, Arm E, et al. Image-guided computer-assisted spine surgery: a pilot study on pedicle screw fixation. Stereotact Funct Neurosurg, 1996, 66(1–3):108–117

［5］Ebmeier K, Giest K, Kalff R. Intraoperative computerized tomography for improved accuracy of spinal navigation in pedicle screw placement of the thoracic spine. Acta Neurochir Suppl (Wien), 2003, 85:105–113

［6］Girardi FP, Cammisa FP, Jr, Sandhu HS, Alvarez L. The placement of lumbar pedicle screws using computerised stereotactic guidance. J Bone Joint Surg Br, 1999, 81(5):825–829

［7］Tormenti MJ, Kostov DB, Gardner PA, Kanter AS, Spiro RM, Okonkwo DO. Intraoperative computed tomography image-guided navigation for posterior thoracolumbar spinal instrumentation in spinal deformity surgery. Neurosurg Focus, 2010, 28(3):E11

［8］Vaidya R, Carp J, Bartol S, Ouellette N, Lee S, Sethi A. Lumbar spine fusion in obese and morbidly obese patients. Spine, 2009, 34(5):495–500

2 计算机辅助三维导航平台

Barrett S. Boody

摘 要

脊柱手术导航技术采用了与脑外科手术相同的现代神经外科核心理念。在过去的50年中，成像技术和计算机技术的进步促进了三维实时成像与神经外科核心理念中立体定位概念（利用外部支架对难以看到的深部解剖或病变组织提供立体位置参考）的融合。随着术中透视和CT扫描技术的快速发展，目前的手术导航平台可以轻松追踪手术器械的精确位置，使脊柱外科医生能够安全、有效和准确地识别复杂的脊柱解剖结构并精准置入各种手术器械。术中导航的核心在于整合成像、追踪、记录、影像合成及可视化等关键技术，并将结果精确显示在屏幕上。目前最常用的追踪技术是通过红外摄像机捕捉手术区域的被动光学阵列。为了更好地整合患者影像并将其导入导航平台，患者自身被设定为固定的注册阵列，导航设备则是可移动的注册阵列。最终，在导航平台上整合患者的解剖结构和手术区域的参考阵列，进行影像合成和可视化，显示手术器械和患者解剖结构的实时合成影像。与采用开放暴露和透视的传统椎弓根螺钉置入技术相比，术中脊柱导航技术的准确性更高。

关键词

计算机辅助导航，术中导航，术中CT扫描，术中导航历史，椎弓根螺钉导航，脊柱导航，结果。

2.1 简介

随着外科技术的进步，术中辅助技术也在不断发展。计算机辅助导航作为一种新的术中辅助技术，在处理复杂病例方面显现了明显优势。没有术中导航技术时，外科医生必须综合大量信息（术前的影像学检查应与术中成像和解剖结构相联系）才能成功进行解剖定位。随着术中导航技术的出现，术中器械和病理结构的实时三维定位影像一目了然，使外科医生可以更好地理解患者的病变结构，显著降低了高风险手术或采用某些常规技术（如椎弓根螺钉置入）发生并发症的风险。

文献研究表明，术中导航技术的应用可以提高器械放置的准确性和安全性，缩短手术时间，降低风险与成本，对复杂的脊柱手术来说更是如此。虽然术中导航技术有较大的应用潜力，但仍存在如手术时间延长、成本增高等缺点，因此广泛应用还需要时日。据报道，约63.4%的脊柱关节置换学会和微创脊柱外科学会会员对手术导航技术知之甚少[1]，只有约11%的北美和欧洲外科医生经常使用导航技术[2]。精准度的提高、复杂手术的简化和辐射暴露的减少是该技术的优势，而缺乏相关设备或培训及过高的费用是该技术的最大应用障碍[2]。

2.2 术中导航技术的发展

脊柱外科手术导航技术的设计亦源于神经外科的立体定向理念。当遇到复杂的脑部解剖时，Horsley 和 Clarke 创造性地使用固定在颅骨的外支架为大脑解剖提供相对位置信息，即通过已知的解剖结构实现对未知大脑解剖结构的相对定位[3]。Spiegel 等借鉴 Horsley 和 Clark 的概念，创建了第一个用于手术的外支架术中参考系统，显著降低了开颅手术的风险[3, 4]。

20世纪七八十年代的成像技术和计算机技术的进步,使个体化术中参考定位成为可能[5]。改进的成像技术(如CT和MRI)可对解剖结构进行三维重建,将重建影像导入计算机导航系统,大大促进了无框架导航技术的发展。1979年,Brown-Roberts-Wells立体定向系统完成了立体定向仪器与CT数据的匹配[6]。1986年,Robertsd等发明了一种无框架立体定向技术,通过手术室内的麦克风阵列探测手术显微镜发出的声音,从而实现对空间中的离散点的三角测量定位[7]。这些定位点可以与术前CT数据进行匹配,从而辅助显微镜的精准放置。

Barnett等于1993年介绍了一种由可移动的超声波探头组成的无支架立体定向装置,通过放置在手术室内的麦克风阵列进行定位,大大简化了神经外科手术中的三角测量[8]。在最新的进展中,术中导航技术与机械臂技术相结合,机械臂的臂长和关节都可被实时监控和显示。机械臂和术前影像可以实现注册和合成,从而计算出机械臂在术前影像中的相对位置[9, 10]。

目前的术中导航系统通过光学摄像机来捕捉放置在患者身上的发光二极管(LED)或反射球。这些锚定参考点可实时显示固定有LED或反射球的手术器械在术前影像中的相对位置,并将相对位置信息显示在监视器上。这种技术依赖光学摄像机对已注册手术器械进行持续监测,目前已广泛应用于术中导航。然而,脊柱手术不同于颅内手术,下列原因会导致脊柱手术中的实际解剖位置和术前影像之间的误差更大:①脊柱的活动节段过多导致其在俯卧位、仰卧位手术时和术前成像时精确位置会有变动;②随着手术进行(截骨或者置入椎弓根螺钉等),脊柱的位置也会发生改变。

2.3　术中导航概述

成功的术中导航技术需要以下4个关键步骤:①成像;②追踪;③注册;④影像合成和可视化。

2.3.1　成像

术中导航技术可使用CT或MRI数据,但是由于脊柱手术对骨性解剖结构精度要求更高,因此CT数据应用更广泛。不仅如此,在各个操作步骤前进行术中CT扫描所获取的数据,要优于术前获得的影像数据。Brainlab Airo是一种将手术台和CT扫描设备结合在一起的集成系统,可以实时获得患者的CT数据,从而大大加快了手术工作流程。

为了减少辐射暴露,大部分外科医生更喜欢采用术前单次CT扫描。为了让误差降到最低,采用可移动的CT设备在术中进行扫描更受欢迎,如Medtronic(Minneapolis, MN)的O臂系统,可以在手术室内进行CT扫描。研究表明,术中CT数据虽然没有提高置入椎弓根螺钉的准确性(91.8% : 93.5%),但显著减少了术中导航所需的注册和匹配耗时[(6.5 min ± 2 min):(1.15 min ± 0.35 min)][11]。

基于透视的导航技术和基于CT的导航技术类似,可将术中多个透视影像上载到工作站中完成三维重建。但此技术存在以下局限:透视影像的质量、肥胖、骨量减少、使用者误差、旋转畸形等,都会使影像的精确性下降。文献研究提示,采用基于透视的导航技术时,小于3 mm(注册位置上、下3个节段或者注册后120 min内)的置钉占所有置钉操作的83%~100%[12]。最新的基于透视的导航技术可以根据术前CT数据进行实时重建,从而显示术中患者的真实解剖结构。Siemens和Ziehm公司的透视导航设备就采用了这些最新技术。

2.3.2　追踪

目前的追踪系统分为电磁追踪和光学追踪系统两种。虽然电磁追踪系统的追踪器更小且无对视线的特殊要求，但由于脊柱内固定系统往往都存在铁磁性，会对电磁追踪系统效能造成干扰，因此，目前脊柱手术使用的主要还是使用光学追踪系统。

光学追踪系统主要利用了两个或两个以上处于有利位置的摄像头。有利位置主要指的是摄像头要高于手术区域从而获得更好的可视化效果。采用多个摄像头，允许系统通过三角运算测量物体在手术室的准确位置。为了更好地进行实时监测导航，外科医生要尽可能避免挡住摄像头。

光学追踪系统使用自然光或者红外光两种光源。自然光系统通常使用已知图案（如黑白棋盘图案）由光学追踪系统识别和捕捉。自然光系统标记物通常比红外光系统标记物成本更低，但易受手术室灯光干扰而使其可视化位置发生扭曲。红外光系统使用红外光追踪目标物的位置传感器，传感器分为有源阵列（发光二极管 LED）和无源阵列（反射球体）。无源阵列通过摄像头捕获反射的红外光进行定位，而有源阵列则通过像头捕捉发射的红外光进行定位。无源阵列最大的好处在于可将反射球无线连接于手术器械。

脊柱手术导航技术对影像误差的容忍度很小。研究显示，椎弓根螺钉的置钉误差范围需控制在平移 1~3 mm 或旋转 4~7 mm 范围内[13, 14]。不仅如此，脊柱手术导航技术还要求对手术器械的轨迹及空间位置（旋转和位移）进行实时监测。为了达到此目的，须使用传感器阵列对参考器械进行注册。至少每个阵列需要至少 3 个传感器才能进行六自由度（沿 X、Y 和 Z 轴的平移和旋转）的识别和定位，并且每个传感器都必须被摄像头持续探测到。因此，为了实现实时监测，传感器阵列通常使用 4 个或 4 个以上的传感器来保证至少有 3 个可被侦测到。

2.3.3　注册

注册即将术前影像和导航追踪系统整合的过程。脊柱导航技术通常使用固定的注册系统，即锚定注册传感器阵列要么放置在固定的解剖位置上（髂嵴或棘突），要么固定在手术台上。Brainlab 和 Medtronic 的注册工作站就是两个典型的例子，使用无源阵列光学追踪系统和固定的注册标记物。注册阵列作为一个基准点，提供了相对于患者解剖结构的可识别且相对稳定的位置参考系。Stryker 的 SpineMask 标记物提供了一个可供选择的 LED 传感器注册阵列，其固定在手术切口周围并通过相似的方式在导航系统中注册，但必须保证标记物和患者处于同一个稳定的空间中，任何这种空间位置关系的破坏都会导致注册失败。

当采用 CBCT 扫描时，注册阵列也可以在扫描前放置，这样可以允许导航系统使用断层影像对患者解剖和导航探针进行匹配。使用术前 CT 扫描数据或者需要重新注册时，可采用点配对技术。在假定的手术节段进行骨性暴露并放置注册探针后，可使用导航探针来初次识别注册阵列和已知骨性标志点的相对位置。然后用追踪软件按顺序选择可见的骨性标志点并和术前 CT 扫描数据进行位置匹配。有人担心注册阵列如果离手术区域过远（3 个节段以上）或手术时间过长（1 小时以上）会降低导航系统的精准性[12, 15]。术者可以在注册后或者手术过程中通过导航探针依次接触可见的骨性标志点和注册阵列保证随时进行二次验证，从而保证导航系统的精准性。

2.3.4　影像合成和可视化

注册后导航系统可以实现手术器械与解剖结构的实时重叠显示。不仅如此，包含独特传感器的手术器械及其性质也可以被导航系统识别。尽管大部分可被导航侦测的手术器械是预制的，但部分导航系统甚至允许将传感器阵列放置在可被二次注册的各种手术器械上。为了使在导航系统中注册的手术器械不出现变形或偏倚，这些被探测的手术器械必须是固定制式的。同样，术中使用手术器械过度倾斜，可能导致轨迹偏倚；大力使用器械引起患者解剖结构的整体移位，也可能导致导航出现偏差。

被追踪器械的轴向、矢状面、冠状面二维影像可以显示在监控器上，也可以通过重建生成相应的三维影像或正侧位影像，所获得影像取决于具体系统以及手术医生的偏好。部分导航系统允许在断层影像中插入内置物模板，从而同时显示手术器械的位置和目标位置的实时影像。

2.3.5　效果

虽然术中导航技术应用于复杂脊柱外科手术收益明显，但外科医生仍然需要在术前确定术中导航的使用可以改善手术效果、减少并发症并尽可能地改善费效比。相关研究比较多，此处仅简要介绍术中导航的适应证、实际应用效果。

术中导航技术的应用使得椎弓根螺钉的置钉准确性明显提高[16]。Van de Kelft 使用术中导航技术在胸椎、腰椎及髂骨置入 1 992 枚螺钉，错置率仅约 2.5%，翻修率仅约 1.8%[17]。导航下在上胸椎和颈椎置入椎弓根螺钉时，置钉准确率分别是 99.3%（颈椎）和 97.8%（胸椎）[15]。不仅如此，螺钉穿破关节突关节的概率也从开放手术的 26.5% 下降到了 4%[18]。

与传统开放手术相比，导航下置入椎弓根螺钉术后发生螺钉断裂的概率从 15% 下降到了 6%。不仅如此，导航下置入的 4 814 枚螺钉未出现神经损伤，而通过开放手术置入的 3 725 枚螺钉出现了 3 例神经损伤[19]。荟萃分析提示，与术中透视相比，术中导航技术的使用使椎弓根螺钉的错置率明显降低（RR：0.33，$P<0.01$），并发症发生率显著下降（RR：0.23，$P<0.01$），但手术时间延长了（平均 23.66 min，$P<0.01$）[20]。有研究提示术中导航技术的使用也使得螺钉的翻修率明显下降（0.6% 比 4.9%）。

但也有研究提出了反对意见。有研究提示，与术中透视相比，采用术中导航除了显著增加了手术操作时间（4 min 比 19 min），置钉准确率没有明显改变（91.2% 比 93.4%，均未破皮质）[22]。也有研究提示徒手置钉与 O 臂导航置钉在单节段腰椎退行性脊柱滑脱病例中相差无几（10.53% 比 14.47%）。同时，研究还发现当注册阵列置于手术区域远端 3 个节段或更多时，螺钉错误率明显上升到了 37.5%[23]。

在螺钉置钉错误的翻修率上，术中导航技术的应用再次显示了明显的优势。研究提示，27 例在导航下置入椎弓根螺钉的脊柱创伤病例无 1 例翻修，而非导航置钉的翻修率约 1.2%[24]。后期研究也支持这一结果（94 例导航置钉病例无 1 例翻修，而 182 例非导航置钉者的翻修率约 4.4%）[25]。

也有研究提出，采用术中导航技术来提高椎弓根螺钉的置钉准确性的努力并不能降低置钉错误的翻修率，因为大部分的错位螺钉并不需要再次手术来修正。术中置钉后即时行 CT 扫描发现，导航置钉的螺钉错置率约为 8.97%。在同一研究中他们又提出，采用导航技术的翻修率约为 0.99%，而回顾性队列研究资料中显示徒手置钉的翻修率约为 0.8%。此结果与他们提出的论点存在矛盾[26]。

不同于关于置钉准确率的争论，只有很少的研究关注了术中导航技术是否能够使总的手术成本降低[27]。研究提示，术中导航技术的引入使翻修率明显降低（3% 比 0），每 100 例可节约成本约 71 286 美元。也有研究提示在脊柱外科手术中心（脊柱融合手术的年手术频次大于 254 例），术中导航技术可以节约手术费用并抵消其前期的投入成本。

2.4　小结

基于神经外科立体定向理念的术中导航技

术，有助于加深脊柱外科医生对复杂脊柱病例的解剖和病理的理解，数据显示其可明显提高置钉准确性，降低并发症发生率并降低大型脊柱外科中心的医疗成本。

参考文献

［1］Choo AD, Regev G, Garfin SR, Kim CW. Surgeons' perceptions of spinal navigation: analysis of key factors affecting the lack of adoption of spinal navigation technology. SAS J, 2008, 2(4):189–194

［2］Härtl R, Lam KS, Wang J, Korge A, Kandziora F, Audigé L. Worldwide survey on the use of navigation in spine surgery. World Neurosurg, 2013, 79(1):162–172

［3］Pereira EA, Green AL, Nandi D, Aziz TZ. Stereotactic neurosurgery in the United Kingdom: the hundred years from Horsley to Hariz. Neurosurgery, 2008, 63(3):594–606, discussion 606–607

［4］Foley KT, Smith MM. Image-guided spine surgery. Neurosurg Clin N Am, 1996, 7(2):171–186

［5］Apuzzo ML, Sabshin JK. Computed tomographic guidance stereotaxis in the management of intracranial mass lesions. Neurosurgery, 1983, 12(3):277–285

［6］Enchev Y. Neuronavigation: geneology, reality, and prospects. Neurosurg Focus, 2009, 27(3):E11

［7］Roberts DW, Strohbehn JW, Hatch JF, Murray W, Kettenberger H. A frameless stereotaxic integration of computerized tomographic imaging and the operating microscope. J Neurosurg, 1986, 65(4):545–549

［8］Barnett GH, Kormos DW, Steiner CP, Weisenberger J. Intraoperative localization using an armless, frameless stereotactic wand. Technical note. J Neurosurg, 1993, 78(3):510–514

［9］Reinhardt H, Meyer H, Amrein E. A computer-assisted device for the intraoperative CT-correlated localization of brain tumors. Eur Surg Res, 1988, 20(1):51–58

［10］Watanabe E, Mayanagi Y, Kosugi Y, Manaka S, Takakura K. Open surgery assisted by the neuronavigator, a stereotactic, articulated, sensitive arm. Neurosurgery, 1991, 28(6):792–799, discussion 799–800

［11］Costa F, Cardia A, Ortolina A, Fabio G, Zerbi A, Fornari M. Spinal navigation: standard preoperative versus intraoperative computed tomography data set acquisition for computer-guidance system: radiological and clinical study in 100 consecutive patients. Spine, 2011, 36(24):2094–2098

［12］Quiñones-Hinojosa A, Robert Kolen E, Jun P, Rosenberg WS, Weinstein PR. Accuracy over space and time of computer-assisted fluoroscopic navigation in the lumbar spine in vivo. J Spinal Disord Tech, 2006, 19(2):109–113

［13］Glossop ND, Hu RW, Randle JA. Computer-aided pedicle screw placement using frameless stereotaxis. Spine, 1996, 21(17):2026–2034

［14］Rampersaud YR, Simon DA, Foley KT. Accuracy requirements for imageguided spinal pedicle screw placement. Spine, 2001, 26(4):352–359

［15］Scheufler KM, Franke J, Eckardt A, Dohmen H. Accuracy of image-guided pedicle screw placement using intraoperative computed tomography-based navigation with automated referencing, part I: cervicothoracic spine. Neurosurgery, 2011, 69(4):782–795, discussion 795

［16］Larson AN, Santos ER, Polly DW, Jr, et al. Pediatric pedicle screw placement using intraoperative computed tomography and 3-dimensional image-guided navigation. Spine, 2012, 37(3):E188–E194

［17］Van de Kelft E, Costa F, Van der Planken D, Schils F. A prospective multicenter registry on the accuracy of pedicle screw placement in the thoracic, lumbar, and sacral levels with the use of the O-arm imaging system and StealthStation Navigation. Spine, 2012, 37(25):E1580–E1587

［18］Yson SC, Sembrano JN, Sanders PC, Santos ER, Ledonio CG, Polly DW, Jr. Comparison of cranial facet joint violation rates between open and percutaneous pedicle screw placement using intraoperative 3-D CT (O-arm) computer navigation. Spine, 2013, 38(4):E251–E258

［19］Shin BJ, James AR, Njoku IU, Härtl R. Pedicle screw navigation: a systematic review and meta-analysis of perforation risk for computer-navigated versus freehand insertion. J Neurosurg Spine, 2012, 17(2):113–122

［20］Meng XT, Guan XF, Zhang HL, He SS. Computer navigation versus fluoroscopy-guided navigation for thoracic pedicle screw placement: a meta-analysis. Neurosurg Rev, 2016, 39(3):385–391

［21］Ughwanogho E, Patel NM, Baldwin KD, Sampson NR, Flynn JM. Computed tomography-guided navigation of thoracic pedicle screws for adolescent idiopathic scoliosis results in more accurate placement and less screw removal. Spine, 2012, 37(8):E473–E478

［22］Shin MH, Ryu KS, Park CK. Accuracy and safety in pedicle screw placement in the thoracic and lumbar spines: comparison study between conventional Carm fluoroscopy and navigation coupled with O-Arm® guided methods. J Korean Neurosurg Soc, 2012, 52(3):204–209

［23］Boon Tow BP, Yue WM, Srivastava A, et al. Does navigation improve accuracy of placement of pedicle screws in single-level lumbar degenerative spondylolisthesis?: A comparison between free-hand and three-dimensional O-arm navigation techniques. J Spinal Disord Tech, 2015, 28(8):E472–E477

［24］Schouten R, Lee R, Boyd M, et al. Intra-operative cone-beam CT (O-arm) and stereotactic navigation in acute spinal trauma surgery. J Clin Neurosci, 2012,19(8):1137–1143

［25］Zausinger S, Scheder B, Uhl E, Heigl T, Morhard D, Tonn JC. Intraoperative computed tomography with integrated navigation system in spinal stabilizations. Spine, 2009, 34(26):2919–2926

［26］Bydon M, Xu R, Amin AG, et al. Safety and efficacy of pedicle screw placement using intraoperative computed tomography: consecutive series of 1148 pedicle screws. J Neurosurg Spine, 2014, 21(3):320–328

［27］Al-Khouja L, Shweikeh F, Pashman R, Johnson JP, Kim TT, Drazin D. Economics of image guidance and navigation in spine surgery. Surg Neurol Int, 2015, 6 Suppl 10:S323–S326

［28］Watkins RG, Gupta A, Watkins RG. Cost-effectiveness of image-guided spine surgery. Open Orthop J, 2010, 4:228–233

［29］Dea N, Fisher CG, Batke J, et al. Economic evaluation comparing intraoperative cone beam CT-based navigation and conventional fluoroscopy for the placement of spinal pedicle screws: a patient-level data cost-effectiveness analysis. Spine J, 2016, 16(1):23–31

3 脊柱外科术中超声：多功能的有效辅助工具

Ralph T. Schär, Howard J. Ginsberg, Jefferson R. Wilson

摘 要

术中超声成像技术（IOUS）在脊柱外科领域的应用已有 30 多年的历史。现代设备能够提供极高分辨率的实时影像，并能精确显示目标解剖结构。这种易用且有效的术中成像技术，可以为脊柱外科医生提供关于脊髓、神经根以及神经压迫的高质量实时信息。因此，IOUS 是外科手术中能够辨识和确认多种脊柱病变（如脊柱肿瘤、外伤、退行性变、先天性和血管性疾病）的有效辅助工具。

关键词

术中超声，脊髓，神经根，脊柱肿瘤，退变性颈椎病，脊柱外科。

3.1 简介

超声在医学领域的应用最早由 Karl Theodore 兄弟和 Friederich Dussik 于 20 世纪 30 和 40 年代提出。这些先行者试图用 1.5 MHz（兆赫）的声波穿过颅骨来扫描人类大脑，并提出超声可能能够诊断脑部肿瘤[1]。在 20 世纪 50 年代，Wild 提出将 15 MHz 的换能器与 A 型超声结合使用，用于肠壁厚度的可视化和胃癌的诊断[2]。"振幅"或 A 型超声是最早的超声成像方法，描述了一种一维影像，显示沿纵轴的振幅和沿水平轴的时间。20 世纪 40 年代后期，"亮度"或 B 型超声得以发展，并且能够获得组织的二维影像，屏幕上的每个像素代表一个单独的振幅值，从而将亮度与超声的振幅联系起来。在接下来的几十年里，随着人们对物理学、生理学和工程学理解的深入，超声成像技术得到进一步发展。

随着大型笨重的超声仪器被改造成小巧便携的设备，术中超声成像技术开始出现。20 世纪 80 年代，首次报道了 IOUS 在脊柱外科手术中可以作为实时显示肿瘤、囊肿和脊髓空洞症等多种疾病的有效辅助手段。由于超声无法穿透骨或窄层间窗[3-6]，Dohrmann 和 Rubin 发现通过切除椎板并将超声探头直接置于硬膜，能够获得质量更高的影像[3, 7]。

现代脊柱外科医生常规使用 IOUS 来精确调整骨切除的范围，在保留正常组织的同时，更安全地确定硬膜内和髓内肿瘤的切除范围。此外，IOUS 还有助于确认鞘囊腹侧的减压是否充分，如脊柱外伤时出现钙化的胸椎间盘突出和反冲的碎骨片等[8-10]。随着三维计算机辅助术中导航技术的出现，IOUS 在脊柱外科领域（如硬膜内肿瘤）的地位已经被基于 CT 和／或 MRI 的导航系统所取代[11]。但是，超声检查仍然有用处，具有成本低、易操作以及实时可视化的高空间分辨率等特点，仍然是目前广泛使用的术中成像技术之一。

3.2 超声成像基本原理

超声是指能量在物质中以机械压力波的形式传输，频率超过 20 kHz，高于人类的听觉范围的声波。超声传播需要物理介质，不能在真空中传播。在含水量高的生物组织中，超声以平均每秒 1 540 m 的速度纵向传播。在医学上，使用的超声波频率通常为 2~20 MHz，波长很短，可以实现较高的空间分辨率。一般来说，频率越高，空间分辨率越高，穿透力越低；相反，频率越低，空间分辨率越低，穿透力增强。超声显微镜运用千兆赫（GHz）的频率来实现亚细胞结构的可视化。"压电效应"是指超声波换能器中的石英晶体或合成陶瓷在脉冲电刺激下发生间歇变形，这种突然而有节奏的结构形变会产生机械振动，通过压电换能器将电信号转换成机械波（超声波发射器），也能将反射的超声波（"回波"）转换为电信号（超声接收器）。超声可能会被生物组织吸收，转化为热量。不同的组织声阻抗不同，因此当超声在不同组织中传播时会形成界面，根据界面处的声阻抗，超声波可能会部分或全部反射，或者转化为热量。只有回波会被传感器接收，构成了诊断信息的一部分，从而实现超声成像。

3.3　超声模式和技术

3.3.1　B 型超声

如前所述，B 型超声无疑是医学上应用最广泛的超声成像技术。在 B 模式（亮度模式）下，由代表超声回波的不同点组成二维超声影像，反射的超声信号（回声）的振幅定义了每个点的亮度。所有这些不同的点可以以灰度影像的形式对解剖结构进行可视化和量化。这些结构的内在亮度是以其回声率来描述的，回声率是相对于周围组织而言的。

一般来说，高回声组织更亮，低回声组织更暗。如果两种不同的组织同样明亮，它们就是等回声组织。当超声束没有组织界面可供反射时，如在液体中，该介质的表现是无回声的，显示为暗（黑）信号。例如，纯水会显示为黑色，而水中存在的红细胞会显示为明亮的回声斑点。

3.3.2　多普勒超声

多普勒超声是利用多普勒效应在灰度（B 型）影像中用彩色标尺测量并显示物体移动的方向和速度。通过多普勒效应可评估物体（通常是红细胞）是否朝向或远离换能器，而彩色多普勒则可

以量化物体的速度。在脊柱手术中，这种方式经常被用来识别异常血管的存在和流动方向，并确认硬膜动静脉瘘（DAVF）的成功切除。

3.3.3　对比度增强型超声

B 型超声和多普勒超声都有不能检测微血管的限制。另外，由于伪影和背景噪声的影响，信号检测往往不够充分，尤其是对深部病变而言。此外，多普勒超声一次只能检测一根或几根血管，一旦改变插入角度，信号就会改变。这些缺点促进了超声造影剂的发展，给患者静脉注射造影剂以放大感兴趣区域的反射信号。目前常用的超声造影剂是微泡悬浮液（平均直径为 5 μm），可以改变组织的声阻抗和与超声束的相互作用，使回声率和血液反向散射增加，因为被激发的微泡本身会反射超声。因此，对比度增强型超声可以提供高对比度影像，是评估组织血液灌注情况的实用技术。

3.4　IOUS 的使用

为了使用 IOUS，必须有一台可由外科医生方便地以无菌方式操作的移动式超声扫描仪。目前，专门设计的换能器可以实现解剖结构的高分辨率数字成像。根据骨切除的部位和范围，脊柱外科医生可以选择不同的超声换能器，如频率为 3~13.33 MHz 的凸形或线性探头。现代高频换能器的频率可达 18 MHz，适用于小的或浅表的脊柱病变。线性"曲棍球棒"样脊髓引导换能器或凸面换能器大小仅 20 mm，很适合用于脊柱手术（图 3.1）。

在进行半椎板或全椎板切除时，充分去除骨板后，暴露手术核心区域（如肿瘤）处的硬膜。在打开硬膜前，经硬膜行标准 B 超检查来确认病变上方是否获得充分减压。为了实现最佳成像，需在手术野充满盐水，以实现声学耦合。层流冲洗有助于减少气泡的积聚（气泡会影响超声成像

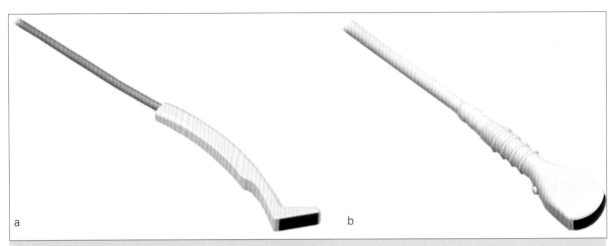

图 3.1 a. 曲棍球棍样脊髓导航探头（UST-536），宽度 19 mm，频率 13.33 M~4.44 MHz。b. 凸型探头（UST-9120），半径 20 mm，10 M~4.44 MHz。品牌为 ProSound Alpha 7，Hitachi Aloka Medical America

质量）。另外，要注意由于红细胞为高回声性，出血会降低成像质量。然后将适当的换能器放在充满盐水的硬膜正上方，通过在手术区域内逐渐移动探头获得轴向和矢状面影像。根据骨切除的程度，在椎板切除部位相应地倾斜探头，以观察邻近的硬膜和脊髓下的骨性结构。将换能器直接放在硬膜上可能会引发一种被称为"近场杂波"的假象，近场结构会因为换能器本身的高振幅而被遮挡[12]。建议在开始时就确定显示器头尾或左右的方向。根据换能器的不同，通常杂波出现时有一侧还是可以被清楚显示的，此时就需要对显示器的左右侧与实际的左右侧进行匹配。当结构与中心声轴一致或垂直时，超声影像的显示最清楚。

3.5 脊柱的正常声学解剖

在描述病变时，相对于周围组织（如脊柱旁的肌肉），脊柱表现为高回声、等回声或低回声信号。其他特征包括可能具有弥漫性或环形外观，同质性或异质性的钙化或囊性区域。密集的钙化可以是极高回声的，能阻断超声的传播。

在超声检查中，椎板切除部位的骨缘有很强的反射性，超声波甚至无法穿透。硬膜和蛛网膜层被认为是盐水和无回声的脑脊液（CSF）之间的单一反射性回声膜。脊髓在 CSF 中被视为相对均匀的低回声结构，由于 CSF 和脊髓的物理密度差异，超声检查会显示脊髓被低回声边缘包围，形成一个声学界面[7, 13]。脊髓内的中央管显示为一条明亮的回声线。脊髓与硬膜两侧的齿状韧带以及脊柱神经根也可被确认为 CSF 内的线样回声结构。在硬膜腹侧，椎体表现为高回声，而椎间盘表现为低回声（图 3.2）。正常的脊髓会表现与心跳和呼吸周期同步的节律性脉动[14]。脊髓搏动的减少或消失可提示脊髓受压。脊髓挫伤表现为脊髓本身的高回声信号。脊髓变形和萎缩很容易被超声检测到，并被认为可以提供预后信息，尽管这还没有被证实。

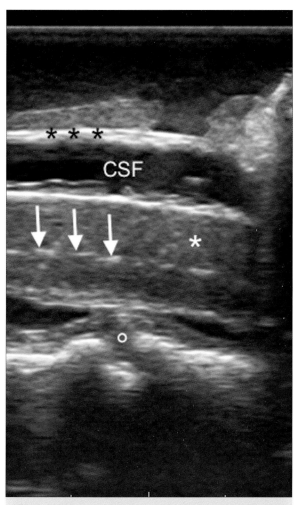

图 3.2 脊髓（白色星号）术中矢状面 B 超影像，硬膜（黑色星号）、CSF、脊髓、中央管（3 个白色箭头）以及椎间盘（白色圆圈）清晰可见

3.6 IOUS 在脊柱外科领域的应用

3.6.1 髓内肿瘤

虽然外科医生多依靠术前 MRI 或 CT 影像来确定椎体切除的层次，但术中经硬膜超声检查将使有关病变的定位变得更准确和实时，同时可以优化骨切除的范围，以准确地打开肿瘤上方的硬膜。对于髓内肿瘤，IOUS 可以指导脊髓切开术的进行，使外科医生能够避开健康组织。另外，经硬膜的实时 IOUS 还能动态显示肿瘤与周围神经、血管的关系。迄今为止，多项研究已证明 IOUS 引导对髓内肿瘤手术非常有用[7, 15-17]。

髓外硬膜下肿瘤

髓外硬膜下肿瘤，多为施万细胞瘤和脊膜瘤。在对这些硬膜下肿瘤进行手术时，实时 IOUS 可提供很大的帮助。

施万细胞瘤是良性的、缓慢生长的神经鞘瘤，源于椎管内的神经根，多见于颈椎和腰椎，胸椎少见。进行超声检查时，它们表现为外有轻度高回声环的实心肿瘤（图 3.3）。与脊膜瘤相比，它们的信号均质性往往较差。根据肿瘤的节段，脊髓和神经根会偏离肿块病变的位置。在某些情况下，施万细胞瘤会表现相当有节律性的头尾运动，特别在腰椎。事实上，有移位性施万细胞瘤的报道[18]。因此，在硬膜被打开前应强制进行 IOUS，以排除术前 MRI 扫描后才发生的肿瘤移位。

脊膜瘤最常见于胸椎，相对于正常脊髓而言，通常也会表现为轮廓清晰的略高回声病变。根据肿瘤的大小和相对神经元的位置，脊髓和神经根会有明显位移。硬膜尾部和附着物在超声上很容易看到，有助于确认肿瘤切除的范围。

髓内肿瘤

最常见的髓内肿瘤是上皮瘤和星形细胞瘤。相对于正常低回声的脊髓，髓内肿瘤可表现为或多或少的环状和均匀的高回声病变，取决于肿瘤的浸润性。存在瘤周水肿时，脊髓会表现为高回声，使得肿瘤和周围脊髓难以区分。髓内上皮瘤是相当均匀的高回声或异回声病变，常有小的中央囊性成分，偶尔也会有鞘膜炎症。由于其浸润性较高，IOUS 不易区分脊髓星形细胞瘤与周围脊髓。然而，受浸润的脊髓可能出现增厚和肿胀。肿瘤边缘模糊，可能有颗粒状的高回声外观。

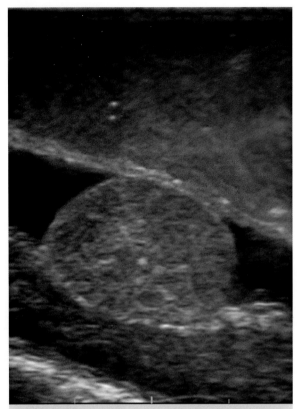

图3.3 胸椎神经鞘瘤经硬膜矢状面B超影像。肿瘤边缘清晰、光滑，与脊髓的界面呈线性高回声

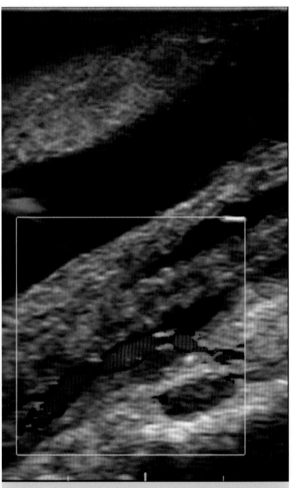

图3.4 硬膜动静脉瘘的术中彩色多普勒超声成像

3.6.2 脊膜动静脉瘘（DAVF）

对于DAVF，术中多普勒超声可用于在打开硬膜前对DAVF进行验证和定位[19]。在二维彩色多普勒超声的帮助下，难以发现的病理性动脉化静脉有时会立即变得明显。通过直接记录动脉化静脉和瘘管内紊乱的血流模式，可以进一步检查这种血管畸形的组成（图3.4）。在手术切除引流静脉后，多普勒超声显示DAVF内无血流，意味着治疗获得成功。

多普勒超声确实有一些局限性，如伪影和对多普勒探头角度的依赖。最近，有研究描述了针对DAVF使用术中造影剂来增强[20]，可以对引流静脉切除前后的情况，以及脊髓和神经丛的血流变化进行实时观察。具体来说，结扎后，脊髓造影剂的减少证实了髓内毛细血管床生理性压力和血流的恢复。

3.6.3 胸段硬膜囊的腹侧压迫情况评估

IOUS对于脊髓腹侧的压迫性病变的可视化非常有帮助，如脊柱创伤中向后突出的骨碎片或胸椎间盘突出等（图3.5）。在连续超声引导下，使用线性曲棍球棒样探头，可从后方在硬膜囊腹侧操纵成角的器械，基本上无须对硬膜进行操作，也无须脊柱前外侧入路的操作，在超声显示器上即可以清楚地确认神经组织的减压程度。

有症状的胸椎间盘突出非常罕见，但给脊柱外科医生带来了巨大挑战。迄今为止，已经描述了通过各种手术方法，如后方（椎板切除、经椎板或经椎弓根切除）、后外侧（肋横突切除）、侧方经胸、前外侧经胸或前方经胸等入路来处理

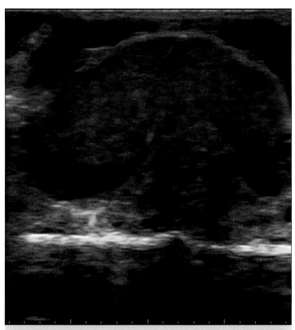

图 3.5　椎板切除术后术中轴位超声影像，提示椎间盘突出压迫脊髓

这些通常钙化的椎间盘。历史上，仅通过后路切除胸椎椎板的直接后方减压因为效果不佳，基本已被放弃，可能的原因是椎间盘切除产生了人为牵拉或压迫[9]。最近，有人描述了一种超声引导下的胸椎间盘切除术，在保留后部椎弓根的情况下，通过单侧或双侧切除椎板后，在术中经硬膜超声的连续引导下，用向下成角的刮刀伸向硬膜囊腹侧对病灶进行切除。

同样，可以使用类似方法在超声引导下切除胸腰椎爆裂骨折等的骨质碎片，同时避免损伤脊髓[21]。

3.6.4　颈胸段病变后路减压术

如前所述，IOUS 是一种很好的工具，可用于观察前方病变对脊髓的压迫并指导脊柱外科医生进行充分减压。颈椎后路减压术中使用 IOUS 已被证实有效[22, 23]。对颈髓的残余压迫可导致患者的神经系统恢复不良或恶化，而过度减压则可导致颈椎失稳[24]。本章作者在进行颈椎后路椎板切除＋融合／非融合手术时，常规使用 IOUS 引导对颈髓和神经根进行精准减压[25]。切除椎板后，在硬膜上放置一个线性曲棍球棒样探头，评估脊髓和颈神经根的减压情况，特别是在神经孔处（图 3.6，图 3.7）。如果硬膜囊前部受压，如后纵韧带骨化（OPLL）或颈椎间盘钙化，在充分的后部减压后，脊髓会向后移，可以通过 IOUS 来验证和记录。

3.6.5　后颅窝减压术治疗 I 型 Chiari 畸形

许多研究表明，IOUS 是指导对 I 型 Chiari 畸形患者进行后颅窝减压的有效工具，有助于术中确认是否需要硬膜成形术，评估 CSF 流是否恢复正常[26-28]。实时 IOUS 可以很好地显示 CSF 通路受阻的情况。有证据表明，在狭小的蛛网膜下隙内，远端移位的小脑扁桃体往往将产生尾向活塞样脉动。进行后路颅骨切除，伴或不伴 C1 椎板切除术和硬膜成形术后，这种现象如消失则提示减压充分。

3.7　小结

事实证明，IOUS 是脊柱外科手术的有效辅助手段，可实现对"看不见的"病变的实时成像，已被证明有助于椎管内的髓内／外肿瘤和腹侧病变的切除。尽管术中 CT 和 MRI 的导航技术在不断发展，但目前 IOUS 仍不失为经济和便利的术中导航手段。

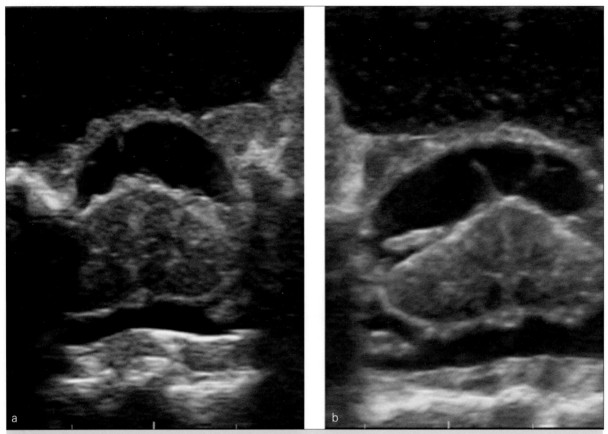

图 3.6 颈椎椎板切除术后术中轴位超声影像，提示左侧脊髓和神经根减压不充分（a），脊髓和双侧腹侧和背侧神经根减压不充分（b）

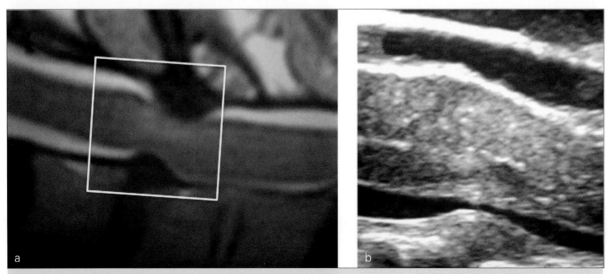

图 3.7 术前 MRI 提示颈椎管狭窄伴脊髓受压（a）。后路颈椎椎板切除术后，术中超声矢状面成像提示减压充分（b）

参考文献

［1］Newman PG, Rozycki GS. The history of ultrasound. Surg Clin North Am, 1998, 78(2):179–195

［2］Wild JJ. The use of ultrasonic pulses for the measurement of biologic tissues and the detection of tissue density changes. Surgery, 1950, 27(2):183–188

［3］Dohrmann GJ, Rubin JM. Intraoperative ultrasound imaging of the spinal cord: syringomyelia, cysts, and tumors–a preliminary report. Surg Neurol, 1982, 18(6):395–399

［4］Montalvo BM, Quencer RM. Intraoperative sonography in spinal surgery: current state of the art. Neuroradiology, 1986, 28(5–6):551–590

［5］Raymond CA. Brain, spine surgeons say yes to ultrasound. JAMA, 1986, 255(17):2258–2259, 2262

［6］Rubin JM, Dohrmann GJ. The spine and spinal cord during neurosurgical operations: real-time ultrasonography. Radiology, 1985, 155(1):197–200

［7］Vasudeva VS, Abd-El-Barr M, Pompeu YA, Karhade A, Groff MW, Lu Y. Use of intraoperative ultrasound during spinal surgery. Global Spine J, 2017, 7(7):648–656

［8］Juthani RG, Bilsky MH, Vogelbaum MA. Current management and treatment modalities for intramedullary spinal cord tumors. Curr Treat Options Oncol, 2015, 16(8):39

［9］Nishimura Y, Thani NB, Tochigi S, Ahn H, Ginsberg HJ. Thoracic discectomy by posterior pedicle-sparing, transfacet approach with real-time intraoperative ultrasonography: clinical article. J Neurosurg Spine, 2014, 21(4):568–576

［10］Lazennec JY, Sailland G, Ramare S, Hansen S. [Intraoperative ultrasound study of thoracolumbar spinal fractures with spinal canal fragments. Determining canal width and anatomic control of decompression: comparative analysis with CT]. Unfallchirurg, 1998, 101(5):353–359

［11］Overley SC, Cho SK, Mehta AI, Arnold PM. Navigation and robotics in spinal surgery: where are we now? Neurosurgery, 2017, 80 3S:S86–S99

［12］Bertrand PB, Levine RA, Isselbacher EM, Vandervoort PM. Fact or artifact in two-dimensional echocardiography: avoiding misdiagnosis and missed diagnosis. J Am Soc Echocardiogr, 2016, 29(5):381–391

［13］Quencer RM, Montalvo BM. Normal intraoperative spinal sonography. AJR Am J Roentgenol, 1984, 143(6):1301–1305

［14］Jokich PM, Rubin JM, Dohrmann GJ. Intraoperative ultrasonic evaluation of spinal cord motion. J Neurosurg, 1984, 60(4):707–711

［15］Regelsberger J, Fritzsche E, Langer N, Westphal M. Intraoperative sonography of intra-and extramedullary tumors. Ultrasound Med Biol, 2005, 31(5):593–598

［16］Ivanov M, Budu A, Sims-Williams H, Poeata I. Using intraoperative ultrasonography for spinal cord tumor surgery. World Neurosurg, 2017, 97:104–111

［17］Prada F, Vetrano IG, Filippini A, et al. Intraoperative ultrasound in spinal tumor surgery. J Ultrasound, 2014, 17(3):195–202

［18］Friedman JA, Atkinson JL, Lane JI. Migration of an intraspinal schwannoma documented by intraoperative ultrasound: case report. Surg Neurol, 2000, 54(6):455–457

［19］Iacopino DG, Conti A, Giusa M, Cardali S, Tomasello F. Assistance of intraoperative microvascular Doppler in the surgical obliteration of spinal dural arteriovenous fistula: cases description and technical considerations. Acta Neurochir (Wien), 2003, 145(2):133–137, discussion 137

［20］Prada F, Del Bene M, Faragò G, DiMeco F. Spinal dural arteriovenous fistula: is there a role for intraoperative contrast-enhanced ultrasound? World Neurosurg, 2017, 100:712.e15–712.e18

［21］Lerch K, Völk M, Heers G, Baer W, Nerlich M. Ultrasound-guided decompression of the spinal canal in traumatic stenosis. Ultrasound Med Biol, 2002, 28(1):27–32

［22］Kimura A, Seichi A, Inoue H, et al. Ultrasonographic quantification of spinal cord and dural pulsations during cervical laminoplasty in patients with compressive myelopathy. Eur Spine J, 2012, 21(12):2450–2455

［23］Seichi A, Chikuda H, Kimura A, et al. Intraoperative ultrasonographic evaluation of posterior decompression via laminoplasty in patients with cervical ossification of the posterior longitudinal ligament: correlation with 2-year follow-up results. J Neurosurg Spine, 2010, 13(1):47–51

［24］Seichi A, Takeshita K, Ohishi I, et al. Long-term results of double-door laminoplasty for cervical stenotic myelopathy. Spine, 2001, 26(5):479–487

［25］Schär RT, Wilson JR, Ginsberg HJ. Intraoperative ultrasound-guided posterior cervical laminectomy for degenerative cervical myelopathy. World Neurosurg, 2019, 121:62–70

［26］McGirt MJ, Attenello FJ, Datoo G, et al. Intraoperative ultrasonography as a guide to patient selection for duraplasty after suboccipital decompression in children with Chiari malformation Type I. J Neurosurg Pediatr, 2008, 2(1):52–57

［27］Milhorat TH, Bolognese PA. Tailored operative technique for Chiari type I malformation using intraoperative color Doppler ultrasonography. Neurosurgery, 2003, 53(4):899–905, discussion 905–906

［28］Yeh DD, Koch B, Crone KR. Intraoperative ultrasonography used to determine the extent of surgery necessary during posterior fossa decompression in children with Chiari malformation type I. J Neurosurg, 2006, 105(1) Suppl:26–32

4 基于磁共振成像的手术导航技术

Jonathan G. Seavey, Langston T. Holly

摘　要

磁共振成像（MRI）技术是通过强大外部磁场射频（RF）激发软组织氢原子核，从而提供相关组织的高分辨率影像的技术。通过改变扫描参数，可以突显目标解剖组织。与计算机断层扫描（CT）相比，其优点包括软组织分辨率高和电离辐射少，缺点则为检查时间长和需要设置射频屏蔽空间。MRI 可以通过几种方式整合到手术流程中：①术前 MRI 与术中成像的结合；② MRI 配件和手术配件的搭配组合（如可自由进出手术区域的环型 MRI 扫描仪）；③可在兼容 MRI 的单/双圆孔扫描仪等仪器设备中进行手术。成本、工程学和手术时间的限制，在很大程度上限制了术中 MRI 在颅内疾病治疗和脊柱肿瘤切除中的应用。随着微创手术需求的不断增加和技术的进步，基于 MRI 的术中导航技术将会得到进一步发展。

关键字

磁共振成像，磁共振成像导航，术中磁共振成像。

4.1 简介

磁共振成像（MRI）利用强大外部磁场激发组织氢原子核共振，来生成目标结构的详细空间影像。它提供了前所未有的软组织高清影像，非常容易区别正常的解剖结构和病变。通过改变扫描参数，可以突显不同的解剖结构和组织特征（如解剖细节、水肿组织、神经结构等）。MRI 与透视、X 线片和计算机断层扫描（CT）明显不同，并不利用电离辐射穿过目标组织时的衰减来成像。

除了出色的图像质量外，MRI 还可以沿多个轴独立成像（而 CT 需从原始采集的轴向位影像通过重建生成冠状面和矢状面影像），并且检查过程无电离辐射暴露。

MRI 的成像质量相当于信号 – 噪声的正比例函数，通常通过使用更强的外磁场来获得更好的成像质量。多数现代 MRI 扫描仪都使用冷却的超导磁体来产生强度为 1.5~3.0 T 的磁场（与之相比，地球的表面磁场为 25~65 μT），这必然导致铁磁材料不能接近检查系统。为了提高 RF 信号的接收效率，通常通过在目标解剖区域放置线圈（如肩或膝关节）使接收器更靠近检查部位。在 RF 屏蔽环境中进行检查，可以使背景噪声的影响最小化。

由于 MRI 设备的物理限制，将 MRI 实时整合到手术流程中将带来前所未有的技术和工程学挑战，这些都是在应用术中透视、术中 CT 或视觉/红外导航时没有遇到过的。脊柱手术中使用的基于 MRI 的术中导航大致可以分为三个不同的类别：①术前 MRI 影像与术中 CT 扫描或超声影像整合，共同输入基于影像的手术导航或机器人系统中；②手术在配术中 MRI 装置的手术室中进行，这样患者可以在传统手术室（OR）中进行 MRI 扫描；③真正意义上的术中 MRI，是创造条件将手术区域置入双环和单环的 MRI 扫描仪中，从而实现术中实时成像。

基于 MRI 的术中导航，使外科医生能够实现手术器械与正常解剖和病理解剖的关系"可视化"，在入路通道狭窄、无法完全暴露术野时帮助更大，许多在手术中应用 MRI 导航的早期文献都反映了这一点，并描述了使用该技术处理颅内病变的方法。本章的目的是提供 MRI 技术的背景知识，并描述基于 MRI 的术中导航技术的发展及其在脊柱手术中的应用。

4.2 磁共振成像的基础

自从 20 世纪 70 年代后期作为医学诊断工具应用于临床以来，MRI 已经获得了广泛的应用。其软组织成像的清晰度和对比度十分出色，可用于定义和区分正常解剖结构与病变。MRI 作为一种医学成像手段，起源于 20 世纪 40 年代发展起来的核磁共振（NMR）光谱技术。

NMR 光谱技术最初是作为一种研究工具发展起来的，利用某些类型的原子核在强磁场中的行为，来提供所研究化合物的原子和分子结构的信息。NMR 光谱的分辨率使得它不仅可以区分有机化合物中的不同官能团，而且可以区分相同官能团中相邻的不同原子[1~3]。

MRI 和 NMR 都依赖于某种称为自旋原子核的物理性质，这是组成质子和中子的亚原子粒子（即胶子和夸克）相互作用的结果。原子核的自旋值为 0~8，以半整数递增，取决于质子和中子的数量和比值。医用 MRI，使用的氢原子核多是由一个自旋值为 16 的质子组成的。

一个带电的旋转质子产生一个平行于旋转轴的磁场，通常与一个小条形磁铁类似（图 4.1a）。正常情况下，组织内质子的自旋轴是无序的（图 4.1b）；然而，如图 4.1c 所示，当将其置于一个巨大外磁场 B_2（如 MRI 扫描仪）内时，其自旋轴将与外部磁场的磁轴 B_0（纵向或 z）对齐（图 4.1c）。射频（RF）能量可以应用于核旋进的共振频率，*使自旋轴远离外磁场的纵向轴。通常，射频能量用于将自旋轴倾斜至与纵轴成 90° 的 xy 或横向平面（图 4.1d）［*为旋进的共振频率，f 由拉莫尔方程确定，$f = \gamma B_0$，其中，γ 为常数，即旋磁比（每种核的特征）；B_0 为主磁场强度］。

外部射频能量脉冲的中止，使得原子核自旋轴的时间依赖性静息状态回到与 B_0 轴平行的静止状态（图 4.1e）。这种时间依赖性静息状态具有组织特异性，可用于区分组织类型[4~8]。处于静息状态时，原子核围绕由 B_0 定义的纵轴 z 轴旋进（或摆动）。当原子核旋进时，它们继续产生与内部自旋轴平行的小磁场，这些磁场可以分解为 z 和 xy 分量：当所有自旋轴与 B_0 轴对齐时，磁场的 z 分量最大，xy 分量最小。相反，在将自旋轴插入横向平面的 RF 脉冲后，z 分量最小，xy 分量最大。强调静息期纵向（z 轴）分量差异的成像序列被描述为 T1 加权序列（图 4.1f），而强调横向平面衰减差异的成像序列被描述为 T2 加权序列（图 4.1g）。

信号产生的原因是因为进动核在功能上像小而旋转的磁铁，在进动时会在接收线圈中产生小电流。利用这些感应电流可对成像组织的结构排列和组成信息进行编码，并用于生成相应的影像[4~7]。通过调整成像参数、射频脉冲序列和处理算法，可以强调成像结构的不同方面；在脊柱手术中，抑脂 T2WI 常用于识别病变，并可在 CSF（高信号）和椎间盘（低信号；图 4.2）之间形成明显对比。对于肿瘤或感染，静脉注射钆造影剂前后获得的 T1WI 可用于确定肿瘤范围和/或囊性结构。

4.3 MRI 在脊柱外科领域的应用

4.3.1 传统用途：识别病变和术前规划

MRI 经常与普通 X 线片一起用于脊柱手术的术前规划。普通 X 线片可提供骨性解剖结构的细节，包括过屈、过伸和侧屈位动态 MRI 影像上的脊柱不稳，在生理负荷下整体脊柱骨盆排列，如腰椎前凸、骨盆入射角、冠状面和矢状面轴等。MRI 可提供关于软组织平面、病变或神经血管结构的细节，以及这些重要解剖结构与手术入路的关系。上述方式相结合，可用于制订手

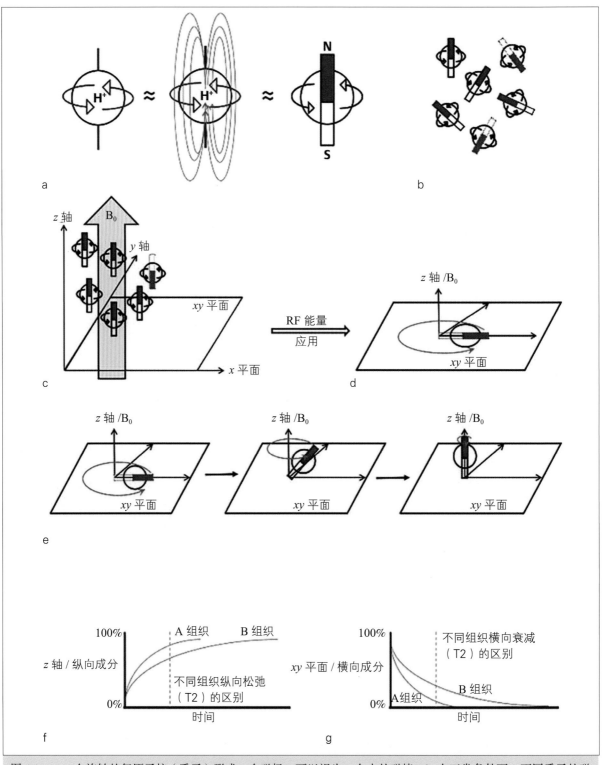

图 4.1　a. 一个旋转的氢原子核（质子）形成一个磁场，可以视为一个小的磁棒。b. 在正常条件下，不同质子的磁轴并不一致。c. 在施加大的外磁场 B_0 后，质子的磁轴趋于一致。所述磁场的轴被定义为纵轴或 z 轴，横轴或 xy 平面垂直纵轴。d. 施加射频能量，使质子自旋轴从纵向翻转到横向。质子继续围绕其自旋轴旋转，但也围绕由内磁场的磁轴进动（蓝色弯箭头）。e. 在射频能量脉冲停止后，质子自旋轴从横向翻转回纵轴。f，g. 纵轴的松弛（f）和从横向平面的衰变（g）以组织特异性方式依赖于时间，并且可以用于区分组织类型

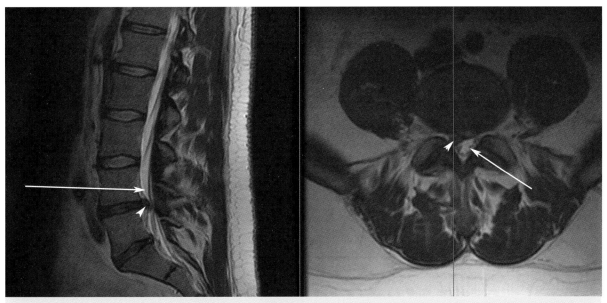

图 4.2　腰椎矢状面和横截面的 T2WI，提示 L4/5 椎间盘右侧突出。椎间盘信号强度减低（白色箭头），脑脊液信号增强（白色箭头）

术计划，包括安全入路的选择、潜在风险（如神经根变异、腰神经丛的位置）的评估，以及脊柱固定术的目标脊柱骨盆参数[9~11]。

4.3.2　脊柱外科手术中 MRI 的整合

新技术要在手术室中得到广泛应用，必须具备几个基本条件：首先，该技术必须在提高准确性、易用性和微创性，改善结果、节省时间或成本、改良工作流程等方面提供切实的帮助。通常情况下，新技术会以牺牲其他方面为代价来改善其中一个方面。术中导航可以提高准确性，但通常会增加成本和手术时间，特别是在最初的学习曲线期间。

成本—效益相互作用的一个例子是使用术中导航或术中 CT 扫描来置入椎弓根螺钉。这种技术的优点包括提高椎弓根螺钉置入的准确性，降低损伤邻近神经结构的风险，并可在术中识别需要重新放置的螺钉。有研究表明，术中 CT 扫描辅助下的置钉准确性确实有所提高[12~14]，但也有研究显示无统计学差异[15~17]。鉴于对术中 CT 扫描相对于徒手操作定位技术的优势缺乏共

识，许多外科医生会在有潜在解剖变异或高风险（椎体解剖结构不规则、椎管狭窄等）的情况下有选择地使用这一技术，或在伤口闭合前验证采用徒手操作定位技术置入椎体螺钉的位置。

同样，作为脊柱外科手术的一部分，术中 MRI 导航的应用必须在安全、疗效、成本或时间控制方面以非传统的方式提供切实的帮助。因此，MRI 与脊柱手术结合的主要领域是处理脊柱和脊髓肿瘤。这一点并不奇怪。进行脊柱肿瘤切除时，肿瘤的精确定位、血供的识别以及肿瘤和周围重要结构的空间定位，往往决定了手术结果。因此，能够提供迄今为止最高软组织分辨率的 MRI 技术很适合用于此类手术。

4.3.3　术前 MRI 与其他术中导航技术的整合

将高软组织分辨率和清晰度的 MRI 引入手术室的一个技术难度最小的方法，是术前 MRI 扫描与术中 O 臂或透视相结合。可以通过自动和手动的方法来完成匹配，典型方法是在术前影像和术中影像上对椎体的骨性解剖结构进行匹

配。这种方法规避了真正的术中MRI所需的大部分工程挑战和电磁屏蔽要求。然而，这种方法也有局限性：多数术前MRI扫描是在患者取仰卧位下进行的，而多数脊柱手术是在患者取俯卧位下进行的。对于短节段手术，其差异很小；但在长节段手术中，椎体排列角度的差异会造成术前影像和术中影像之间存在明显的误差。针对这一问题，多数学者建议对以待处理的病变组织为中心的进行短节段合并成像。此外，建议在术前行MRI时改变患者的体位并对感兴趣的区域进行1~2 mm的高清扫描（如侧卧位扫描用于侧卧位手术）[18~22]。

在过去的几年里，系列文献报道了此技术在治疗颈椎、胸椎、腰椎以及骶骨的髓内和脊柱旁肿瘤方面的效果。将术前MRI和术中导航配对优势，包括定位更精准的椎板切除术和硬膜切开术，以及在切除过程中更安全地识别和规避正常神经血管结构。此技术被证实在治疗脊柱肿瘤方面具有可行性和明显的优势[18~22]。

4.3.4　术中MRI

尽管术中MRI（iMRI）用于颅内病变手术已经有20多年的历史，但与术前MRI联合术中CT扫描影像进行导航的技术相比，iMRI用于脊柱手术时则存在很大的障碍[23~26]，尽管iMRI能够详细显示和区分正常的大脑、脊髓组织与病变，能够提供近乎实时的反馈，包括器械的位置、切除是否充分以及血肿是否发生等，甚至iMRI可以通过计算CSF的流失量来评估大脑的移位情况[24]。

然而，将MRI扫描仪纳入手术室仍是一个巨大的工程挑战，包括如何将铁磁性物品从扫描仪产生的磁场中排除，以及如何对接收线圈进行射频屏蔽，以尽量减少背景噪声并提高成像质量等。早期的iMRI应用的先驱们通过设置双手术室来规避其中的部分挑战，即正常的神经外科手术室与包含MRI扫描仪的射频屏蔽手术室相邻

而设[23, 25, 26]。在这种设置中，患者在术中从正常的手术室转移到成像室，然后再返回。根据扫描仪的设计（即开放式MRI），当患者在扫描仪中时，可以用MR兼容的设备（插管、针头、探针）进行有限的器械操作。也有外科医生使用了类似系统，根据需要在手术期间使安装在天花板的移动式MRI扫描仪进入或离开手术区域[24, 27]。例如，已有报道在术中利用射频屏蔽的1.5T MRI系统对颅颈交界区病变进行检查[28~30]。

使用已连接术中MRI扫描仪或有移动式扫描仪的手术室可以将MRI整合到手术工作流程中，但要在手术区域内获得近乎实时的术中成像和导航能力，则需要MRI扫描仪的设计完成革命性改变，开发与MRI兼容的一系列手术器械和手术室设备，包括允许在成像系统内预留手术区域的单孔和双圆孔扫描仪，并与传统的导航系统相匹配，最后与新开发的MRI兼容的手术器械和麻醉机结合使用[25, 31~34]。

为了更出色地分辨不同类型的组织、正常组织或病变，MRI可以测量组织温度的微小差异，这在对靠近重要神经结构的肿瘤进行切除时至关重要。MR热成像也可用于指导射频治疗，用于评估手术治疗是否充分，同时尽量减少对周围正常组织的影响[35~37]。MR热成像与立体定向手术导航和iMRI相结合，已有报道用于颅内肿瘤的间歇性激光消融并且效果良好。在这些案例中，通过固定在颅骨的立体定向装置对激光探头进行术中导航，同时通过iMRI测量探头周围组织的温度梯度，以评估消融的充分性和对正常组织的影响[38, 39]。

最近，iMRI和MR热成像技术已经可以和透视＋光学手术追踪系统匹配，用于压迫神经组织的转移性脊柱肿瘤的射频消融。在此系统中，靶标置于患者的背部，并使用塑料支架支持MRI线圈。获得术前T2WI，并将影像导入手术导航软件。利用缝合固定于患者身上的参考阵列，将T2WI导入导航系统并通过光学追踪系统

指导 Jamshidi 针（类似骨髓活检针）进行定位和推进。在监控下确认 Jamshidi 针的位置，将针换成 MRI 兼容的插管，然后通过 iMRI 确认插管与目标组织的最终位置，置入激光探针进行射频消融手术。最后，通过 MR 热成像来评估消融是否充分[40]。

4.4　未来的发展方向

随着 MR 兼容手术器械的开发和 MRI 扫描仪在手术领域的应用增多，MRI 技术在脊柱手术导航中的应用不断拓展。目前，脊柱肿瘤（特别是那些入路狭窄和存在局部解剖变异的肿瘤）的切除或消融手术也许是这一技术最有希望获得突破的领域。目前，还不清楚 iMRI 是否值得在其他脊柱手术领域使用。随着脊柱微创术式的发展，对术中成像的需求可能会持续增长，不过这种需求是否会由 MRI 来填补还不确定。

参考文献

[1] Hinds MG, Norton RS. NMR spectroscopy of peptides and proteins. Practical considerations. Mol Biotechnol, 1997, 7(3):315–331

[2] Nelson FA, Weaver HE. Nuclear magnetic resonance spectroscopy in superconducting magnetic fields. Science, 1964, 146(3641):223–232

[3] Ferguson RC, Phillips WD. High-resolution nuclear magnetic resonance spectroscopy. Advances in instrumentation in this field are leading to new applications in chemistry and biology. Science, 1967, 157(3786):257–267

[4] Bitar R, Leung G, Perng R, et al. MR pulse sequences: what every radiologist wants to know but is afraid to ask. Radiographics: a review publication of the Radiological Society of North America. Inc, 2006, 26:513–537

[5] de Figueiredo EH, Borgonovi AF, Doring TM. Basic concepts of MR imaging, diffusion MR imaging, and diffusion tensor imaging. Magn Reson Imaging Clin N Am, 2011, 19(1):1–22

[6] Jacobs MA, Ibrahim TS, Ouwerkerk R. AAPM/RSNA physics tutorials for residents: MR imaging: brief overview and emerging applications. Radiographics: a review publication of the Radiological Society of North America. Inc, 2007, 27:1213–1229

[7] Pooley RA. AAPM/RSNA physics tutorial for residents: fundamental physics of MR imaging. Radiographics: a review publication of the Radiological Society of North America. Inc,

2005, 25:1087–1099

[8] Nelson TR, Hendrick RE, Hendee WR. Selection of pulse sequences producing maximum tissue contrast in magnetic resonance imaging. Magn Reson Imaging, 1984, 2(4):285–294

[9] Menezes CM, de Andrade LM, Herrero CF, et al. Diffusion-weighted magnetic resonance (DW-MR) neurography of the lumbar plexus in the preoperative planning of lateral access lumbar surgery. Eur Spine J, 2015, 24(4):817–826

[10] Quinn JC, Fruauff K, Lebl DR, et al. Magnetic resonance neurography of the lumbar plexus at the L4-L5 disc: development of a preoperative surgical planning tool for lateral lumbar transpsoas interbody fusion (LLIF). Spine, 2015, 40(12):942–947

[11] Galbusera F, Lovi A, Bassani T, Brayda-Bruno M. MR imaging and radiographic imaging of degenerative spine disorders and spine alignment. Magn Reson Imaging Clin N Am, 2016, 24(3):515–522

[12] Shin MH, Hur JW, Ryu KS, Park CK. Prospective comparison study between the fluoroscopy-guided and navigation coupled with O-arm-guided pedicle screw placement in the thoracic and lumbosacral spines. J Spinal Disord Tech, 2015, 28(6):E347–E351

[13] Ling JM, Dinesh SK, Pang BC, et al. Routine spinal navigation for thoraco-lumbar pedicle screw insertion using the O-arm three-dimensional imaging system improves placement accuracy. J Clin Neurosci, 2014, 21(3):493–498

[14] Knafo S, Mireau E, Bennis S, Baussart B, Aldea S, Gaillard S. Operative and perioperative durations in O-arm vs C-arm fluoroscopy for lumbar instrumentation. Oper Neurosurg (Hagerstown), 2018, 14(3):273–278

[15] Laudato PA, Pierzchala K, Schizas C. Pedicle screw insertion accuracy using Oarm, robotic guidance or freehand technique: a comparative study. Spine, 2017, 4; 3(6):E373–E378

[16] Boon Tow BP, Yue WM, Srivastava A, et al. Does navigation improve accuracy of placement of pedicle screws in single-level lumbar degenerative spondylolisthesis?: A comparison between free-hand and three-dimensional O-arm navigation techniques. J Spinal Disord Tech, 2015, 28(8):E472–E477

[17] Fan Y, Du J, Zhang J, et al. Comparison of accuracy of pedicle screw insertion among 4 guided technologies in spine surgery. Med Sci Monit, 2017, 23:5960–5968

[18] Costa F, Ortolina A, Cardia A, et al. Preoperative magnetic resonance and intraoperat ivecomputed tomography fusion for real-time neuronavigation in intramedullary lesion surgery. Oper Neurosurg (Hagerstown), 2017, 13(2):188–195

[19] D'Andrea K, Dreyer J, Fahim DK. Utility of preoperative magnetic resonance imaging coregisered with intraoperative computed tomographic scan for the resection of complex tumors of the spine. World Neurosurg, 2015, 84(6):1804–1815

[20] Hlubek RJ, Theodore N, Chang SW. CT/MRI fusion for vascular mapping and navigated resection of a paraspinal tumor. World Neurosurg, 2016, 89:732.e7–732.e12

［21］Stefini R, Peron S, Mandelli J, Bianchini E, Roccucci P. Intraoperative spinal navigation for the removal of intradural tumors: technical notes. Oper Neurosurg (Hagerstown), 2018, 15(1):54–59

［22］Yang YK, Chan CM, Zhang Q, Xu HR, Niu XH. Computer navigationaided resection of sacral chordomas. Chin Med J (Engl), 2016, 129(2):162–168

［23］Steinmeier R, Fahlbusch R, Ganslandt O, et al. Intraoperative magnetic resonance imaging with the Magnetom open scanner: concepts, neurosurgical indications, and procedures: a preliminary report. Neurosurgery, 1998, 43(4):739–747, discussion 747–748

［24］Sutherland GR, Louw DF. Intraoperative MRI: a moving magnet. CMAJ, 1999, 161(10):1293

［25］Tronnier VM, Wirtz CR, Knauth M, et al. Intraoperative diagnostic and interventional magnetic resonance imaging in neurosurgery. Neurosurgery, 1997,40(5):891–900, discussion 900–902

［26］Bohinski RJ, Kokkino AK, Warnick RE, et al. Glioma resection in a sharedresource magnetic resonance operating room after optimal image-guided frameless stereotactic resection. Neurosurgery, 2001, 48(4):731–742, discussion 742–744

［27］Hoult DI, Saunders JK, Sutherland GR, et al. The engineering of an interventional MRI with a movable 1.5 Tesla magnet. J Magn Reson Imaging, 2001, 13(1):78–86

［28］Kaibara T, Hurlbert RJ, Sutherland GR. Intraoperative magnetic resonance imaging-augmented transoral resection of axial disease. Neurosurg Focus, 2001, 10(2):E4

［29］Kaibara T, Hurlbert RJ, Sutherland GR. Transoral resection of axial lesions augmented by intraoperative magnetic resonance imaging. Report of three cases. J Neurosurg, 2001, 95(2) Suppl:239–242

［30］Dhaliwal PP, Hurlbert RJ, Sutherland GS. Intraoperative magnetic resonance imaging and neuronavigation for transoral approaches to upper cervical pathology.World Neurosurg, 2012, 78(1–2):164–169

［31］Black PM, Moriarty T, Alexander E, III, et al. Development and implementation of intraoperative magnetic resonance imaging and its neurosurgical applications. Neurosurgery, 1997, 41(4):831–842, discussion 842–845

［32］Alexander E, III, Moriarty TM, Kikinis R, Black P, Jolesz FM. The present and future role of intraoperative MRI in neurosurgical procedures. Stereotact Funct Neurosurg, 1997, 68(1–4, Pt 1):10–17

［33］Alexander E, III. Optimizing brain tumor resection. Midfield interventional MR imaging. Neuroimaging Clin N Am, 2001, 11(4):659–672

［34］Tomanek B, Foniok T, Saunders J, Sutherland G. An integrated radio frequency probe and cranial clamp for intraoperative magnetic resonance imaging: technical note. Neurosurgery, 2007, 60(2) Suppl 1:E179–E180, discussion E180

［35］Denis de Senneville B, Quesson B, Moonen CT. Magnetic resonance temperature imaging. International Journal of Hyperthermia: the official journal of European Society for Hyperthermic Oncology. North American Hyperthermia Group, 2005, 21:515–531

［36］Quesson B, de Zwart JA, Moonen CT. Magnetic resonance temperature imaging for guidance of thermotherapy. J Magn Reson Imaging, 2000,12(4):525–533

［37］Rieke V, Butts Pauly K. MR thermometry. J Magn Reson Imaging, 2008, 27(2):376–390

［38］Chan AY, Tran DK, Gill AS, Hsu FP, Vadera S. Stereotactic robot-assisted MRIguided laser thermal ablation of radiation necrosis in the posterior cranial fossa: technical note. Neurosurg Focus, 2016, 41(4):E5

［39］Tovar-Spinoza Z, Choi H. MRI-guided laser interstitial thermal therapy for the treatment of low-grade gliomas in children: a case-series review, description of the current technologies and perspectives. Childs Nerv Syst, 2016, 32(10):1947–1956

［40］Tatsui CE, Nascimento CNG, Suki D, et al. Image guidance based on MRI for spinal interstitial laser thermotherapy: technical aspects and accuracy. J Neurosurg Spine, 2017, 26(5):605–612

5 人机交互控制手术机器人

Elvis L. Francois, Arjun S. Sebastian

摘　要

人机交互控制手术机器人技术是一种术者可以对自动化系统实现某种程度的直接或间接控制的技术。尽管半自动化系统需要术者操作，但在一个共享控制系统中，术者和受控机器人都能够朝着共同手术目标各自独立地发挥作用。理想情况下，这种设计可以通过机械自动化来提高术者的操作质量。在脊柱外科领域，机器人技术的目标在于增强外科医生的触觉和术中研判能力。理想情况下，使用共享控制机器人可以减少人为错误，提高效率和操作精度。本章的目的是对共享控制机器人的常用指标进行分析，并介绍常见的手术机器人系统。

关键词

人机交互控制机器人，经椎弓根固定，学习曲线，辐射暴露。

5.1　简介

1992 年，首台可实现人机交互的 ROBO DOC 系统（Integrated Surgical Systems, Sacramento, CA）问世。从那时起，包括泌尿外科医生、普通外科医生和妇科医生在内的外科医生一直致力于扩大手术机器人的使用范围。同样为了降低手术的风险，手术机器人技术也已越来越多地应用于脊柱外科。

手术机器人技术的优势包括减轻术者疲劳感，提高手术精度，甚至减轻术后疼痛[1]。人机交互控制手术机器人已被用于辅助各种脊柱手术，包括椎弓根螺钉置入、肿瘤切除和椎体成形术。

Kosmopoulos 和 Shizas 对置入人体的 16 717 枚腰椎椎弓根螺钉进行了荟萃分析，发现 86.7% 的椎弓根螺钉定位准确。这意味着与传统徒手技术相比，椎弓根螺钉置入的精度平均提高了 5%[2]。目前，通过手术机器人技术实现手术自动化已经取得了可喜的成果，随着越来越多的研究完成，其优势将越来越明显。

5.2　机器人辅助经椎弓根螺钉固定术

经椎弓根螺钉固定是实践和研究人机交互控制机器人的主要手术技术。导航系统和手术机器人技术可以降低椎弓根螺钉置入的潜在风险，包括椎弓根骨皮质破裂、螺钉位置异常及辐射暴露。

最早的关于人机交互控制机器人应用于脊柱手术的报道，是 Sautot 等[3]于 1992 年 3 月在法国格勒诺布尔改装了一个工业机器人来协助经椎弓根螺钉固定术。术前通过 CT 扫描生成特定椎体的三维影像，以指导螺钉的置入。术中，两台 X 线设备形成二维投影，然后用激光光导机器人将激光束叠加于术前计划的手术通路上。作者随后演示了在塑料脊柱上进行钻孔实验，精度达到了亚毫米级[3]。

2002~2012 年研发的 18 种脊柱外科手术机器人中，有 8 种尤其注重经椎弓根螺钉固定术[4]。2003 年，以色列研究人员开发了微型手术机器人（MARS）[5, 6]，最终推出 SpineAssist / Renaissance 系统，由 Mazor Robotics（以色列）将其商业化。MARS / SpineAssist 的革命性创新在于使设备的尺寸和重量显著减小，从而可以直接用于患者。由于微型手术机器人可以根据患者的骨性标志直接给出术中操作位置，因此极大地简化了手术过程。

5.3　SpineAssist Mazor 机器人

在脊柱外科手术中使用的人机交互控制机器人中，对 SpineAssist Robot/Mazor 系统（MAZOR Robotics Inc, Orlando, FL）的研究最多。此机器人将三条独立悬臂与一个合适的钻导套孔匹配为一体，与计算机辅助导航同步，根据内置物和 SpineAssist 机器人的实时位置计算其与预定进钉点和螺钉轨迹的相对位置，选择三条悬臂中的一条提供最准确的椎弓根固定路径。在微创脊柱手术（MIS）中，机器人可以直接固定于棘突，也可以通过三角支架经皮固定在特殊解剖位置上（如通过克氏针经皮固定于棘突或用 2 枚斯氏针经皮固定在髂后上棘）[7]。

术前，SpineAssist 软件通过获取和记录脊柱手术节段的 CT 影像来创建虚拟的脊柱影像，随即可对所需的螺钉进钉点、进钉轨迹、螺钉直径和长度进行模板化确认，模板化过程可以在术前或术中完成，并将由软件制作的系列脊柱三维影像传到 SpineAssist 工作站。虚拟模板创建完成后，将一枚追踪克氏针插入机器人，执行二次验证程序，交叉验证已规划模板的准确性。此验证过程可确保内置物和术前模板的实际偏差在 1.5 mm 以内[7]。

通过 6 幅静态透视影像进行校准和注册，随后 SpineAssist 软件选择悬臂从最佳位置插入钻套，并将插管式钻头导引器插入悬臂，沿着预定轨迹自动对准。然后，用钻头在指定入口处建立一个皮质破口，并将导丝插入椎体，以便沿着导丝轨迹钻取螺钉导向孔。在对椎弓根进行探测并由外科医生最终确认准确性后，将理想长度和直径的螺钉插入试验孔[7, 8]。

这种新型机器人辅助技术的早期尸体研究显示，术前模板与实际置入位置的平均偏差为 1 mm 或更小[6, 8]。Togawa 等试图通过一项包括 35 个脊柱水平的尸体研究来评估使用骨安装的微型机器人系统经皮置入椎弓根和椎板螺钉的准确性。利用每个椎体的三维虚拟 X 线影像模拟术前的最佳切入点和螺钉的轨迹，然后将微型机器人安装在夹具上，由机器人系统控制开路，沿计划轨迹前进。通过相同的轨迹插入克氏针。32 枚克氏针中有 29 枚的位置偏差小于 1.5 mm，从而验证了该系统的准确性，并为其在 MIS 中的应用提供了支持[6]。

一些临床研究试图确定 SpineAssist 机器人（MAZOR Robotics Inc）的准确性和有效性[9, 10]。Roser 等证明，利用 SpineAssist 机器人置入腰骶部椎弓根螺钉的准确率为 99%，而采用透视和导航技术的准确率分别为 98% 和 92%[11]。利用 SpineAssist 系统，Schizas 等证明了机器人辅助腰骶椎弓根螺钉置入的准确率为 95%，而传统透视的准确率为 92%[12]。Kantelhardt 等证明了类似的结果，使用 SpineAssist 与传统透视置钉的准确率分别为 95% 和 92%。

另外，也有研究发现螺钉置入的准确率下降。Ringel 等的一项随机对照研究发现，使用 SpineAssist 机器人进行腰骶椎椎弓根螺钉固定的准确率为 85%，而透视引导下置入螺钉的准确率为 93%（P=0.019）[10]。作者指出了可能导致机器人置钉准确率降低的若干因素。作者指出，采用经皮固定时，将一枚克氏针置入棘突上，两枚 Steinmann 针插入髂后上棘可能是不够的。作者还指出，在置入螺钉过程中，套管有可能发生侧移（滑动），也可能导致螺钉定位错误（被发现时，螺钉已发生侧移）。反过来，作者建议用漂浮 T 形克氏针（Mazor 安装系统）进行上方的固定，并更多采用侧向进针点以提高螺钉固定的稳定性,并尽量避免在关节突关节肥大侧的"滑移"。

5.4 Renaissance 机器人系统

Renaissance 机器人系统于 2011 年 6 月投放市场，是 Mazor Robotics 公司生产的第二代 SpineAssist 机器人系统。Renaissance 机器人系统的体积和重量进一步缩小，并强化了人体工程学设计，提高了定位的灵敏度，缩短了系统运算处理时间。此外，通过技术迭代实现了采用 C 臂输出的二维影像与 15 秒手动扫描进行实时三维建模，使得 Renaissance 机器人可以在术中对内置物进行实时矫正（C-OnSite。译者注：2019 年，第三代 Renaissance 机器人系统已经上市，此时 Mazor Robotics 公司生产的 SpineAssist 机器人系统已经被 Medtronic 公司收购，并整合入其术中导航系统。第三代 Renaissance 机器人系统的最大优点是将术中导航、手术器械光学追踪与 Mazor 机器人的半自动化操作相结合）。

Renaissance 机器人系统的手术流程：

1. 术前计划　横截面间隔为 0.4~1.0 mm 的脊柱 CT 影像被上传到机器人软件中，与椎体解剖结构相匹配。随后软件将 CT 影像转换为三维图像，外科医生利用三维图像来确定置入螺钉的类型、直径、长度等。该系统允许在矢状面、冠状面和轴状面对插入的器械进行三维精确微调。这些术前计划通过便携式存储单元（Ukey）上传到手术室的机器人系统中。

2. 确定术中一次性固定支架套件的类型　外科医生可选择支架套件的平台类型（T 型、腰型和胸型）和固定方式（经皮或开放）。

3. 固定支架位置信息注册　该机器人系统通过将术前计划模板与手术室内术前 X 线影像匹配，来实现固定支架的位置信息与患者脊柱信息的整合。将一次性的三维标记套件安装于固定支架，获取前后位和斜位 C 臂二维影像并上传到机器人系统。然后，软件会向外科医生显示机器人操作的结果和建议的误差范围，可接受的误差范围为 0~1 mm。外科医生必须接受并确认这些

结果才能继续。

4. 机器人组装和运动　然后，借助上述固定支架来安装机器人手术平台。平台的稳定性可以通过在骶骨上安装第二个固定器来加强，有助于避免由手术台或患者的意外运动导致的位置变化。外科医生确认患者身上的特定标志并上传到机器人系统，以方便定位。

5. 手动应用　可用克氏针沿预先计划好的路径置入螺钉。

5.5 ROSA 机器人系统

Medtech 公司（Medtech S.A., Montpellier, France）的 ROSA 机器人最初是为脑神经外科应用而设计的，但 Ringel 等[10]注意到它具有平移的特性，认为其可能有助于解决脊柱手术的一些技术难点。ROSA 机器人的设计有助于降低机器人在患者骨上固定所带来的潜在不稳定性。ROSA 机器人被设计成一个独立的机器人辅助系统，由地板支撑并与刚性机械臂连接。此机械臂由光学摄像机监控，并由经皮固定于患者骨的跟踪固定针实时引导，这些针与机械臂上的追踪球体可同步移动，可以在三维空间内实现与患者的同步移动[7]。研究显示，使用 ROSA 机器人可将置钉准确率提高到 97.3%（相对于徒手置钉的 92%）。但截至本书出版，采用 ROSA 机器人置钉的有效性还没有得到完全验证。因此，需要更多的数据来评估 ROSA 机器人的临床效用。

5.6 Da Vinci 机器人系统

2000 年，Da Vinci 机器人系统由美国食品药品监督管理局（FDA）批准用于普通腹腔镜手术。Da Vinci 机器人是为远程手术设计的，本书中有一章将对其进行深入讨论，在此我们只对其交互控制功能进行简要介绍。远程手术机器人系统允许外科医生在远程手术室时通过 3D 视觉屏幕观

察手术区域，并将机器人作为其手臂的延伸来执行复杂的手术操作。这种模式的优点包括超越人体极限的活动范围、更加稳定（过滤了无法避免的人体细微震颤）、减少疲劳，以及带有放大功能的立体视觉[14]。

作为腹腔镜应用的延伸，Da Vinci 手术系统（Intuitive Surgical）已被外推用于腹腔镜下腰椎前路椎体融合术（ALIF），并已显示出令人鼓舞的临床结果。达·芬奇手术系统能提供更佳的可视化、更高的放大率以及更高的灵活性，有助于避免血管或神经损伤的发生[15, 16]。

首例腹腔镜下 ALIF 的报道见于 1991 年，利用 Da Vinci 机器人进行 MIS，目的是减少各种并发症，包括逆行射精、术后疼痛等，并缩短恢复时间、住院时间，同时切口更小[17]。早期研究未能证明 Da Vinci 机器人在技术或临床应用方面比开放式 ALIF 更有优势[18~20]，导致该技术在接下来的 20 年里处于"休眠"状态。近来，Da Vinci 系统可用性的提高，使人们重新关注其在脊柱手术中的应用，在过去的 5 年中，有小型病例报道显示 Da Vinci 机器人辅助腹腔镜 ALIF 手术，手术暴露安全有效，早期融合效果良好[21, 22]。迄今为止，Da Vinci 机器人尚未被 FDA 批准用于置入脊柱手术器械，还需要更多的数据来验证其在脊柱手术中的应用效果。

Da Vinci 手术系统的应用已扩展到经口手术。2006 年，O'Malley 率先提出了一系列机器人辅助经口鳞状细胞肿瘤手术，并报道了机器人手术后患者吞咽功能改善[23]。在脊柱外科领域，Da Vinci 系统似乎也可用于颅颈交界区的前路手术，这些手术被狭窄的手术通道（经口）限制，可以预见到达·芬奇系统的应用将会降低这些手术的技术难度。

事实上，部分尸体研究已经在探索 Da Vinci 手术系统在经口入路的颅颈交界区手术中的潜在效用[24]。Lee 等利用 Da Vinci 系统为一名颅底凹陷合并严重脊髓病的患者成功进行了齿突切除手术[25]，但在使用枪钳和骨钻时遇到了很大的困难，这两个棘手问题需要解决。2012 年，Da Vinci 手术系统获得了 FDA 批准，可用于颅底凹陷合并严重脊髓病的经口手术。

5.7　其他因素

5.7.1　辐射暴露

在使用透视定位的脊柱微创手术中，手术人员的辐射暴露受到了越来越多的关注[26]。人机交互控制机器人技术提供了一个机会，可以大大减少此类手术中手术人员的辐射暴露。Joseph 等对文献进行了系统回顾，评估了 10 项独立研究中与机器人辅助脊柱手术相关的辐射暴露，发现与透视定位技术相比，机器人辅助手术的辐射暴露量始终较低[27]。

Kantelhardt 等证明，采用机器人系统置入螺钉时，置入每枚螺钉所需透视时间（FT）平均为 34 s，而使用传统透视时平均 FT 为 77 s[9]。此外，无论是采用机器人系统开放置钉还是经皮置钉，透视时间没有差异。Hyun 等的研究显示，采用机器人系统置入每颗螺钉的平均 FT 为 3.5 s，而不采用机器人系统置钉的平均 FT 为 13.3 s[28]。Ringel 等对机器人置钉组和徒手置钉组的 FT 进行了对比，结果类似。Schizas 等指出，两组的辐射时间并没有太大差异[10, 12]。Roser 等比较了机器人组、标准导航组以及徒手置钉组的 FT 和总辐射量，发现标准导航组最低，而徒手置钉组最高[11]。

5.7.2　学习曲线

新的外科技术，特别是手术机器人技术的引进和实施，有其自身的学习曲线。Devito 等评估了通过人机交互控制机器人系统置入螺钉的能力，发现初期成功率约为 83.7%，中、后期成功率增至约 90.8%[29]。还有研究表明，随着时间

的推移，机器人手术的术中效率有望提高。Hu
等评估了机器人辅助椎弓根螺钉置入术的学习曲
线，并证明在 30 次手术后手术成功率将明显提
高，转为开放手术的病例明显减少[30]。

为了证明随着机器人经验的增加，螺钉置入
的准确性会有所提高，Schatlo 等评估了 13 位外
科医生的螺钉置入准确性，并以 5 例为单位对准
确性进行分级，发现误置率在 5~25 次手术之间
达到顶峰，超过 24 次后则稳步下降[31]。作者
推测这可能是由于外科医生在完全独立采用新技
术初期信心不足，其信心会随着手术次数增加而
逐渐增强。同时，作者进一步建议，在前 25 次
机器人脊柱手术中，确保对外科医生进行适当监
督，从而提高整体准确性[31]。

5.8 小结和未来发展方向

目前，文献支持通过人机交互控制机器人系
统放置椎弓根螺钉，与徒手技术相比更安全和准
确。但我们必须考虑到人机交互机器人潜在的局
限性，尤其是缺乏高质量的前瞻性研究来评估手
术时间、成本效益和患者的总体治疗结果。

从工作流程来看，阻碍其广泛应用的障碍包
括：手术时间（至少在早期）增加，可能出现的
工作流程效率降低，以及占用本已有限的手术室
空间[10]。随着手术机器人技术使用的增加、流
程效率的提高，脊柱机器人技术在未来可能会成
为主流，并随着技术进步不断持续发展。

参考文献

[1] Kazemi N, Crew LK, Tredway TL. The future of spine surgery: new horizons in the treatment of spinal disorders. Surg Neurol Int, 2013, 4 Suppl 1:S15–S21

[2] Kosmopoulos V, Schizas C. Pedicle screw placement accuracy: a meta-analysis. Spine, 2007, 32(3):E111–E120

[3] Sautot P, Cinquin P, Lavallée S, Troccaz J. Computer assisted spine surgery: a first step toward clinical, application in orthopaedics. Paper presented at the 1992 14th Annual International Conference of the IEEE Engineering in Medicine and Biology Society, Paris, 1992,1071–1072

[4] Bertelsen A, Melo J, Sánchez E, Borro D. A review of surgical robots for spinal interventions. Int J Med Robot, 2013, 9(4):407–422

[5] Shoham M, Lieberman IH, Benzel EC, et al. Robotic assisted spinal surgery–from concept to clinical practice. Comput Aided Surg, 2007, 12(2):105–115

[6] Togawa D, Kayanja MM, Reinhardt MK, et al. Bone-mounted miniature robotic guidance for pedicle screw and translaminar facet screw placement:part 2–Evaluation of system accuracy. Neurosurgery, 2007, 60(2) Suppl 1:ONS129–ONS139, discussion ONS139

[7] Overley SC, Cho SK, Mehta AI, Arnold PM. Navigation and robotics in spinal surgery: where are we now? Neurosurgery, 2017, 80(3S):S86–S99

[8] Lieberman IH, Togawa D, Kayanja MM, et al. Bone-mounted miniature robotic guidance for pedicle screw and translaminar facet screw placement: Part I–Technical development and a test case result. Neurosurgery, 2006,59(3):641–650, discussion 641–650

[9] Kantelhardt SR, Martinez R, Baerwinkel S, Burger R, Giese A, Rohde V. Perioperative course and accuracy of screw positioning in conventional, open robotic-guided and percutaneous robotic-guided, pedicle screw placement. Eur Spine J, 2011, 20(6):860–868

[10] Ringel F, Stüer C, Reinke A, et al. Accuracy of robot-assisted placement of lumbar and sacral pedicle screws: a prospective randomized comparison to conventional freehand screw implantation. Spine, 2012, 37(8):E496–E501

[11] Roser F, Tatagiba M, Maier G. Spinal robotics: current applications and future perspectives. Neurosurgery, 2013, 72 Suppl 1:12–18

[12] Schizas C, Thein E, Kwiatkowski B, Kulik G. Pedicle screw insertion: robotic assistance versus conventional C-arm fluoroscopy. Acta Orthop Belg, 2012,78(2):240–245

[13] Lonjon N, Chan-Seng E, Costalat V, Bonnafoux B, Vassal M, Boetto J. Robotassisted spine surgery: feasibility study through a prospective case-matched analysis. Eur Spine J, 2016, 25(3):947–955

[14] Lanfranco AR, Castellanos AE, Desai JP, Meyers WC. Robotic surgery: a current perspective. Ann Surg, 2004, 239(1):14–21

[15] Quah HM, Jayne DG, Eu KW, Seow-Choen F. Bladder and sexual dysfunction following laparoscopically assisted and conventional open mesorectal resection for cancer. Br J Surg, 2002, 89(12):1551–1556

[16] Than KD, Wang AC, Rahman SU, et al. Complication avoidance and management in anterior lumbar interbody fusion. Neurosurg Focus, 2011, 31(4):E6

[17] Obenchain TG. Laparoscopic lumbar discectomy: case report. J Laparoendosc Surg, 1991, 1(3):145–149

[18] Chung SK, Lee SH, Lim SR, et al. Comparative study of laparoscopic L5-S1 fusion versus open mini-ALIF, with a minimum 2-year follow-up. Eur Spine J, 2003, 12(6):613–617

[19] Inamasu J, Guiot BH. Laparoscopic anterior lumbar

interbody fusion: a review of outcome studies. Minim Invasive Neurosurg, 2005, 48(6):340–347

［20］Liu JC, Ondra SL, Angelos P, Ganju A, Landers ML. Is laparoscopic anterior lumbar interbody fusion a useful minimally invasive procedure? Neurosurgery, 2002, 51(5) Suppl:S155–S158

［21］Lee JY, Bhowmick DA, Eun DD, Welch WC. Minimally invasive, robot-assisted, anterior lumbar interbody fusion: a technical note. J Neurol Surg A Cent Eur Neurosurg, 2013, 74(4):258–261

［22］Lee Z, Lee JY, Welch WC, Eun D. Technique and surgical outcomes of robotassisted anterior lumbar interbody fusion. J Robot Surg, 2013, 7(2):177–185

［23］Weinstein GS, O'Malley BW, Jr, Snyder W, Hockstein NG. Transoral robotic surgery: supraglottic partial laryngectomy. Ann Otol Rhinol Laryngol, 2007,116(1):19–23

［24］Lee JY, O'Malley BW, Jr, Newman JG, et al. Transoral robotic surgery of the skull base: a cadaver and feasibility study. ORL J Otorhinolaryngol Relat Spec, 2010, 72(4):181–187

［25］Lee JY, Lega B, Bhowmick D, et al. Da Vinci Robot-assisted transoral odontoidectomy for basilar invagination. ORL J Otorhinolaryngol Relat Spec, 2010, 72(2):91–95

［26］Yu E, Khan SN. Does less invasive spine surgery result in increased radiation exposure? A systematic review. Clin Orthop Relat Res, 2014, 472(6):1738–1748

［27］Joseph JR, Smith BW, Liu X, Park P. Current applications of robotics in spine surgery: a systematic review of the literature. Neurosurg Focus, 2017, 42(5):E2

［28］Hyun SJ, Kim KJ, Jahng TA, Kim HJ. Minimally invasive robotic versus open fluoroscopic-guided spinal instrumented fusions: a randomized controlled trial. Spine, 2017, 42(6): 353–358

［29］Devito DP, Kaplan L, Dietl R, et al. Clinical acceptance and accuracy assessment of spinal implants guided with SpineAssist surgical robot: retrospective study. Spine, 2010, 35(24):2109–2115

［30］Hu X, Ohnmeiss DD, Lieberman IH. Robotic-assisted pedicle screw placement: lessons learned from the first 102 patients. Eur Spine J, 2013, 22(3):661–666

［31］Schatlo B, Martinez R, Alaid A, et al. Unskilled unawareness and the learning curve in robotic spine surgery. Acta Neurochir (Wien), 2015, 157(10):1819–1823, discussion 1823

6 远程手术机器人

Kyle W. Mombell, Patrick B. Morrissey

摘 要

远程手术机器人是在外科医生直接操作下可以准确完成复杂而精细手术操作的机器。这些机器人不用计算人工成本，能够在有限空间内精确进行操作，并通过远程工作站进行控制，而远程工作站可以放置在患者旁边或世界各地的某个手术室等任何地方。现在已开发出多种远程机器人系统，并在心脏外科、普通外科、泌尿外科、妇科，以及腹腔镜手术中得到了广泛应用。近来，远程机器人系统开始应用于脊柱外科，如腰椎前路椎间融合术、椎旁肿瘤切除等。本章概述了远程手术机器人技术的发展，包括最常用的 Da Vinci 系统在当前和未来，尤其是在脊柱外科方面的应用潜力。

关键词

远程手术机器人，机器人脊柱手术，机器人辅助外科手术，腰椎前路椎间融合术，宙斯系统，Da Vinci 系统。

6.1 简介

远程机器人手术源于军事医学。在 Phil Green 等用与斯坦福研究所（SRI）共同研发的系统成功演示了远程开放性肠吻合术后，美国陆军利用国防部的拨款和国防高级研究计划局（DARPA）合作开发了一个系统，使外科医生可以在远离战场的地方为伤员手术[1]。他们的设想是，通过装甲车将机器人手臂部署到战伤现场，而外科医生则留在后方的医院远程操作机器人进行手术。1994 年，首次通过无线微波连接进行了猪小肠吻合术。

6.2 ZEUS 机器人系统

现代商用远程外科手术机器人始于 1998 年的 ZEUS 系统（Computer Motion, Santa Barbara, CA）。ZEUS 系统引入了远程网络控制的概念，允许外科医生在远离患者的控制台上进行手术[2]。ZEUS 机器人由 Storz 三维成像系统（Karl Storz Endoscopy, Santa Barbara, CA）和三条机械臂组成，其中两条是外科手术臂，另一条是自动成像臂。ZEUS 机器人在 1 例闭胸心脏不停跳手术中获得了成功，并由纽约的外科医生进行平台操作，为法国斯特拉斯堡的 1 例患者进行了远程机器人胆囊切除术[3-7]。ZEUS 机器人一直生产到 2003 年其母公司与 Intuitive Surgical 合并，随后它被逐步淘汰，取而代之的是目前常见的 Da Vinci 手术机器人系统（图 6.1）。

6.3 Da Vinci 手术机器人系统

在（美国）国防部和 DARPA 成功推出原型机的基础上，外科医生兼企业家 Frederick H. Moll 创立了 Intuitive Surgical 公司，其宗旨是通过推广远程手术机器人来解决传统内镜手术的局限[1, 8]。

Da Vinci 机 器 人 系 统（Intuitive Surgical, Sunnyvale, CA）是目前唯一获得美国食品药品监督管理局（FDA）批准的腹腔镜手术机器人，也是最著名的手术机器人系统，截至 2011 年，在美国部署超过 1 400 台设备，并且在过去的 4 年中其远程手术的数量增加了约 400%[9]。1997 年，首次采用 Da Vinci 手术机器人系统进行了胆囊切

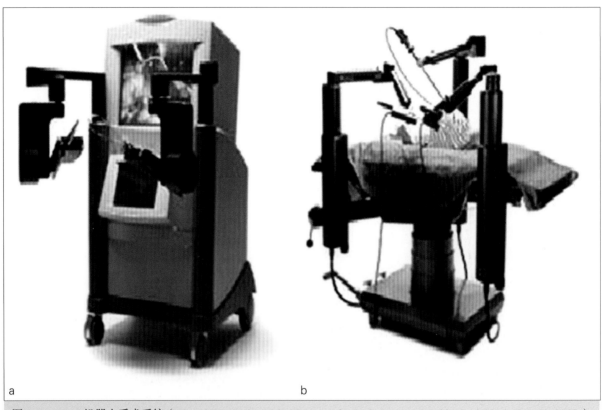

图 6.1　ZEUS 机器人手术系统（Ghezzi TL, Corleta OC. 30 years of robotic surgery. World J Surg 2016;40:2550–2557.）

除术；次年，首次进行了心血管重建手术，使用的是 Da Vinci 手术机器人系统的早期版本。尽管 Da Vinci 手术机器人系统的研发早期侧重于心血管重建，但该领域的研究成果落后于普通外科，Da Vinci 手术机器人系统于 2000 年首次获得 FDA 批准并用于普通腹腔镜手术[10-13]。同年，使用 Da Vinci 手术机器人系统进行了首台机器人前列腺切除术，预示着手术机器人系统开始广泛应用于泌尿外科和妇科手术（图 6.2）[14, 15]。

6.3.1　设计

　　Da Vinci 手术机器人系统是手术台和操作控制台相互独立的主从式机器人系统。控制台由计算机和三维成像系统组成，负责远程控制机械臂。当外科医生的眼睛离开显示镜视野时，手术台红外传感器关闭，起到防止意外移动的安全保障作用。手术机器人能够模仿人的手腕，具有 7 个自由度和在 2 个平面内的轴向旋转，在狭窄的手术空间内提供了最大的灵活度。例如，当拉紧缝合线时，通过运动阻力可以使外科医生获得一定的触觉反馈。但是，绝大多数信息来自视觉[7]。Da Vinci 手术机器人系统采用双目内镜视野，使外科医生沉浸在 3D 体验中，从而增强了深度感知能力等[16]。双目内镜影像由一个 12 mm 望远镜内的两个独立镜头产生，并被分别显示于外科医生操作控制台内两块相互独立但又同步的屏幕上[17]。

6.3.2　技术优势

　　传统的腹腔镜手术存在一些局限：①腹腔镜器械的长度固定；②缺乏活动关节，导致腹腔镜手术的精准降低。通过在内镜器械上增加铰链，将传感器置于尖端附近，用软件来消除震颤并稳定精细动作，Da Vinci 手术机器人系统在技术和

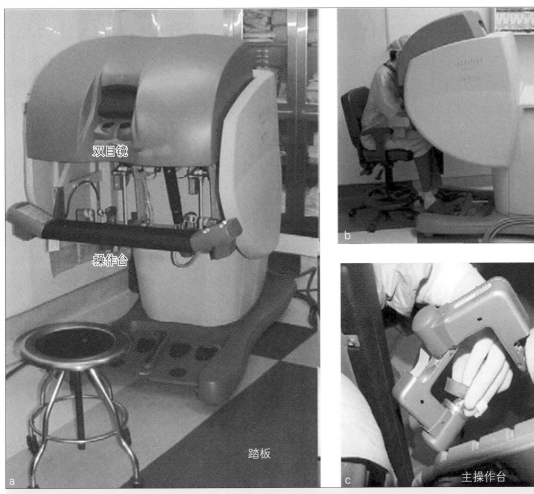

图 6.2　Da Vinci 机器人系统操作台。a. 外科医生在双筒目镜前工作。b. 目镜可调节，符合人体工程学。c. 外科医生通过控制机械臂进行操作（Ballantyne GH, Moll F. The da Vinci telerobotic surgical system: the virtual operative field and telepresence surgery. Surg Clin North Am 2003;83:1293–304, vii.）

人体工程学上都比腹腔镜更具优势。目前关于机器人手术临床结果的研究仍有限，但至少在普通外科领域显示了与腹腔镜手术的结果相当[7]。在随机对照试验中，与腹腔镜手术相比，机器人手术取得了可喜的成果，在进行食管括约肌切开术、减肥手术和胆囊切除等时发生内脏穿孔的风险较低，住院时间缩短，术后生活质量较高。当然，机器人手术也存在成本增加、手术时间延长和有可能转为开放手术的缺点，但不是特别大的问题[18]。

6.3.3　脊柱手术中的应用

Da Vinci 手术机器人系统的应用在不断增多，但在脊柱手术中的应用仍然有限，目前多集中于理论或尸体、动物模型。然而，有系列案例显示 Da Vinci 手术机器人系统在现代脊柱手术中的效用明显。

腰椎前路椎间融合术

系列病例报道证明，Da Vinci 手术机器人系统应用于前路腰椎间融合术（ALIF）有足够的安全性和可行性。在样本量最大的病例报道中，一个单中心利用 Da Vinci 手术机器人对 11 例患者进行腰椎前路腹腔镜手术，通过 Da Vinci 手术机器人系统完成了腹腔镜下的椎间盘切除和脊柱融合部分的手术，没有发生与该方法有关的并发症[19]。现有案例报告手术技术可用于在猪模型中进行椎间盘切除和脊柱融合术，优点在于可以精细解剖腹膜后包括大血管、输尿管和胃下静脉丛等结构，缺点在于缺乏特殊手术器械和手术团队仍存在学习曲线[20, 21]。

Da Vinci 手术机器人辅助经口齿突切除术

目前，通过 Da Vinci 手术机器人辅助经口切除椎体进行颅颈交界处脊髓减压已有病例报道[22, 23]。这些报告的作者建议使用 Da Vinci 手术机器人在狭小空间内仔细解剖脆弱的结构。尽管 Da Vinci 手术机器人系统没有提供触觉反馈，但没有明显的脊髓或邻近组织损伤的报告。

肿瘤手术

有病例报道详细介绍了采用 Da Vinci 手术机器人系统远程切除复杂脊柱旁施万肿瘤[24]。首先，使用微创牵开器（Nuvasive, San Diego, CA）通过后外侧入路进行椎板和关节突切除，暴露肿瘤的后半部分并进行游离松解。然后用 Da Vinci 机器人系统进行微创胸腔镜手术，切除肿瘤的胸腔内部分。病例报道中的 2 例患者都完全切除了肿瘤，未发生并发症，住院时间小于 3 天，同时避免了开胸手术。

未来的发展方向

已有动物模型实验支持使用 Da Vinci 机器人系统进行脊柱后路手术。Ponnusamy 等认为，Da Vinci 机器人系统可常规用于腰椎后路手术（包括椎板成形术和切除术）和椎板切除术[25]。作者承认目前缺乏为这些手术专门设计的器械，但

在改善外科医生持续专注的耐久性和提高精确的软组织处理能力方面，Da Vinci 手术机器人系统显示出令人鼓舞的结果。这些优势还需要转化为临床研究，以评估这些优势是否会像理论上那样改善患者的预后，减少失血，并降低硬膜破裂的概率。

6.4　小结

随着脊柱外科医生对远程机器人手术的持续探索，该领域可能会经历类似其他外科专业的快速增长期。人手的生理极限和微创手术系统的视野限制，都对脊柱外科技术的发展形成了障碍。远程手术机器人通过其紧凑的末端效应器单元和视频观察能力，为解决这些问题提供了较好的方案。

除了技术上的收益，随着远程手术设备和技术成为主流，手术医生和患者相隔数百甚至数千英里的远程手术的可能性将增加，这将使得脊柱外科专家的工作范围从当地扩大到以前难以获得专科医生的偏远地区。

参考文献

[1] Ballantyne GH, Moll F. The da Vinci telerobotic surgical system: the virtual operative field and telepresence surgery. Surg Clin North Am, 2003, 83(6):1293–1304, vii

[2] Kalan S, Chauhan S, Coelho RF, et al. History of robotic surgery. J Robot Surg, 2010, 4(3):141–147

[3] Reichenspurner H, Damiano RJ, Mack M, et al. Use of the voice-controlled and computer-assisted surgical system ZEUS for endoscopic coronary artery bypass grafting. J Thorac Cardiovasc Surg, 1999, 118(1):11–16

[4] Boehm DH, Reichenspurner H, Gulbins H, et al. Early experience with robotic technology for coronary artery surgery. Ann Thorac Surg, 1999, 68(4):1542–1546

[5] Boehm DH, Reichenspurner H, Detter C, et al. Clinical use of a computerenhanced surgical robotic system for endoscopic coronary artery bypass grafting on the beating heart. Thorac Cardiovasc Surg, 2000, 48(4):198–202

[6] Boyd WD, Rayman R, Desai ND, et al. Closed-chest coronary artery bypass grafting on the beating heart with the use of a computer-enhanced surgical robotic system. J Thorac Cardiovasc Surg, 2000, 120(4):807–809

［7］ Marescaux J, Leroy J, Gagner M, et al. Transatlantic robot-assisted telesurgery. Nature, 2001, 413(6854):379–380

［8］ Satava RM. Surgical robotics: the early chronicles: a personal historical perspective. Surg Laparosc Endosc Percutan Tech, 2002, 12(1):6–16

［9］ Carreyrou J. Annual report. Intuitive surgical. 2011. Available at: http://phx. corporate-ir.net/phoenix.zhtml? c=122359&p=irol-irhome. Accessed September 24, 2012

［10］ Himpens J, Leman G, Cadiere GB. Telesurgical laparoscopic cholecystectomy. Surg Endosc, 1998, 12(8):1091

［11］ Hagen ME, Stein H, Curet MJ. Introduction to the robotic system. In: Kim CH, ed. Robotics in General Surgery. New York, NY: Springer; 2014:9–16

［12］ Hashizume M, Sugimachi K. Robot-assisted gastric surgery. Surg Clin North Am, 2003, 83(6):1429–1444

［13］ Leal Ghezzi T, Campos Corleta O. 30 years of robotic surgery. World J Surg, 2016, 40(10):2550–2557

［14］ Binder J, Kramer W. Robotically-assisted laparoscopic radical prostatectomy. BJU Int, 2001, 87(4):408–410

［15］ Ficarra V, Cavalleri S, Novara G, Aragona M, Artibani W. Evidence from robotassisted laparoscopic radical prostatectomy: a systematic review. Eur Urol, 2007, 51(1): 45–55, discussion 56

［16］ Byrn JC, Schluender S, Divino CM, et al. Three-dimensional imaging improves surgical performance for both novice and experienced operators using the da Vinci Robot System. Am J Surg, 2007, 193(4):519–522

［17］ Sung GT, Gill IS. Robotic laparoscopic surgery: a comparison of the DA Vinci and Zeus systems. Urology,

2001, 58(6):893–898

［18］ Maeso S, Reza M, Mayol JA, et al. Efficacy of the Da Vinci surgical system in abdominal surgery compared with that of laparoscopy: a systematic review and meta-analysis. Ann Surg, 2010, 252(2):254–262

［19］ Lee Z, Lee JY, Welch WC, Eun D. Technique and surgical outcomes of robotassisted anterior lumbar interbody fusion. J Robot Surg, 2013, 7(2):177–185

［20］ Kim MJ, Ha Y, Yang MS, et al. Robot-assisted anterior lumbar interbody fusion (ALIF) using retroperitoneal approach. Acta Neurochir (Wien), 2010, 152(4):675–679

［21］ Yang MS, Yoon DH, Kim KN, et al. Robot-assisted anterior lumbar interbody fusion in a Swine model in vivo test of the da Vinci surgical-assisted spinal surgery system. Spine, 2011, 36(2):E139–E143

［22］ Yang MS, Yoon TH, Yoon DH, Kim KN, Pennant W, Ha Y. Robot-assisted transoral odontoidectomy: experiment in new minimally invasive technology, a cadaveric study. J Korean Neurosurg Soc, 2011, 49(4):248–251

［23］ Lee JY, Lega B, Bhowmick D, et al. Da Vinci Robot-assisted transoral odontoidectomy for basilar invagination. ORL J Otorhinolaryngol Relat Spec, 2010, 72(2):91–95

［24］ Perez-Cruet MJ, Welsh RJ, Hussain NS, Begun EM, Lin J, Park P. Use of the da Vinci minimally invasive robotic system for resection of a complicated paraspinal schwannoma with thoracic extension: case report. Neurosurgery, 2012, 71(1) Suppl Operative:209–214

［25］ Ponnusamy K, Chewning S, Mohr C. Robotic approaches to the posterior spine. Spine, 2009, 34(19):2104–2109

7　监控机器人

Sohrab Pahlavan, Nathan H. Lebwohl

摘　要

　　监控机器人技术是一种在操作员积极监督下，由机器人按程序执行操作的半自动化过程。它源于监控理论，在引入外科领域前已广泛应用于车辆建造和基础设施建设领域。监控机器人技术将外科手术中的机械控制和过程控制结合于一个操作系统中，通常包括三个阶段：计划，注册和导航。计划包括影像采集，注册是将采集影像应用于手术区域，导航涉及执行手术操作。针对外科手术开发的监控系统已经历了多次更新换代，在脊柱外科的应用主要在于协助脊柱器械的定位，未来的发展旨在以更安全、创伤更小的方式实现减压等手术操作。监控系统的潜在优势是提高手术精确度和减小创伤，潜在的隐患是无法识别数据和执行中的错误，尤其是在注册和执行阶段。虽然机器人手术未来可能会完全自动化，但监控系统可提供更精确、优化且微创的手术路径，同时兼顾人工监督的安全保障。

关键词

　　监控，机械控制，过程控制，操作系统，机器人脊柱手术。

7.1　简介

　　医学机器人的应用通常分为三类[1]：①人机交互控制系统，在该系统中外科医生提供输入和指示，机器人通常以稳定或增强的形式进行反馈和行动；②远程手术系统，外科医生远程控制机器人的运动，如 Da Vinci 手术机器人系统；③监控系统，这是本章介绍的重点。

7.2　监控理论

　　监控机器人技术源自监控理论[2]，一般有两种形式。一种是人工监控自动化过程，在需要时对其算法进行修改，以更好地满足操作者的需求。另一种形式是预编程式的机器操作流程。在该过程中，每完成一个较小的任务，就会对结果进行反馈，然后等待操作人员的进一步指示。从本质上讲，这是一个操作员不断进行编程（即指示），然后机器人不断获取相关操作环境信息反馈的过程。不同于全自动化环境要求能够感知和处理所有可能出现的问题和挑战，监控技术将自动化过程中出现的所有问题都留给操作员来解决。

　　在过去的半个多世纪中，监控一直是机械控制和过程控制的主要部分，在提高工业基础设施部门的安全性、有效性和整体能力方面发挥了重要作用[2]。过程控制是企业运营不可或缺的一部分，如发电厂和水管理系统等。机械控制已经在航空航天、水下勘探和工业制造中发挥了巨大的作用，著名的范例包括 Apollo 航天器、现代空中交通管制等。然而，与机器人手术关系更密切的是如何将过程控制和机械控制结合到机械手系统（如机械臂或显示系统）中来，以增强操作人员的操控能力。

　　机械手系统是监控系统的应用，是现代手术机器人系统的基础。与预定每项任务的流程相比，对机械手进行监控使其应用更加灵活，可适应不可预测的任务和环境。为了应对每种新情况，操作人员（即外科医生）必须对操纵器（即机器人）

进行编程，包括在正确时间启动预定任务。

7.3 监控手术的要素和应用

通常，监控机器人手术包括三个步骤：计划，注册和导航。计划阶段涉及收集患者的影像数据，包括 X 线、CT、MRI 或超声影像，所收集的影像资料通常局限于需要执行手术的区域。可以在术前或术中使用新一代影像采集系统进行影像采集。注册阶段包括识别患者的相关解剖点，并将其与计划阶段的相应影像数据进行匹配。导航阶段是操作人员（即外科医生）验证计划并根据注册阶段得到的点对机器人进行定位。

Probot 是第一批监控机器人系统之一，于 20 世纪 80 年代后期由帝国理工学院（伦敦）开发。它应用于前列腺手术中，外科医生可以预先确定要切除的前列腺组织的体积，然后在没有外科医生主动控制的情况下自动进行手术。另一种系统是 1992 年开发的 Integrated Surgical Systems 的 ROBODOC，旨在提高全髋关节置换术期间内置物置入的准确性[3, 4]。

监控系统在脊柱手术中的早期应用，集中在提高脊柱器械置入的精度和准确性。最著名的系统之一是 SpineAssist（MAZOR Surgical Technologies，Caesarea, Israel），通过机械臂来指导外科医生置入用于脊柱稳定的器械[4]。

7.4 监控的优势和隐患

监控的潜在优势包括：通过自动化执行来提高手术的质量和效率[5]。目前内置监控的机器人技术已广泛使用，在包括电凝止血、切开、减压和闭合切口在内的更新的应用场景下，机器人技术的应用也在逐渐增多[6]。监控系统的最大好处在于其可提供较高的精确性，在理论上会减少组织创伤，降低器械错置的发生率。

监控的潜在缺点主要涉及系统本身无法在执行操作前的数据收集阶段识别错误。如果在计划和注册阶段中输入和预期输出之间存在某种形式的差异，就可能发生灾难性后果。例如，在注册和导航阶段中导航注册标记以某种方式被错误地改变了，此时内置物可能被置于错误的路径上。由于这种错误的可能性，所有监控系统都必须有一个积极介入和持续警惕的操作者。

7.5 小结

监控机器人技术在工业领域有着安全和高效的使用记录，随着手术机器人技术的进一步发展，也将扩展到医学领域并获得更广泛使用。尽管最终可能会演变成全自动系统，但就目前而言，安全和技术的限制将使监控机器人手术更安全、有效。它同时具备机器人的可重复性和增强机械能力，以及人类监督的安全性和实时警惕性。

参考文献

[1] Nathoo N, Cavuşoğlu MC, Vogelbaum MA, Barnett GH. In touch with robotics: neurosurgery for the future. Neurosurgery, 2005, 56(3):421–433, discussion 421–433

[2] Sheridan TB. Telerobotics, Automation, and Human Supervisory Control. MIT Press, 1992

[3] Satava RM. Surgical robotics: the early chronicles: a personal historical perspective. Surg Laparosc Endosc Percutan Tech, 2002, 12(1):6–16

[4] Ryan H, Tsuda S. Essentials of Robotic Surgery. In: Kroh M, Chalikonda S, eds. Springer, 2015

[5] Karas CS, Chiocca EA. Neurosurgical robotics: a review of brain and spine applications. J Robot Surg, 2007, 1(1):39–43

[6] Chop WW, Green B, Levi A. Fluoroscopic guided targeting system with a robotic arm for pedicle screw insertion. Neurosurgery, 2000, 47:872–878

8 辐射暴露和脊柱导航手术

Scott C. Wagner

摘　要

脊柱导航手术中的电离辐射暴露，可能会增加外科医生、手术室工作人员和患者的长期风险。计算机辅助导航（CAN）技术的优势在于可提高手术操作准确性，减少术中透视的使用。这些新技术也可能会增加个别患者的辐射暴露、前期费用，并且迄今为止没有任何证据证明其可以减少围术期并发症的发生。然而，随着技术的更新，这些导航系统可能会推动成本效益更高的技术的发展，以减少微创脊柱手术期间对连续透视的需要和手术团队的整体辐射暴露。

关键字

导航，电离辐射，透视检查，机器人系统。

8.1　简介

脊柱外科医生在寻求各种创伤更小的手术方式，这需要依靠术中成像技术的发展，包括传统的透视技术、计算机辅助导航技术以及各种机器人平台[1]。然而，由于越来越依赖术中透视，累积的电离辐射可能会增加脊柱外科医生患某些恶性肿瘤的风险，引起了广泛关注[2, 3]。减少累积辐射暴露的策略，已开始在脊柱外科界得到了重视。

自 1995 年首次通过 CAN 置入椎弓根螺钉以来，三维导航和机器人手术系统的使用极大地改变了脊柱外科[4-6]，文献报道使用这些系统可提高椎弓根螺钉置钉的准确性[7-10]。人们也逐渐意识到，这些系统的应用可能会使患者、外科医生和手术室团队面临额外的辐射暴露[11]。因为对术前或术中使用 CT 有所担忧，有研究针对

使用导航时的辐射剂量变化进行了评估[12]。理论上来说，与传统的透视相比，CAN 可以减少甚至消除术中透视的使用，从而减少外科医生的辐射暴露。然而，对外科医生和手术室团队的好处也必须同时考虑到对患者的潜在风险，反之亦然。本章将探讨评估各种 CAN 和手术机器人平台对患者、外科医生及其手术团队的辐射暴露的影响。需要强调的是，目前直接比较导航和非导航脊柱手术中患者和手术团队的辐射暴露的文献相对有限，对此尚无定论。

8.2　患者的辐射暴露

许多研究证实了采用 CAN 放置椎弓根螺钉的精准性[13-15]。此外，其他脊柱手术，如用于脊柱骨折的内固定术[1]和用于椎间盘突出的射频消融术[16]，也可以使用术中导航来进行。尽管临床尚未证实在椎弓根螺钉置入方面使用 CAN 有明显的益处[17]，但术前或术中 CT 扫描是否增加患者的辐射暴露引起了人们的关注[12]。

Mendelsohn 等[18]进行了一项回顾性队列研究，对比了采用 CAN 与透视引导下的椎弓根螺钉置入术，发现与传统透视引导患者相比，在 CAN 组的 73 例患者中，CT 导航使患者的辐射暴露增加了 2.77 倍，但累积的辐射剂量小于传统 CT 扫描。相反，Urbanski 等[19]对在特发性脊柱侧凸患者中采用传统徒手置钉与术中 3D 导航置钉的辐射暴露进行了比较，发现除了徒手组在上胸椎出现的大于 4 mm 的椎弓根断裂，49 例患者采用两种术式的精准度没有明显差异。然而，CAN 置钉组比徒手置钉组的辐射暴露多了

近 700 mGy/cm^2。

Villard 等[11]对 21 例接受低位胸椎和 / 或腰椎经椎间孔椎间融合术（TLIF）的患者，进行了 CAN 与透视引导下置入椎弓根螺钉的前瞻性随机试验，以确定患者的辐射暴露风险。他们记录了导航过程中几个不同时间点发生的辐射暴露值，即：①最初标记脊柱节段时；②在进行 3D 扫描之前，C 臂机定位时；③置入椎间融合器时；④在闭合切口前，用 3D 图像最后确定螺钉位置时。研究发现，患者的累积辐射剂量在导航组出现了下降，但差异没有统计学意义。作者认为，CAN 组患者总辐射剂量的减少仍然值得引起注意。一项比较队列研究进一步证实了这些发现：Fomekong 等[20]发现在经皮置钉手术中，CAN 组患者的辐射剂量相对传统透视组显著下降。Zhang 等[21]发现，在侧方入路椎间融合手术中，CT 导航组的辐射剂量显著低于传统透视组。

Barzila 等[1]在一项 PVP 与 PKP 手术的对比研究中发现，采用机器人辅助导航技术时，术中 CT 的使用使患者的辐射暴露增加，但术前辐射暴露可减少约 75%。复习文献后他们发现，相对于传统透视手术，使用机器人技术进行椎体成形术可使辐射暴露减少约 50%[1]。虽然辐射剂量因人而异，但是多数文献显示，为了获得理想的手术效果，患者要么术前辐射暴露增加，要么术中辐射暴露增加，总体来说术中辐射暴露的剂量要小于术前[22]。

8.3 手术团队的风险

虽然需要高度关注患者的辐射暴露，但同时也必须考虑外科医生及其手术团队的累积辐射暴露效应。有作者认为，患者的辐射暴露仅限于一次手术，但外科医生和巡回护士、洗手护士以及手术团队的其他成员往往会在几年内经历数百或上千次手术辐射暴露。事实上，有文献提示影像导航手术的参与者发生恶性肿瘤的可能增加。

Harstall 等[23]研究发现，采用透视引导的经皮椎体成形术手术团队成员的晶状体年平均辐射暴露剂量约为可以引起白内障发展相关剂量的 8%；在这一人群中，致死性甲状腺恶性肿瘤的发生率是普通人群的 25 倍。

一项比较导航下腰椎手术辐射剂量的前瞻性随机研究，通过将剂量计放在优势前臂、胸腔和眼的位置来测量手术医生的辐射暴露[11]。结果显示，手术医生胸部、眼和前臂的辐射暴露剂量分别是透视的 9.96 倍、5.06 倍和 6.53 倍[11]。导致这一差异的原因是在椎弓根螺钉置入过程中使用了透视，在椎间融合器放置过程中也同样使用了透视。Mendelsohn 等的回顾性队列研究[18]检查了 73 例采用术中 CT 导航的脊柱手术，将辐射暴露（定义为有效剂量，风险加权并与背景辐射进行对比）与历史对照进行比较。作者发现，与传统透视引导手术的辐射暴露水平相比，手术团队的整体有效辐射剂量有所下降，尽管缺乏对照组限制了研究结果的可信程度。Kraus 等[24]通过对颈椎创伤的回顾性分析发现，尽管手术时间增加，但术中三维导航的使用减少了整体辐射。最近发表的一项系统综述也认为，与传统的透视相比，使用先进的成像技术，如 CT、三维 C 臂成像与计算机辅助导航，总体上可以减少手术室人员和外科医生的辐射暴露[22]。

总之，现有的文献似乎支持这样的结论，即使用术中或术前 CT 和计算机辅助导航可以减少手术团队所受的辐射。通常情况下，多数手术团队会在行术中 CT 检查时离开手术室，但是使用术前 CT 可能完全避免术中辐射。这与标准的术中成像如传统透视检查存在显著差异。

8.4 成本－效益分析

虽然使用 CAN 可能减少辐射暴露，但 CAN 和手术机器人系统还是过于昂贵。一项研究评估了这些系统用于椎弓根螺钉置入的成本－效益。

Dea 等[25]发表了一项观察性病例对照研究，比较了在传统透视和 CAN 辅助下置入椎弓根螺钉时，两组中因螺钉错位而重新手术的数量。该研究还比较了获得和维护术中 CAN 系统的费用和再次手术的费用。共有 502 例患者（5 132 枚椎弓根螺钉）被纳入研究。作者发现，传统对照组的椎弓根螺钉置钉准确率较低，翻修率较高，从避免再手术来看，CAN 系统具有成本效益。

8.5　小结

随着脊柱手术向微创化发展，各种成像工具的开发使得手术入路和切口的技术要求降低，但与此相关的辐射暴露增加却是一个问题，不谨慎地使用会对患者和医生造成长期的有害影响，因此尽量减少辐射的技术和策略变得越来越重要。计算机辅助导航系统的出现，包括术中 CT 和手术机器人技术，可能是这些策略的一部分。尽管使用这类导航系统会使前期成本增加，但从长远来看，置钉准确性的提高和辐射暴露的减少可能使这些系统具有较好的成本 – 效益比。通过减少脊柱微创手术中辐射暴露的时间，从而减轻整个手术团队因辐射暴露导致的即时和远期影响。

参考文献

[1] Barzilay Y, Schroeder JE, Hiller N, et al. Robot-assisted vertebral body augmentation: a radiation reduction tool. Spine, 2014, 39(2):153–157

[2] Mastrangelo G, Fedeli U, Fadda E, Giovanazzi A, Scoizzato L, Saia B. Increased cancer risk among surgeons in an orthopaedic hospital. Occup Med (Lond),2005, 55(6):498–500

[3] Dewey P, Incoll I. Evaluation of thyroid shields for reduction of radiation exposure to orthopaedic surgeons. Aust N Z J Surg, 1998, 68(9):635–636

[4] Nolte L-P, Visarius H, Arm E, Langlotz F, Schwarzenbach O, Zamorano L. Computer-aided fixation of spinal implants. J Image Guid Surg, 1995, 1(2):88–93

[5] Nolte LP, Zamorano LJ, Jiang Z, Wang Q, Langlotz F, Berlemann U. Imageguided insertion of transpedicular screws. A laboratory set-up. Spine, 1995,20(4):497–500

[6] Nolte LP, Zamorano L, Visarius H, et al. Clinical evaluation of a system for precision enhancement in spine surgery. Clin Biomech (Bristol, Avon), 1995, 10(6):293–303

[7] Han W, Gao ZL, Wang JC, et al. Pedicle screw placement in the thoracic spine: a comparison study of computer-assisted navigation and conventional techniques. Orthopedics, 2010, 33(8):33

[8] Ishikawa Y, Kanemura T, Yoshida G, Ito Z, Muramoto A, Ohno S. Clinical accuracy of three-dimensional fluoroscopy-based computer-assisted cervical pedicle screw placement: a retrospective comparative study of conventional versus computer-assisted cervical pedicle screw placement. J Neurosurg Spine, 2010, 13(5):606–611

[9] Kelleher MO, McEvoy L, Nagaria J, Kamel M, Bolger C. Image-guided transarticular atlanto-axial screw fixation. Int J Med Robot, 2006, 2(2):154–160

[10] Ughwanogho E, Patel NM, Baldwin KD, Sampson NR, Flynn JM. Computed tomography-guided navigation of thoracic pedicle screws for adolescent idiopathic scoliosis results in more accurate placement and less screw removal. Spine, 2012, 37(8):E473–E478

[11] Villard J, Ryang YM, Demetriades AK, et al. Radiation exposure to the surgeon and the patient during posterior lumbar spinal instrumentation: a prospective randomized comparison of navigated versus non-navigated freehand techniques, Spine, 2014, 39(13):1004–1009

[12] Flynn JM, Sakai DS. Improving safety in spinal deformity surgery: advances in navigation and neurologic monitoring. Eur Spine J, 2013, 22 Suppl 2:S131–S137

[13] Verma R, Krishan S, Haendlmayer K, Mohsen A. Functional outcome of computer-assisted spinal pedicle screw placement: a systematic review and meta-analysis of 23 studies including 5,992 pedicle screws. Eur Spine J, 2010, 19(3):370–375

[14] Zhang W, Takigawa T, Wu Y, et al. Accuracy of pedicle screw insertion in posterior scoliosis surgery: a comparison between intraoperative navigation and preoperative navigation techniques. Eur Spine J. 2016

[15] Tian NF, Huang QS, Zhou P, et al. Pedicle screw insertion accuracy with different assisted methods: a systematic review and meta-analysis of comparative studies. Eur Spine J, 2011, 20(6):846–859

[16] Ohnsorge JA, Salem KH, Ladenburger A, Maus UM, Weisskopf M. Computerassisted fluoroscopic navigation of percutaneous spinal interventions. Eur Spine J, 2013, 22(3):642–647

[17] Wagner SC, Morrissey PB, Kaye ID, Sebastian A, Butler JS, Kepler CK. Intraoperative pedicle screw navigation does not significantly affect complication rates after spine surgery. J Clin Neurosci, 2018, 47:198–201

[18] Mendelsohn D, Strelzow J, Dea N, et al. Patient and surgeon radiation exposure during spinal instrumentation using intraoperative computed tomography-based navigation. Spine J, 2016, 16(3):343–354

[19] Urbanski W, Jurasz W,Wolanczyk M, et al. Increased radiation but no benefits in pedicle screw accuracy with navigation versus a freehand technique in scoliosis surgery.

Clin Orthop Relat Res, 2018, 476(5):1020–1027

［20］Fomekong E, Pierrard J, Raftopoulos C. Comparative cohort study of percutaneous pedicle screw implantation without versus with navigation in patients undergoing surgery for degenerative lumbar disc disease. World Neurosurg, 2018, 111:e410–e417

［21］Zhang YH, White I, Potts E, Mobasser JP, Chou D. Comparison perioperative factors during minimally invasive pre-psoas lateral interbody fusion of the lumbar spine using either navigation or conventional fluoroscopy. Global Spine J, 2017, 7(7):657–663

［22］Yu E, Khan SN. Does less invasive spine surgery result in increased radiation exposure? A systematic review. Clin Orthop Relat Res, 2014, 472(6):1738–1748

［23］Harstall R, Heini PF, Mini RL, Orler R. Radiation exposure to the surgeon during fluoroscopically assisted percutaneous vertebroplasty: a prospective study. Spine, 2005, 30(16): 1893–1898

［24］Kraus M, von dem Berge S, Perl M, Krischak G, Weckbach S. Accuracy of screw placement and radiation dose in navigated dorsal instrumentation of the cervical spine: a prospective cohort study. Int J Med Robot, 2014,10(2):223–229

［25］Dea N, Fisher CG, Batke J, et al. Economic evaluation comparing intraoperative cone beam CT-based navigation and conventional fluoroscopy for the placement of spinal pedicle screws: a patient-level data cost-effectiveness analysis. Spine J, 2016, 16(1):23–31

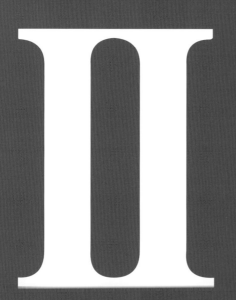

9 脊柱导航手术的效果评价

Brian T. Sullivan, Alex A. Johnson, Nicholas Theodore, Jeff Jacobson, A. Jay Khanna

摘 要

本章论述了现代脊柱外科手术中使用导航辅助技术的总体效果，目的是辩证分析与传统透视技术相比，计算机辅助导航技术是否在影像学、临床、手术、患者主观感受和费用支出等方面存在差别。我们单独设立这一章节，主要是为了简要评述机器人脊柱手术的效果。用于脊柱手术的术中导航技术，可被认为是优化手术结果的一种辅助手段。对于现代脊柱外科医生来说，深刻理解传统技术所需的解剖学和手术技巧仍然是必需的。导航辅助下的椎弓根螺钉置入术已被证实比传统徒手技术更精确，耗时更少，减少了手术团队的辐射暴露，但整体手术时间因为流程增加并没有太多变化。同时，关于围术期并发症和患者主观评价结果还需要更多的研究。早期研究表明，导航辅助手术的精确性提高，减少了术中出血与神经血管性损伤的发生。脊柱导航技术仍然存在缺陷和挑战，包括高昂的设备购置成本，仍然存在的学习曲线以及与其相关的特殊风险。

关键词

脊柱导航手术，椎弓根螺钉的准确性，手术时间，学习曲线，并发症，徒手技术。

9.1 简介

脊柱手术（尤其在重要神经、血管结构附近操作时）要求非常精细的外科技术、对脊柱解剖结构的完整把握，高度集中的注意力。导航和手术机器人技术的进步，大大降低了人为错误的发生率，优化了微创入路下三维解剖的可视化效果。在现代脊柱外科历史上，脊柱外科医生多依靠经验和开放切口，通过肉眼直接辨别解剖结构来置入内置物，并使用系列影像学评估方法来确认内置物的位置[1-3]。这种烦琐的手术过程导致椎弓根螺钉置入一直存在一定出错概率（8%~50%）[4-7]。这一现象也促进了手术导航技术的发展，该技术可加快手术操作速度，提高置钉准确性和精度。随着时间的推移，计算机辅助导航和机器人辅助技术将会在脊柱手术中越来越常见。

计算机辅助导航技术依赖 CT 或透视影像与光学追踪摄像机和特殊手术器械的结合，经过处理实现解剖结构的三维可视化，从而在术中为手术医生提供解剖和位置参考（图 9.1）。通常与基于透视技术的导航相比，基于 CT 技术的导航需要术前配准和准备（图 9.2）。从理论上来说，计算机辅助导航优势明显，包括可对三维解剖进行实时评估，减少术中透视的使用，缩短手术时间，保证内置物置入的准确性等。

机器人辅助手术是导航辅助手术技术的延伸，其概念包括部分或者全部使用机器人或人工智能的手术技术，最大优点是提供了超越人类生理极限的技术精度[8, 9]。本书第二部分将对机器人辅助手术进行详细介绍。

脊柱导航辅助技术让人振奋，与传统的非导航技术相比，其在手术效果方面的优缺点是外科医生关心的重点。在医疗成本和质量日益受到严格审查的今天，这一点尤为明显。本章的目的是辩证分析与传统技术相比，计算机辅助导航脊柱手术技术在影像学、临床、手术、患者主观评价和成本支出等方面的效果差异。具体的计算机辅助导航平台的优缺点在其他章节讨论[10]。

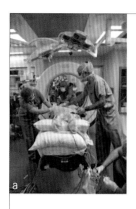
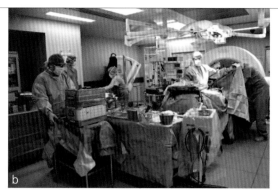
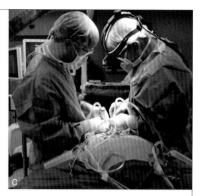
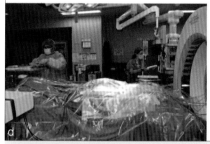
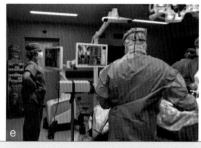
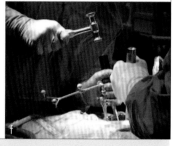

图9.1 手术室的布置和工作流程。79岁女性胸腰段畸形患者，有多节段腰椎管狭窄、L4-L5腰椎滑脱，拟行T10—骨盆的后路矫形内固定术、L2-L5椎板切除术和L5-S1的TLIF。拟采用术中CT导航（Brainlab导航系统）配合手术团队和神经监测团队。a. 手术团队摆放体位，选择俯卧位，手术床上摆放衬垫。b. 手术室中会有很多手术相关人员和手术设备，包括手术导航设备。c. 术者和一助显露术野，按照标准流程显露关键解剖位置。d. 进行术中CT扫描（Airo可移动扫描仪），注意以切口为中心和无菌原则，CT机要用无菌套包裹同时要保证参考架不被遮挡。扫描影像用于术中导航，通过Brainlab工作站确认影像的精度。e. 在导航影像动态指导下置入椎弓根螺钉。f. 完成置钉后用骨刀开始减压。注意，参考架仍然在S1棘突上。精确的术中CT扫描有助于提升内固定置入的准确性

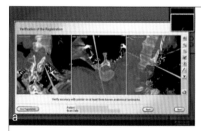
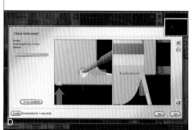
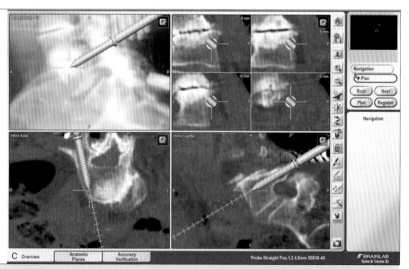

图9.2 根据计划的轨迹采用Brainlab导航系统进行内固定开路的精准注册。a. 在冠状面、矢状面、横截面的影像上比较术中解剖标记点，确认注册的精确性。b. 每把器械有3个参考点，校准后用于影像导航技术。此处显示了带参考标志的导航探头的校准过程，以确认其准确性。c. 一旦图像注册，内固定确认，计划的开路通道就会实时成像进行术中置钉的指导

9.2　讨论

下面探讨脊柱导航手术的一些关键结果,包括但不限于椎弓根螺钉置入的准确率、患者和手术人员的辐射暴露、手术时间、围术期并发症和患者报告的结果(PRO)。脊柱导航手术的局限性,如初始收购成本、收益曲线以及其特有的风险,会在随后进行论述。

9.2.1　椎弓根螺钉的置钉准确性

椎弓根螺钉由于具有三柱固定、旋转控制和抗拔出强度高的结构完整性而成为脊柱外科的主流应用。正确定位椎弓根螺钉可避免高风险的术中并发症,包括血管损伤、灾难性的神经后遗症以及与其他内置物相关的翻修手术的需要。对置入椎弓根螺钉的准确性的评估,是目前脊柱导航领域研究最多的方面之一。

有系统综述回顾了 30 项相关研究,通过对比,作者发现 3D 透视导航的椎弓根螺钉置钉准确率(96%)比二维(2D)导航(84%)和常规透视(68%)更高[6]。在一篇包括 10 项研究的荟萃分析中,作者发现与 CT 导航组[相对风险(RR)95%,CI:0.4~0.9,P=0.01]和二维透视导航组(RR:95%,CI:0.2~0.6,P<0.01)

相比,3D 透视导航组的置钉准确率明显较高[11]。

另有几项荟萃分析主要采用个体队列研究以及前瞻性和随机对照试验,对椎弓根螺钉的置钉准确率进行了评估,发现导航技术的准确率比非导航的同类技术有所提高(表 9.1)。然而,并不是所有的研究都认同这一结果。一项研究对 49 例特发性脊柱侧凸患者进行回顾性研究,发现基于 CT 的三维导航下椎弓根螺钉置钉准确率(96%)与徒手置钉(96%)相比没有差异,这些患者共置入 835 枚椎弓根螺钉[12]。

尽管与徒手操作技术相比,导航置钉的准确率总体上有所提高,但 Uehara 等[17]通过对 359 名受试者的回顾发现,CT 导航置钉在腰椎可能比在颈椎更准确,报告颈椎椎弓根螺钉置钉的破损率明显更高。同样,在胸椎,Kosmopoulos 和 Schizas[13]在一项荟萃分析和亚组分析中发现,与导航组相比,非导航组没有差异。这些发现表明,导航技术仍然是一种手术辅助手段,对解剖结构的精确理解是脊柱手术成功的首要条件。比较不同研究的置钉准确率时,混杂因素包括可能受限于外科医生的经验水平、开放与微创方法、患者的体型和其他临床变量,以及用于识别椎弓根螺钉错位的标准或诊断工具[18]。

表 9.1　采用传统徒手技术(透视)和导航技术置入椎弓根螺钉的位置准确率的荟萃分析和系统综述研究

研究,作者(出版年)	传统技术(%)	导航二维或三维透视(%)	CT 导航(%)
Kosmopoulos 和 Schizas(2007)[13]	90.3	NR	95.2
Tian 和 Xu(2009)[14]	NR	85.5	90.8
Verma 等(2010)[15]	84.7	NR	93.3
Shin 等(2012)[7]	85.0	NR	94.0
Mason 等(2014)[6]	68.1	2D:84.3 3D:95.5	NR
Bourgeois 等(2015)[4]	86.9	NR	99.7
Meng 等(2016)[16]	84.9	NR	94.6
缩写:NR,未报道			

特殊人群

1. 先天性脊柱侧凸　在这组经常与挑战性的解剖学相关的儿科疾病中，一项研究回顾了连续 14 例先天性脊柱畸形儿童患者的椎弓根螺钉置入情况，发现 CT 导航下置钉准确率约为 99.3%，并可在术中识别椎弓根缺失或畸形[19]。

2. 肿瘤　影像引导在很大程度上已经成为颅内肿瘤手术的标准程序。由于往往需要在多个平面上完全切除肿瘤，术中影像引导已被证明可以提高脊柱 - 骨盆区肿瘤切除的准确性[20~22]。D'Andrea 等[23] 报道了一种独特的技术，将术前 MRI 与术中 CT 导航相结合，优化了脊柱肿瘤和周围神经血管结构的可视化。在 1 年随访时，这种共注册导航技术有效地实现了肿瘤的完全切除。由于病例系列规模小（ $n=4$ ）和病理的异质性，对此还有待进一步验证。

3. 微创脊柱手术（MISS）　在 MISS 中，外科医生对相关解剖结构和标志的直接观察有限，必须更多地依靠视觉和放射学辅助手段。三维脊柱导航为脊柱外科医生提供了独特的帮助，在有限的暴露下提供充分的可视化，外科医生有实时反馈和多自由度工具。有研究表明，在三维导航 MISS 手术中，器械置入的准确率有所提高[4, 24, 25]。此外，鉴于传统透视下手术的辐射较大，微创脊柱外科手术在减少辐射剂量方面的收益明显。

9.2.2　辐射暴露

脊柱手术的另一个需要着重考虑的因素是患者和手术团队的辐射暴露危害。脊柱外科医生经常暴露在辐射下，与普通人相比，罹患恶性肿瘤和白内障的风险更高[26~30]。这个话题见第八章[31, 32]。

简而言之，研究表明，与传统透视技术相比，在导航脊柱手术中手术团队的辐射暴露会减少，但对患者来说可能会略有增加或类似。术中导航系统允许手术团队远离手术区域，以尽量减少辐射暴露。患者所受辐射增加被认为在可容忍的范围内。另外，导航手术通常不需要立即进行术后 CT 扫描来确认器械的位置[31, 33]。因此，推荐使用导航技术的人认为，从长远来看，患者的总暴露量可能会较低，特别是考虑到椎弓根螺钉置钉准确性的提高会使翻修手术的需求减少。一项前瞻性研究显示了关于辐射暴露防护的进展，使用低剂量 CT 锥体束导航技术，可以在不降低内置物置入准确性的同时大大降低患者的辐射暴露水平[34]。包括超声和 MRI 引导的导航手术，也可在允许类似的可视化的同时，降低对患者的辐射暴露水平[35, 36]。

9.2.3　手术时间

担心与手术室准备和影像注册有关的手术时间延长，是许多脊柱外科医生尚未采用导航的原因之一[37]。尽管有报告显示导航手术可能会缩短手术时间[38]，但许多研究表明，在手术时间方面，传统的徒手操作和导航方法没有明显区别。

一项对所有脊柱区域的椎弓根螺钉置钉进行比较的荟萃分析发现，导航组的手术时间与非导航组相比没有明显差异[7]。一项回顾性研究调查了单节段腰椎融合术的总手术时间和与手术室准备有关的时间，发现与传统的徒手操作手术相比，CT 导航手术的手术时间总体上减少了，平均为 23 分钟，但手术室准备时间较长[38]。研究显示，导航组的总手术时间逐渐缩短，这可能是学习曲线造成的，因为徒手准备时间始终没有区别[38]。Knafo 等[39] 回顾性地比较了 3D 透视导航和使用传统透视的徒手技术，重点是手术时间。作者发现，成像技术并不是手术时间的独立预测因子，外科医生的表现和手术指征是手术时间的主要影响因素。同样，对脊柱肿瘤病例的回顾发现，三维透视导航（193 min）与传统透视（201 min）的手术时间没有差异（ $P=0.6$ ）[40]。在一项荟萃分析中，Tian 等[41] 发现，与徒手技术相比，导航手术的总体手术时间没有差异，但是作者指出导航组置入单枚椎弓根螺钉时间所需更短。

与徒手操作技术相比，脊柱导航技术显示了可缩短手术时间的潜力，因为未来会对注册和其他过程进行优化。同时，一些简单的措施，如改进工作流程检查表[42]，可能有助于在导航脊柱手术中缩短手术时间。

根据作者的经验，通过采用术中导航（而不是使用或不使用传统的荧光标记物）来缩短手术时间的最明显的是较长节段的胸腰椎和颈胸椎器械融合手术病例，特别是有明显脊柱畸形的病例。在这些病例中，与传统技术相比，导航可以快速、重复地定位椎弓根和其他解剖结构，以便置入螺钉；相反，在较短节段和较简单的病例中，如单节段腰椎融合，房间设置和图像采集时间可能超过传统手术所需的最小时间。

9.2.4 围术期并发症

虽然提高内置物的准确性和减少手术团队的辐射暴露是导航脊柱手术的公认优势，但围术期并发症的发生率也必须是考虑因素之一。

尽管导航技术提高了器械置入的准确率，但必须考虑椎弓根螺钉放置不当的临床后果，主要是需要进行翻修手术和神经、血管并发症。Fichtner 等[43]在一项回顾性研究中比较了胸椎和腰椎后路手术治疗中椎弓根螺钉错位导致的翻修手术率，发现与采用传统透视技术的徒手操作相比，3D 透视导航手术的翻修手术风险明显降低（1.4%）。在一项系统综述中，Shin 等[7]发现，与非导航技术相比，脊柱导航手术的椎弓根螺钉的误置率降低了 0.39%，但并未观察到每枚螺钉的翻修率的差异（导航手术 1.4%，非导航 2.0%，P=0.1）。有研究表明，在核查椎弓根螺钉的准确性时，围术期并发症（如神经系统并发症）并没有明显差异[44]。

Wagner 等[45]利用美国外科医师学会国家手术质量改进项目（ACS NSQIP）的数据集，试图确定采用导航与非导航技术处理成人脊柱畸形时围术期并发症的差异。作者发现，两组在翻修率、术中并发症或术后并发症方面无明显差异。这项研究受到 ACS NSQIP 注册表中缺乏脊柱特异性变量和结果测量的限制，同时也没有长期随访结果，但它提供了关于这一重要主题的第一批数据。在另一项研究[46]中，利用 ACS NSQIP 注册表对单节段腰椎后路融合术的围术期并发症进行了比较，发现导航组和非导航组在手术部位感染、再手术或再住院方面没有差异。

在胸椎区域，Meng 等[16]观察到与传统透视技术相比，导航手术的失血量和并发症都较少。同样，在一项关于颈椎区域的三维导航与直接可视化和常规透视技术的回顾性研究中，观察到稳定 C1-C2 的失血减少[47]。Shin 等[7]在一项荟萃分析中注意到，与对照组（徒手技术）相比，导航手术的失血量有减少的趋势。采用导航技术时失血量减少可能是由于切口较小，椎弓根螺钉置入更精确，对附近软组织和血管的损伤更小，以及置入椎弓根螺钉所用的时间更短。

9.2.5 患者主观评价

在脊柱手术中，人们认识到，与传统透视技术相比，导航技术的使用可以更准确地置入器械，并减少可能的并发症。然而，重要的是要考虑导航技术能否改善脊柱手术的整体效果。用 SF-36、Oswestry 残障指数（ODI）和视觉模拟评分（VAS）等标准对结果指标进行衡量。PROs 可以准确评价脊柱手术后疼痛缓解、生活质量和功能的恢复程度，被视为评价特定疾病的治疗效果的必不可少的指标[48]。尽管由于脊柱导航手术技术仍然是较新的技术，PROs 结果较少，但还是有一些研究可参考。

Zhang 等[49]对采用 CT 导航技术和传统透视技术进行微创侧路腰椎间融合术（OLIF）的受试者进行了回顾性研究，使用 Smiley-Webster

量表发现各组的结果没有差异。但这项研究仅回顾了 42 例中期随访（6~24 个月）病例。Khanna 等[50] 在术后 6 个月，对采用传统透视和 CT 导航技术进行微创经椎间孔入路腰椎融合术的受试者的 ODI、背部 VAS 和腿部 VAS 改善情况进行了分析。结果发现，导航组略微有利，但没有显著性差异。在一项回顾单节段经椎间孔入路腰椎融合术的前瞻性队列研究中，Wu 等[51] 发现，与传统开放手术和透视下 MISS 相比，CT 导航 MISS 的 VAS 下降幅度最大，但各组之间的 ODI 或患者总体满意度没有明显差异。总的来说，很少有文献关注与脊柱导航手术相关的 PROs[15]，许多正面的临床结果都是从其他基准中推断出来的，如精确度提高使固定更佳，更少需要翻修手术等。

9.3 脊柱导航手术的局限

脊柱导航手术并非没有缺点。纳入任何新技术的主要挑战之一是学习如何以有效和安全的方式使用该技术。此外，与培训手术团队和购置新设备相关的启动费用也很高。在 2008 年对脊柱外科医生进行的一项调查中，许多人表示对导航脊柱手术的经验有限。作者发现，导航脊柱手术经常被认为缺乏需求、潜在的购置费高，存在相关术中使用错误风险[52]。

9.3.1 成本和经济效益

购置计算机辅助导航脊柱手术的软件和设备的成本很高，极大地限制了小型手术中心的应用。此外，软件和设备发展迅速，使得日常维护及其相关费用成为必须考虑的现实问题。在一项成本 - 效益分析中，一个转诊中心观察到，对于成人脊柱畸形患者，采用 CT 导航技术进行手术，如果该中心在一个财政年度内进行了超过 254 例手术[53]，那么在经济上会有优势，因为与传统的透视方法相比，研究组的再手术风险降低[53]。

这一成本效应是由与再手术相关的高成本造成的，并可能改善 PROs[54]。目前，需要更多的研究来阐明现代导航技术的使用是否会导致整个导航脊柱手术的成本下降。

9.3.2 学习曲线

除了经济方面的考虑外，脊柱导航手术也存在学习曲线。一项前瞻性研究将 145 名接受三维透视导航脊柱手术的受试者按技术实施时间分为 4 个时期［第一（或参考）时期至第四时期，为期 18 个月］[55]。Rivkin 和 Yocom 注意到，在 CT 导航下置入胸椎和腰椎椎弓根螺钉的前 30 例患者中，椎弓根螺钉破损率（13.2%）明显高于后 30 例患者（5.6%），被认为是学习曲线造成的[56]。在将上述单中心研究结论推广到所有脊柱导航手术技术时，可能受到特定手术类型和外科医生经验的限制。这些实例显示了脊柱导航手术潜力的重要性，推荐采用新方法来快速培训手术团队，以提供尽可能好的临床结果。对于向脊柱导航手术过渡的外科医生来说，通过导师模式或由技术专家主持的尸体研讨会，可以更容易到达学习曲线的顶点。若干激动人心的新培训系统正在开发中，旨在使外科受训者掌握解剖学，并通过虚拟模型提高操作灵活性[57]。一旦跨越了学习曲线，三维可视化和实时反馈技术的改进可能会为受训者带来传统徒手操作技术无法比拟的学习体验。

9.3.3 导航技术特有的术中风险

由于脊柱导航手术需要额外的设备和准备，因此在脊柱手术中使用导航技术存在固有风险。从理论上讲，可能包括与骨内靶标阵列放置有关的感染或骨折，未被识别的注册失败与灾难性的内置物错位，将成像设备纳入手术领域的几何问题等。虽然文献中基本没有报道，但作者建议，随着导航技术的不断发展和普及，要考虑导航技术的潜在隐患，不断提高质量，做到防患未然。

9.4　小结和未来发展方向

- 导航辅助技术的应用可被视为优化手术效果的辅助手段。然而，对于现代脊柱外科医生来说，对使用传统技术所需的解剖学知识和手术技巧的深刻理解仍然非常重要。
- 有荟萃分析显示，与传统徒手技术相比，导航下置入椎弓根螺钉更准确，所需时间更短，特别是在存在畸形或解剖结构复杂危险的区域（如颈椎）。
- 导航辅助技术的使用减少了手术团队的辐射暴露。
- 与传统方法相比，脊柱导航手术的手术时间无明显差异。随着时间的推移，外科医生和手术室工作人员跨越学习曲线，脊柱导航手术的手术时间有可能会缩短。
- 针对围术期并发症，可能需要更多研究来理解此技术和相关结果的复杂关系。早期研究表明，由于导航置钉更准确，失血较少，术中神经血管并发症有可能减少。
- 脊柱导航手术的设备购置成本很高。在手术量较大的外科中心，这些初始成本可以通过降低再手术率、患者发病率及其相关费用来克服。建议进行更多的成本–效益分析研究，以阐明脊柱导航手术的经济优势。
- 与多数新技术一样，脊柱导航手术也有学习曲线。外科医生可以通过对解剖学和技术的深刻理解，以及使用创新的培训平台来跨越学习曲线。

9.4.1　未来发展方向

此技术的临床效果（如假关节炎率、患者满意度和功能结果）还需要更多的时间和更广泛的研究。由于脊柱导航手术仍然是一项相对较新的技术，因此需要进行长期研究，评估跨越学习曲线和降低成本的方法。其中，最重要的是要考虑导航脊柱手术的局限性，以指导技术的改进和提高手术安全。随着技术进步，脊柱手术前景是光明的，特别是当与机器人辅助设备相结合时。总的来说，脊柱导航手术与传统手术的随机对照研究数量仍较少。

参考文献

［1］Foley KT, Smith MM. Image-guided spine surgery. Neurosurg Clin N Am, 1996, 7(2):171–186

［2］Holly LT, Foley KT. Intraoperative spinal navigation. Spine, 2003, 28(15) Suppl:S54–S61

［3］Verma K, Boniello A, Rihn J. Emerging techniques for posterior fixation of the lumbar spine. J Am Acad Orthop Surg, 2016, 24(6):357–364

［4］Bourgeois AC, Faulkner AR, Bradley YC, et al. Improved accuracy of minimally invasive transpedicular screw placement in the lumbar spine with 3-dimensional stereotactic image guidance: a comparative meta-analysis. J Spinal Disord Tech, 2015, 28(9):324–329

［5］Hicks JM, Singla A, Shen FH, Arlet V. Complications of pedicle screw fixation in scoliosis surgery: a systematic review. Spine, 2010, 35(11):E465–E470

［6］Mason A, Paulsen R, Babuska JM, et al. The accuracy of pedicle screw placement using intraoperative image guidance systems. J Neurosurg Spine, 2014, 20(2):196–203

［7］Shin BJ, James AR, Njoku IU, Härtl R. Pedicle screw navigation: a systematic review and meta-analysis of perforation risk for computer-navigated versus freehand insertion. J Neurosurg Spine, 2012, 17(2):113–122

［8］Joseph JR, Smith BW, Liu X, Park P. Current applications of robotics in spine surgery: a systematic review of the literature. Neurosurg Focus, 2017, 42(5):E2

［9］Roser F, Tatagiba M, Maier G. Spinal robotics: current applications and future perspectives. Neurosurgery, 2013, 72 Suppl 1:12–18

［10］Nooh A, Lubov J, Aoude A, et al. Differences between manufacturers of computed tomography-based computer-assisted surgery systems do exist: a systematic literature review. Global Spine J, 2017, 7(1):83–94

［11］Du JP, Fan Y, Wu QN, Wang DH, Zhang J, Hao DJ. Accuracy of pedicle screw insertion among 3 image-guided navigation systems: systematic review and meta-analysis.World Neurosurg, 2018, 109:24–30

［12］Urbanski W, Jurasz W,Wolanczyk M, et al. Increased radiation but no benefits in pedicle screw accuracy with navigation versus a freehand technique in scoliosis surgery. Clin Orthop Relat Res, 2018, 476(5):1020–1027

［13］Kosmopoulos V, Schizas C. Pedicle screw placement accuracy: a meta-analysis. Spine, 2007, 32(3):E111–E120

［14］Tian NF, Xu HZ. Image-guided pedicle screw insertion

accuracy: a meta-analysis. Int Orthop, 2009, 33(4):895–903

[15] Verma R, Krishan S, Haendlmayer K, Mohsen A. Functional outcome of computer-assisted spinal pedicle screw placement: a systematic review and meta-analysis of 23 studies including 5,992 pedicle screws. Eur Spine J, 2010, 19(3):370–375

[16] Meng XT, Guan XF, Zhang HL, He SS. Computer navigation versus fluoroscopy-guided navigation for thoracic pedicle screw placement: a meta-analysis. Neurosurg Rev, 2016, 39(3):385–391

[17] Uehara M, Takahashi J, Ikegami S, Kuraishi S, Futatsugi T, Kato H. Screw perforationrates in 359 consecutive patients receiving computer-guided pedicle screw insertion along the cervical to lumbar spine. Eur Spine J, 2017, 26(11):2858–2864

[18] Aoude AA, Fortin M, Figueiredo R, Jarzem P, Ouellet J, Weber MH. Methods to determine pedicle screw placement accuracy in spine surgery: a systematic review. Eur Spine J, 2015, 24(5):990–1004

[19] Larson AN, Polly DW, Jr, Guidera KJ, et al. The accuracy of navigation and 3D image-guided placement for the placement of pedicle screws in congenital spine deformity. J Pediatr Orthop, 2012, 32(6):e23–e29

[20] Laitinen MK, Parry MC, Albergo JI, Grimer RJ, Jeys LM. Is computer navigation when used in the surgery of iliosacral pelvic bone tumours safer for the patient? Bone Joint J, 2017, 99-B(2):261–266

[21] Nasser R, Drazin D, Nakhla J, et al. Resection of spinal column tumors utilizing image-guided navigation: a multicenter analysis. Neurosurg Focus, 2016, 41(2):E15

[22] Rajasekaran S, Kamath V, Shetty AP. Intraoperative iso-C three-dimensional navigation in excision of spinal osteoid osteomas. Spine, 2008, 33(1):E25–E29

[23] D'Andrea K, Dreyer J, Fahim DK. Utility of preoperative magnetic resonance imaging coregistered with intraoperative computed tomographic scan for the resection of complex tumors of the spine. World Neurosurg, 2015, 84(6):1804–1815

[24] Kim TT, Drazin D, Shweikeh F, Pashman R, Johnson JP. Clinical and radiographic outcomes of minimally invasive percutaneous pedicle screw placement with intraoperative CT (O-arm) image guidance navigation. Neurosurg Focus, 2014, 36(3):E1

[25] Moses ZB, Mayer RR, Strickland BA, et al. Neuronavigation in minimally invasive spine surgery. Neurosurg Focus, 2013, 35(2):E12

[26] Falavigna A, Ramos MB, Iutaka AS, et al. Knowledge and attitude regarding radiation exposure among spine surgeons in Latin America. World Neurosurg, 2018, 112:e823–e829

[27] Giordano BD, Rechtine GR, II, Morgan TL. Minimally invasive surgery and radiation exposure. J Neurosurg Spine, 2009, 11(3):375–376, author reply 376–377

[28] Hayda RA, Hsu RY, DePasse JM, Gil JA. Radiation exposure and health risks for orthopaedic surgeons. J Am Acad Orthop Surg, 2018, 26(8):268–277

[29] Mastrangelo G, Fedeli U, Fadda E, Giovanazzi A, Scoizzato L, Saia B. Increased cancer risk among surgeons in an orthopaedic hospital. Occup Med (Lond), 2005, 55(6):498–500

[30] Srinivasan D, Than KD, Wang AC, et al. Radiation safety and spine surgery: systematic review of exposure limits and methods to minimize radiation exposure.World Neurosurg, 2014, 82(6):1337–1343

[31] Mendelsohn D, Strelzow J, Dea N, et al. Patient and surgeon radiation exposure during spinal instrumentation using intraoperative computed tomography-based navigation. Spine J, 2016, 16(3):343–354

[32] Riis J, Lehman RR, Perera RA, et al. A retrospective comparison of intraoperative CT and fluoroscopy evaluating radiation exposure in posterior spinal fusions for scoliosis. Patient Saf Surg, 2017, 11:32

[33] Noriega DC, Hernández-Ramajo R, Rodríguez-Monsalve Milano F, et al. Riskbenefit analysis of navigation techniques for vertebral transpedicular instrumentation: a prospective study. Spine J, 2017, 17(1):70–75

[34] Pireau N, Cordemans V, Banse X, Irda N, Lichtherte S, Kaminski L. Radiation dose reduction in thoracic and lumbar spine instrumentation using navigation based on an intraoperative cone beam CT imaging system: a prospective randomized clinical trial. Eur Spine J, 2017, 26(11):2818–2827

[35] Jolesz FA. Intraoperative imaging in neurosurgery: where will the future take us? Acta Neurochir Suppl (Wien), 2011, 109:21–25

[36] Moiyadi AV. Intraoperative ultrasound technology in neuro-oncology practice-current role and future applications.World Neurosurg, 2016, 93:81–93

[37] Härtl R, Lam KS, Wang J, Korge A, Kandziora F, Audigé L. Worldwide survey on the use of navigation in spine surgery. World Neurosurg, 2013, 79(1):162–172

[38] Khanna AR, Yanamadala V, Coumans JV. Effect of intraoperative navigation on operative time in 1-level lumbar fusion surgery. J Clin Neurosci, 2016, 32:72–76

[39] Knafo S, Mireau E, Bennis S, Baussart B, Aldea S, Gaillard S. Operative and perioperative durations in O-arm vs C-arm fluoroscopy for lumbar instrumentation. Oper Neurosurg (Hagerstown), 2018, 14(3):273–278

[40] Miller JA, Fabiano AJ. Comparison of operative time with conventional fluoroscopy versus spinal neuronavigation in instrumented spinal tumor surgery. World Neurosurg, 2017, 105:412–419

[41] Tian W, Zeng C, An Y, Wang C, Liu Y, Li J. Accuracy and postoperative assessment of pedicle screw placement during scoliosis surgery with computerassisted navigation: a meta-analysis. Int J Med Robot, 2017, 13(1)

[42] Rahmathulla G, Nottmeier EW, Pirris SM, Deen HG, Pichelmann MA. Intraoperative image-guided spinal navigation: technical pitfalls and their avoidance. Neurosurg Focus, 2014, 36(3):E3

[43] Fichtner J, Hofmann N, Rienmüller A, et al. Revision rate

of misplaced pedicle screws of the thoracolumbar spine-comparison of three-dimensional fluoroscopy navigation with freehand placement: a systematic analysis and review of the literature.World Neurosurg, 2018, 109:e24–e32

[44] Gelalis ID, Paschos NK, Pakos EE, et al. Accuracy of pedicle screw placement: a systematic review of prospective in vivo studies comparing free hand, fluoroscopy guidance and navigation techniques. Eur Spine J, 2012, 21(2):247–255

[45] Wagner SC, Morrissey PB, Kaye ID, Sebastian A, Butler JS, Kepler CK. Intraoperative pedicle screw navigation does not significantly affect complication rates after spine surgery. J Clin Neurosci, 2018, 47:198–201

[46] Bovonratwet P, Nelson SJ, Ondeck NT, Geddes BJ, Grauer JN. Comparison of 30-day complications between navigated and conventional single-level instrumented posterior lumbar fusion: a propensity score matched analysis. Spine, 2018, 43(6):447–453

[47] Hitti FL, Hudgins ED, Chen HI, Malhotra NR, Zager EL, Schuster JM. Intraoperative navigation is associated with reduced blood loss during C1-C2 posterior cervical fixation. World Neurosurg, 2017, 107:574–578

[48] McCormick JD, Werner BC, Shimer AL. Patient-reported outcome measures in spine surgery. J Am Acad Orthop Surg, 2013, 21(2):99–107

[49] Zhang YH, White I, Potts E, Mobasser JP, Chou D. Comparison perioperative factors during minimally invasive pre-psoas lateral interbody fusion of the lumbar spine using either navigation or conventional fluoroscopy. Global Spine J, 2017, 7(7):657–663

[50] Khanna R, McDevitt JL, Abecassis ZA, et al. An outcome and cost analysis comparing single-level minimally invasive transforaminal lumbar interbody fusion using intraoperative fluoroscopy versus computed tomographyguided navigation. World Neurosurg, 2016, 94:255–260

[51] Wu MH, Dubey NK, Li YY, et al. Comparison of minimally invasive spine surgery using intraoperative computed tomography integrated navigation, fluoroscopy, and conventional open surgery for lumbar spondylolisthesis: a prospective registry-based cohort study. Spine J, 2017, 17(8):1082–1090

[52] Choo AD, Regev G, Garfin SR, Kim CW. Surgeons' perceptions of spinal navigation: analysis of key factors affecting the lack of adoption of spinal navigation technology. SAS J, 2008, 2(4):189–194

[53] Dea N, Fisher CG, Batke J, et al. Economic evaluation comparing intraoperative cone beam CT-based navigation and conventional fluoroscopy for the placement of spinal pedicle screws: a patient-level data cost-effectiveness analysis. Spine J, 2016, 16(1):23–31

[54] Al-Khouja L, Shweikeh F, Pashman R, Johnson JP, Kim TT, Drazin D. Economics of image guidance and navigation in spine surgery. Surg Neurol Int, 2015, 6 Suppl 10:S323–S326

[55] Ryang YM, Villard J, Obermüller T, et al. Learning curve of 3D fluoroscopy image-guided pedicle screw placement in the thoracolumbar spine. Spine J, 2015, 15(3):467–476

[56] Rivkin MA, Yocom SS. Thoracolumbar instrumentation with CT-guided navigation (O-arm) in 270 consecutive patients: accuracy rates and lessons learned. Neurosurg Focus, 2014, 36(3):E7

[57] Lorias-Espinoza D, Carranza VG, de León FC, Escamirosa FP, Martinez AMA. A low-cost, passive navigation training system for image-guided spinal intervention. World Neurosurg, 2016, 95:322–328

10 导航下颈椎椎弓根螺钉置钉术

John A. Buza III, Peter G. Passias

摘　要

计算机导航技术的使用提高了颈椎椎弓根螺钉置入的准确性，但在更广泛地采用这项技术之前，还需继续深入研究以明确患者的收益。采用传统技术置入颈椎椎弓根螺钉是比较困难的，计算机导航可提高颈椎椎弓根螺钉置入的准确性。计算机导航通常按成像方式可分为基于 CT 扫描或基于透视两种，目前已经实现术前或术中 CT 扫描。传统透视是二维的，但新技术已经实现术中三维透视，术中配准至关重要。计算机辅助导航的优点主要是提高了置钉准确性和稳定性，降低了椎弓根皮质破裂的发生率，理论上可降低血管或神经损伤的发生率，但尚未得到证实。计算机辅助导航的缺点主要是增加了操作时间和成本。尚无研究表明采用这种技术可改善患者术后的临床效果。现有研究表明，虽然导航辅助技术可提高颈椎椎弓根螺钉置入的准确性和可靠性，但仍然存在相对较高的皮质破裂率。因此，使用这项技术置入颈椎椎弓根螺钉时仍需格外谨慎。

关键词

颈椎椎弓根螺钉，导航，CT 扫描，透视，配准。

10.1　简介

颈椎椎弓根螺钉置入具有挑战性，文献中颈椎椎弓根螺钉错置率为 2.5%~29%[1~6]。颈椎椎弓根螺钉错置率相对较高有许多可能的原因：与腰椎相比，其解剖结构的尺寸更小；经常有三维（3D）畸形，并且许多重要解剖结构位于椎弓根附近，包括脊髓、颈神经根和椎动脉。椎弓根螺钉偏离理想轨道的容错空间非常有限，在 C3

和 C7 之间置入的椎弓根螺钉位于椎管内侧和椎动脉外侧，螺钉位置不正确会导致严重的神经血管损伤。标准的颈椎后路入路可以对复杂的三维结构进行二维（2D）可视化。常规的脊柱定位是通过识别表面解剖结构，结合二维透视来实现的。然而，表面解剖的确定在以下几种情况下往往失灵：脊柱微创入路限制了表面解剖的暴露，减少了已知解剖标志物的数量；典型的老年颈椎退变覆盖表面解剖标志。因此，颈椎内固定非常复杂，需要大量手术经验和空间概念。

由于颈椎手术固有的挑战和更高的精度要求，术中导航被开发出来为外科医生提供空间位置信息，以提高椎弓根螺钉置入的准确性。这一技术有可能显著提高螺钉的精确度，并减少术中的辐射暴露。

10.2　手术技术

在颈椎椎弓根螺钉置入术中，有多种导航辅助技术可供选择，在成像和配准方法上有所不同。成像方式可大致分为 CT 成像、2D 透视或术中3D 透视，基于 CT 扫描的导航辅助技术使用较多。配准方法已从表面匹配转变为术中透视成像数据集的自动配准。

这些技术的优缺点将在随后进行详细论述。

10.2.1　基于 CT 的导航

基于 CT 的导航技术是第一种通过影像引导脊柱导航的成像方式。传统的 CT 导航技术要求患者在术前进行 CT 扫描，获取至少 1.5 mm 层厚的连续轴位影像，然后使用外科软件规划并确定螺钉进钉点和置钉方向，以尽量降低损伤周围神经血管结构的潜在风险。使用该软件可以确定螺钉的长度和直径。

手术开始前，先绘制术中标志点，然后与CT扫描获得的虚拟数据进行关联（图10.1，图10.2），这个过程称为"配准"。有三种不同的方法可以进行配准，包括"成对点"匹配、区域匹配和CT荧光匹配。在成对点匹配中，CT扫描识别解剖结构上不同的点，在将参考阵列连接到脊柱后，外科医生再把这些点用指针"呈现"给导航系统。区域匹配过程类似，但是导航系统构建了脊柱的三维模型，外科医生将表面解剖点的随机云数据与该三维模型相关联。第三种注册方法是CT荧光匹配，即术前CT扫描与术中多角度的二维荧光影像进行匹配。

注册过程是影响导航准确性的关键因素。患者的解剖结构必须被仔细和准确地注册到成像数据集。当CT导航时，当患者从CT扫描时的

仰卧位改为后路手术时的俯卧位，椎体节段之间的空间关系可能会发生变化。因此，在手术过程中，必须通过不同的解剖点仔细和反复地控制注册准确性，特别是在多节段手术中。Tauchi等在对46例接受基于CT导航的椎弓根螺钉置入术的患者进行的回顾性研究中证明了这一点[7]。作者发现，多节段一次性注册的椎弓根螺钉误置率约为23.4%，而多次注册时约为6.2%[7]。单次注册的不准确性在术前存在颈椎不稳定的患者中最明显。作者总结认为，在这一患者群体中进行多次注册尤为重要[7]。

无论使用何种注册方式，导航技术均可以识别手术器械与手术区域的关系。然后，外科医生可以使用虚拟现实技术来实现所有器械的精确定位，这样就可以确定螺钉进钉点和置钉轨迹（图10.3）。连接于患者的参考框架也可以跟踪患者的实时细微运动，如呼吸引起的胸腔偏移，这种偏移可能会造成影像数据与实际位置信息出现

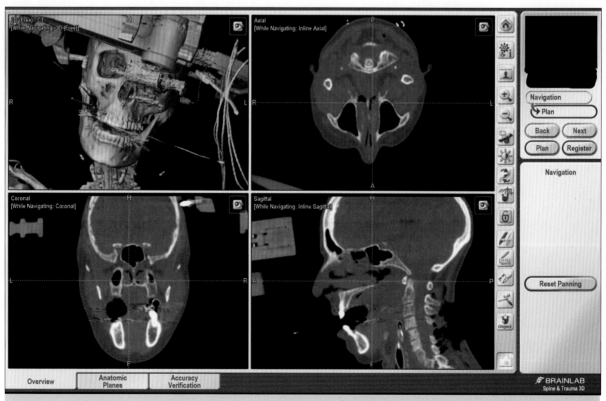

图10.1　术中CT扫描（Brainlab Airo可移动术中CT）

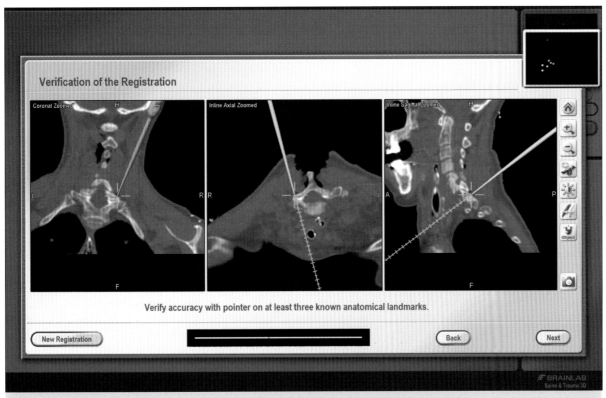

图 10.2　术中进行注册，并通过三个解剖标记检查准确性（Brainlab Airo 可移动术中 CT ）

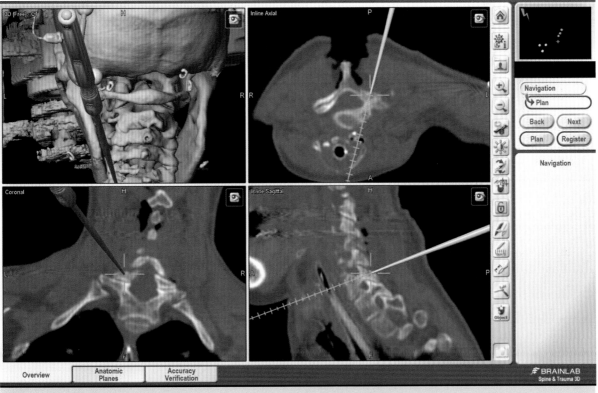

图 10.3　椎弓根螺钉按照术中导航计划置入 C6 左侧（Brainlab Airo 可移动术中 CT ）

偏差。

由于上述原因，使用术前 CT 扫描数据进行导航辅助椎弓根螺钉置入存在局限性，有人主张使用术中 CT 扫描数据。Barsa 等在对 129 例颈胸交界处（C5~T3）椎弓根螺钉置入的研究中发现，使用术中 CT 扫描数据可使椎弓根螺钉误置率明显降低（129 例中有 5 例，3.9%）[8]。虽然术中成像质量不如传统的螺旋 CT 扫描，但作者认为，无论患者的体型或体位如何，获得的 CT 成像数据足以用于的术中导航。然而，作者也报告了患者在术中将受到较高的辐射，并且手术时间平均增加 27 分钟[8]。

10.2.2　基于二维透视的术中导航技术

基于透视的术中导航技术不需要任何术前成像。在这种技术中，拍摄颈椎的二维透视影像并在计算机中进行处理。在影像采集过程中，通过跟踪 C 臂自动进行注册。然后，导航计算机将影像增强器的位置与手术器械相关联，这样就可以确定进钉点和置钉轨迹。然而，与基于 CT 的术中导航技术不同，第三维指标不能虚拟确定，外科医生必须在术中判断螺钉的长度。

10.2.3　基于透视的三维导航

随着三维透视的发明，基于透视的三维导航被应用于颈椎手术，由旋转 C 臂创建目标手术区域的三维模型，性质与基于 CT 的技术所重建的模型相似。然而，与基于 CT 的术中导航技术不同，基于三维透视的导航不受相邻椎体之间空间关系变化的限制，注册是在成像扫描过程中自动进行的，因此在验证了注册的准确性后，可以立即进行脊柱导航。这消除了耗时的注册步骤，也使相邻椎体的重新注册变得没有必要。这项技术避免了基于 CT 的导航和传统二维透视的许多限制。

10.3　优点

导航下置入椎弓根螺钉可以提高置钉准确性。在这方面最早的一项研究中，Ludwig 等使用尸体模型比较了使用三种不同技术置入椎弓根螺钉的准确性：①仅使用表面标志；②进行椎板切除，以提供额外的视觉和触觉反馈；③使用计算机辅助导航技术[9]。作者发现，与其他方法相比，使用计算机辅助导航技术置入椎弓根螺钉的准确性最高，椎弓根皮质破裂率也最低[9]。

Kotani 等在 17 例颈椎解剖复杂患者中评估了基于 CT 导航的椎弓根螺钉置入，包括存在节段不稳定的颈椎退变、转移性脊柱肿瘤、脊柱类风湿性改变和椎板切除术后脊柱畸形[5]。与徒手技术相比，作者报告导航组的椎弓根皮质破裂率（78 例中的 1 例，1.2%）明显较低（669 例中的 45 例，6.7%，$P<0.01$）。作者总结认为，基于 CT 的术中导航技术是一种安全可靠的颈椎椎弓根螺钉置入辅助技术[5]。

在 Richter 等于 2005 年进行的一项研究中，作者前瞻性地评价了 52 例患者在有或无导航辅助下置入颈椎椎弓根螺钉的情况[10]。使用传统技术在 20 例患者中置入 92 枚螺钉，使用 CT 导航辅助技术在 32 例患者中置入 167 枚螺钉。虽然没有发生神经血管损伤，但作者发现，8.6% 的采用传统技术置入的螺钉侵犯了骨皮质，而在导航下置入的螺钉仅为 3.0%[10]。作者总结认为，基于导航的 C3~C6 椎弓根螺钉置入减少了错置的风险，这可能减少神经血管损伤的风险[10]。

2011 年，Ishikawa 等对 21 例置入颈椎椎弓根螺钉的患者进行了系统回顾。其中，使用 O 臂行术中 CT 导航置入螺钉 108 枚，96 枚（88.9%）为 0 级（无穿孔），9 例（8.3%）为 1 级（穿孔 <2 mm），3 例（2.8%）为 2 级（穿孔 ≥ 2，<4 mm）。作者总结认为，虽然术中使用 CT 导航技术可以提高颈椎椎弓根螺钉置入准确率，但误置率仍有 2.8%，可能导致灾难性的并发症[11]。

Uehara 等在 2014 年的一项研究中对 129 例在 CT 导航下置入椎弓根螺钉的患者进行了系统回顾[12]，将螺钉的置钉准确性分为：1 级，无穿孔；2 级，轻微穿孔，穿孔小于螺钉直径的 50%；3 级，主要穿孔，穿孔直径达螺钉直径的 50% 或以上。作者发现，在置入的 579 枚螺钉中，463 枚（80%）为 1 级，77 枚（13.3%）为 2 级，39 枚（6.7%）为 3 级[12]。虽然 6.7% 的椎弓根螺钉在置钉过程中发生穿孔并被评估为主要穿孔，但未出现临床意义上的并发症，如椎动脉损伤、脊髓损伤或神经根损伤等。在 3 级穿孔的病例中，30.8% 的螺钉为内侧穿孔，69.2% 的螺钉为外侧穿孔。与 C6~C7 相比，C3~C5 的穿孔率明显更高（P=0.002 4）。作者总结认为，虽然 CT 导航可能会提高颈椎椎弓根螺钉置入的准确性，但在置入颈椎椎弓根螺钉时仍然需要非常小心，特别是在 C3~C5 水平[12]。

虽然相关研究多集中于 CT 导航技术，也有部分研究评估了术中三维透视成像的效果。Holly 等进行了首次使用三维透视引导在尸体模型中经皮置入颈椎椎弓根螺钉的可行性研究，在 C 臂引导下经皮置入 42 枚颈椎椎弓根螺钉，术后通过 CT 扫描来确定螺钉的位置。术后 CT 扫描提示置钉准确率约为 97.6%（42 枚螺钉中的 41 枚）[13]，并认为使用三维透视技术进行术中导航可显著提高置钉准确率[13]。

2008 年，Ito 等报告了对 50 例患者在三维透视导航下置入颈椎螺钉，包括 176 枚椎弓根螺钉、58 枚侧块螺钉和 5 枚齿突螺钉[14]。所有的螺钉都在三维透视导航下置入，术后通过 CT 扫描来评估螺钉置入的准确性[14]。在 176 枚椎弓根螺钉中，171 枚螺钉（97.2%）置钉准确。更重要的是，作者报告椎弓根螺钉穿孔 ≤ 2 mm，未造成灾难性并发症。作者总结认为，术中三维透视导航技术比 CT 导航技术有优势，可提高颈椎椎弓根螺钉的置钉准确性。

2010 年，Ishikawa 发表了一项类似的研究，

对术中三维透视导航（3D-FN）和使用二维透视的传统徒手置钉技术在置入颈椎椎弓根螺钉时的准确性进行了比较[4]。虽然总的椎弓根穿孔率没有明显差异（传统技术 27.0%，与导航技术 18.7%），但导航技术显著降低了 1 mm 以上的椎弓根穿孔的发生率。与 3D-FN 组相比，对照组的颈椎椎弓根螺钉错置［2 级或更高（>2 mm）］的发生率更高（17.5% 与 7.3%，P<0.05）[4]。作者总结认为，与常规技术相比，3D-FN 在准确性方面有明显优势；同时，作者也指出，即使在新技术辅助下也还是会出现严重的螺钉错位[4]。

Kosmopoulos 在 2007 年的一项荟萃分析中比较了 1 089 枚未使用导航技术置入的颈椎椎弓根螺钉与 114 颗使用导航技术置入的椎弓根螺钉的准确性，发现与传统技术（93.3%，71%~100%）相比[15]，导航下置入椎弓根螺钉的精确度更高（99.4%，98.8%~100%）[15]。

除了提高置钉准确率外，导航技术还可以减少手术团队的辐射暴露，大大减少术中透视的次数，虽然患者辐射风险略有增加，但仍可接受[16]。减少辐射对手术医生和手术室工作人员来说可能更为重要，他们因为工作不得不每天接受大量辐射。

10.4 局限性

基于 CT 的术中导航也有若干缺点。许多患者的术前 CT 扫描结果无法达到术中 CT 导航所需的精度，必须重复进行 CT 扫描，这增加了患者的辐射量和相关医疗费用。为了在多个节段置入椎弓根螺钉，必须对每个椎体进行单独注册，这个过程十分耗时。在某些情况下，如椎板切除术后，由于无法连接注册框架，术中注册无法实现。术中患者处于俯卧位时的椎体间解剖关系可能与患者处于仰卧位时获得的术前 CT 数据不一致，但可以通过术中 CT 来克服。Shimokawa 等

比较了采用术前或术中 CT 扫描数据进行导航的患者的颈椎椎弓根螺钉的错置率，发现与术中 CT 导航（310 枚螺钉中的 2 枚，0.6%）相比[17]，使用术前 CT 数据进行导航时的椎弓根螺钉错置率更高（一半以上在椎弓根外）。尽管有皮质穿孔，但作者并未发现任何与在 CT 导航下置入颈椎椎弓根螺钉有关的神经或血管并发症[17]。三维透视导航技术与术中 CT 导航技术效果相似，因其注册过程是自动完成的。

另一个主要的缺点是成本高。术中 CT 扫描和三维透视设备很昂贵，并不是所有的脊柱外科中心都能负担。导航电脑和相关仪器也需要额外费用。最后，术中成像可能需要专门的支架或手术台。

第三个缺点是仍然存在学习曲线。目前，还没有专门针对导航下置入颈椎椎弓根螺钉的学习曲线的研究。在脊柱其他区域使用导航技术的学习曲线已经有相关报道[18, 19]。导航下置入椎弓根螺钉的主要难点是根据屏幕成像操作手术器械的能力，以及重复联机操作的能力[20]。

最后，需要注意的是，虽然导航的使用提高了颈椎椎弓根螺钉置入的准确性，但穿孔仍然是一个问题，而且在颈椎手术中最为常见。Uehara 等回顾了在 CT 导航下于 C2~L5 置入的 3 413 枚椎弓根螺钉[21]，发现 2 级或 3 级穿孔发生率最高（2 级定义为椎弓根穿孔 2~4 mm，3 级定义为椎弓根穿孔 >4 mm）。其中，最常发生在中段颈椎（C3~C5 为 11.4%），其次是 T1~T4 为 10.4%，T5~T8 为 8.8%，C6~C7 为 7.0%，C2 为 5.0%，T9~T12 为 4.5%，L1~L5 为 3.8%。作者总结认为，虽然 CT 导航有额外的好处，但是鉴于椎弓根螺钉穿孔率较高，在颈椎置入椎弓根螺钉时需谨慎[21]。

10.5　讨论

导航技术的使用提高了颈椎椎弓根螺钉置入

的准确性和可靠性，但是否会转化为血管或神经系统损伤的减少尚待证实。此外，没有研究表明，与传统技术相比，导航下置入椎弓根螺钉的临床或功能结果评分提高。因此，与传统技术相比，导航下置入颈椎椎弓根螺钉不应该被认为是金标准。鉴于该技术会延长手术时间，具有潜在的学习曲线和高昂成本，在该技术成为金标准前还需要高质量研究来证明其可显著改善临床和功能结果并降低并发症风险。在某些复杂的解剖情况下（如翻修手术或颈椎畸形），推荐在导航下置入颈椎椎弓根螺钉。

参考文献

[1] Abumi K, Shono Y, Ito M, Taneichi H, Kotani Y, Kaneda K. Complications of pedicle screw fixation in reconstructive surgery of the cervical spine. Spine, 2000, 25(8):962–969

[2] Hojo Y, Ito M, Suda K, Oda I, Yoshimoto H, Abumi K. A multicenter study on accuracy and complications of freehand placement of cervical pedicle screws under lateral fluoroscopy in different pathological conditions: CT-based evaluation of more than 1,000 screws. Eur Spine J, 2014, 23(10):2166–2174

[3] Neo M, Sakamoto T, Fujibayashi S, Nakamura T. The clinical risk of vertebral artery injury from cervical pedicle screws inserted in degenerative vertebrae. Spine, 2005, 30(24):2800–2805

[4] Ishikawa Y, Kanemura T, Yoshida G, Ito Z, Muramoto A, Ohno S. Clinical accuracy of three-dimensional fluoroscopy-based computer-assisted cervical pedicle screw placement: a retrospective comparative study of conventional versus computer-assisted cervical pedicle screw placement. J Neurosurg Spine, 2010, 13(5):606–611

[5] Kotani Y, Abumi K, Ito M, Minami A. Improved accuracy of computer-assisted cervical pedicle screw insertion. J Neurosurg, 2003, 99(3) Suppl:257–263

[6] Kaneyama S, Sugawara T, Sumi M. Safe and accurate midcervical pedicle screw insertion procedure with the patient-specific screw guide template system. Spine, 2015, 40(6):E341–E348

[7] Tauchi R, Imagama S, Sakai Y, et al. The correlation between cervical range of motion and misplacement of cervical pedicle screws during cervical posterior spinal fixation surgery using a CT-based navigation system. Eur Spine J, 2013, 22(7):1504–1508

[8] Barsa P, Fröhlich R, Šercl M, Buchvald P, Suchomel P. The intraoperative portable CT scanner-based spinal navigation: a viable option for instrumentation in the region of cervico-thoracic junction. Eur Spine J, 2016, 25(6):1643–1650

[9] Ludwig SC, Kramer DL, Balderston RA, Vaccaro AR, Foley

KF, Albert TJ. Placement of pedicle screws in the human cadaveric cervical spine: comparative accuracy of three techniques. Spine, 2000, 25(13):1655–1667

[10] Richter M, Cakir B, Schmidt R. Cervical pedicle screws: conventional versus computer-assisted placement of cannulated screws. Spine, 2005, 30(20):2280–2287

[11] Ishikawa Y, Kanemura T, Yoshida G, et al. Intraoperative, full-rotation, threedimensional image (O-arm)-based navigation system for cervical pedicle screw insertion. J Neurosurg Spine, 2011, 15(5):472–478

[12] Uehara M, Takahashi J, Ikegami S, et al. Screw perforation features in 129 consecutive patients performed computer-guided cervical pedicle screw insertion. Eur Spine J, 2014, 23(10):2189–2195

[13] Holly LT, Foley KT. Percutaneous placement of posterior cervical screws using three-dimensional fluoroscopy. Spine, 2006, 31(5):536–540, discussion 541

[14] Ito Y, Sugimoto Y, Tomioka M, Hasegawa Y, Nakago K, Yagata Y. Clinical accuracy of 3D fluoroscopy-assisted cervical pedicle screw insertion. J Neurosurg Spine, 2008, 9(5):450–453

[15] Kosmopoulos V, Schizas C. Pedicle screw placement accuracy: a meta-analysis. Spine, 2007, 32(3):E111–E120

[16] Mendelsohn D, Strelzow J, Dea N, et al. Patient and surgeon radiation exposure during spinal instrumentation using intraoperative computed tomography-based navigation. Spine J, 2016, 16(3):343–354

[17] Shimokawa N, Takami T. Surgical safety of cervical pedicle screw placement with computer navigation system. Neurosurg Rev, 2017, 40(2):251–258

[18] Sasso RC, Garrido BJ. Computer-assisted spinal navigation versus serial radiography and operative time for posterior spinal fusion at L5-S1. J Spinal Disord Tech, 2007, 20(2): 118–122

[19] Bai YS, Zhang Y, Chen ZQ, et al. Learning curve of computer-assisted navigation system in spine surgery. Chin Med J (Engl), 2010, 123(21):2989–2994

[20] Nottmeier EW. A review of image-guided spinal surgery. J Neurosurg Sci, 2012, 56(1):35–47

[21] Uehara M, Takahashi J, Ikegami S, Kuraishi S, Futatsugi T, Kato H. Screw perforation rates in 359 consecutive patients receiving computer-guided pedicle screw insertion along the cervical to lumbar spine. Eur Spine J, 2017, 26(11):2858–2864

11 导航下颈椎前路经口手术治疗 C1 与 C2 病变

Christine L. Hammer，James J. Evans

摘 要

经口入路手术是颈椎前路减压的重要技术，可以作为独立的手术或大型手术的一部分，通常使用内镜，同时使用经鼻内镜可改善视觉效果。二维或三维导航技术的使用可进一步提高精度。

关键词

经口，经口－腭，导航，颈前。

11.1 简介

历史上，上颈椎前部的手术对外科医生来说是一个挑战。经典入路包括经口和经口－腭入路，以及更广泛的入路，包括经口、经下颌入路和扩口的上颌骨切开（开门）入路（图 11.1）。

这些技术推广可以归功于 Sherman（1935）、Fang 和 Ong（1962）的感染防治工作[1, 2]；Greenberg（1968）和许多其他人，包括设计了著名的鳄鱼牵开器的 Crockard（1985）。近一个世纪的经验提高了经口或经口－腭入路治疗上颈椎病变的成功率，同时也简化和规范了最佳的术前和术后护理。在现代手术中，包括内镜和软性内镜技术的发展已经部分解决了这一挑战。此外，这些新技术有助于避免损伤正常解剖结构，尤其是采用经口和经鼻入路行内镜手术时。与其他外科一样，术中二维（2D）或三维（3D）影像导航技术的使用大大提高了手术精度，改善了颈椎腹侧病变的前路手术效果[1]。

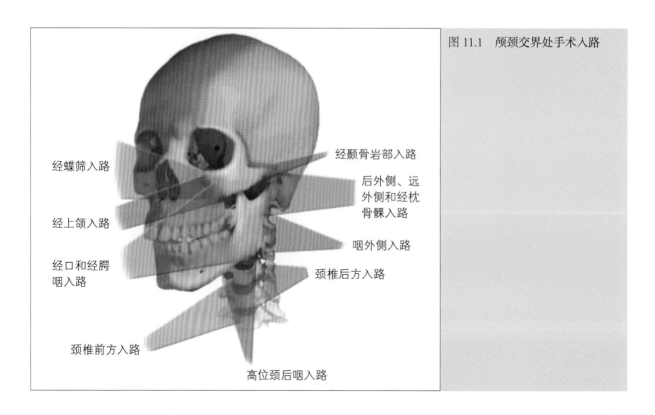

经蝶筛入路

经上颌入路

经口和经腭咽入路

颈椎前方入路

经颞骨岩部入路

后外侧、远外侧和经枕骨髁入路

咽外侧入路

颈椎后方入路

高位颈后咽入路

图 11.1 颅颈交界处手术入路

11.2　适应证

颈椎前部经口入路的适应证包括但不限于以下可能涉及颅椎交界处的病变，也称为颅颈交界处（CCJ）：

- 骨骼的病理变化：
  - 创伤性骨裂
  - 取出异物（如弹片）
  - 颅底凹陷 / 内陷，或枕骨髁上移
  - 类风湿性炎血管翳（考虑到这些患者后路器械固定后假关节形成率非常高，多已不用）
- 硬膜外肿块：
  - 脓肿
  - 脊索瘤
  - 转移瘤（如肾脏）
  - 原发性骨或中枢神经系统（CNS）肿瘤
- 髓外硬膜内肿块（如神经鞘瘤、脑膜瘤、神经纤维瘤）。

11.3　解剖学

颅颈交界区包括位于枕骨大孔和颈椎交界

区的斜坡关节、寰枢椎以及相关的韧带，如寰枢椎前韧带［前纵韧带（ALL）的延续］、翼状韧带以及胸膜（图 11.2）。咽壁由几层组成，Wang 等[3]对此进行了研究和描述，发现咽后壁的厚度在 C1 结节处为 2.9~4.3 mm，在 C1 侧块为 5.2~7.1 mm，在 C2 椎体中央部分为 4.3~6.5 mm（表 11.1）。由此，确定了 5 个层次：黏膜层、黏膜肌层、椎体前筋膜层、椎体前肌肉层（长头肌和长颈肌），以及前纵韧带，该韧带覆盖了椎体前部[3]。

表 11.1　咽后壁平均厚度

C1 结节咽后壁厚度	2.9~4.3 mm
咽后壁厚度在 C1 侧块（在 C2 椎体的中心部分）	4.3~6.5 mm

需要注意的是几条主要的静脉和动脉（即颈动脉、腭动脉、咽动脉和静脉的咽部分支）走行于黏膜肌层和椎前筋膜之间的空隙（咽后空间）。颈内动脉（ICA）在 C1 水平最容易受损，因其在进入颅底前位于 C1 椎弓的前外侧，而在 C2 段比 C1 段更靠前内侧。

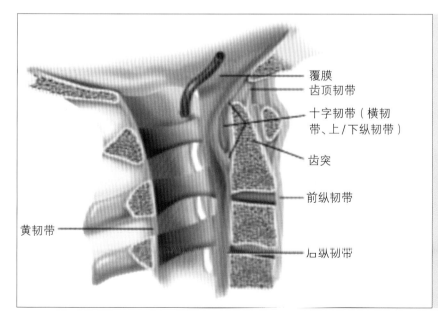

图 11.2　颅颈交界处经口入路的韧带结构

覆膜
齿顶韧带
十字韧带（横韧带、上 / 下纵韧带）
齿突
前纵韧带
后纵韧带
黄韧带

经口入路的安全暴露区预期宽度为 35.5~43.7 mm，预期长度为 44.3~62.0 mm。软腭裂的额外暴露可提供近 1.5 cm 的长度（图 11.3）[3,4]。

在显微镜下进行观察时，建议门齿之间必须保持 2.5~3.0 cm 的空隙，以便有足够的观察和工作空间，可以通过使用经口内镜和有角度的器械来优化[4]。

11.4　导航

对采用术中 CT 导航技术治疗颈椎前部病变已有研究，并已证明其可以提高手术准确性并减少并发症，有助于手术医生以尽量小的剥离实现安全暴露（即最小通道），防止损伤神经和血管。CT 导航的使用同时减少了对透视的需求，从而减少了患者和手术团队的辐射，同时其准确性有所提高，这对从事这种高风险的工作的人至关重要。导航（包括二维、三维透视）技术的适应证主要为颈椎手术区域解剖结构过于复杂或已被破坏者。

鉴于经口颈椎前路缺乏解剖学上一致的或特征性的标记点来进行注册，因此对颈椎前路的导航或影像引导手术的研究很多，注册过程也在不断完善。二维导航系统类似那些用于颅骨病变的系统，通过将点系统、靶标或追踪器（如面罩）置于软组织上进行注册[5~7]。最常用的是

CranialMask Tracker（Stryker），它与 LED 设备和兼容软件系统配套使用。这个软件系统和其他系统一样，可实现不同模式影像之间的融合，包括 CT 和 MRI（图 11.4）。

三维透视成像需要使用连接于颅枕部、骨或皮肤的参考框架和跟踪器，通常被称为"实时"导航，包括 Airo 移动式术中 CT 脊柱导航系统（Brainlab, Westchester, IL）、Stealth Station 脊柱导航系统与 O 臂（Medtronic Inc, Minneapolis, MN）、Stryker 脊柱导航、SpineMask 和 SpineMap 软件（Stryker, Kalamazoo, MI），以及 Ziehm Vision FD Vario 3D 与 NaviPort（Ziehm Imaging, Orlando, FL）[8]。

二维和三维透视导航系统和术中 CT 扫描系统都配备有参考框架、针或表面附件等，并在暴露前后放置在多个位点上[9]。使用三维影像导航的最大挑战是确保动态参考框架在手术过程中保持固定[9]。在颈椎前路经口手术病例中很难找到合适的骨性固定点，有研究建议可将参考框架固定于额部。对于大部分病例，2D 系统即可实现精准有效和微创的目标。

11.5　术前计划

经口至颈椎前部的入路必须考虑以下可能出现的情况：中线上方区域是否可以充分观察，口

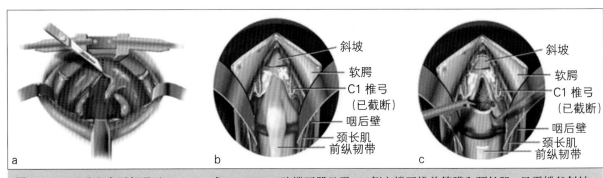

图 11.3　a. 口腔和会厌部通过 Dingman 或 Crockard 口腔撑开器显露。b. 侧方撑开椎前筋膜和颈长肌，显露蝶谷斜坡，C1 前弓和齿状突。c. 使用 Kerrison 咬骨钳和高速磨钻显露 C1 前弓，蝶谷斜坡和齿状突

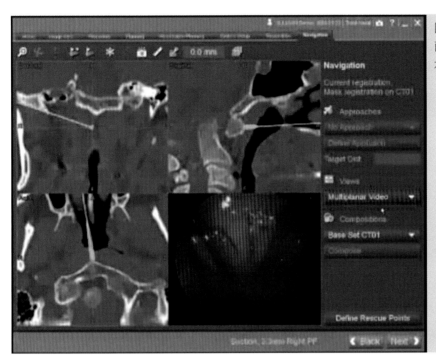

图 11.4　2D 导航软件显示冠状面、矢状面和轴向视图，同时在右下方为经鼻内窥镜影像

腭咽术后是否存在闭合不全，气管和胃管插管适应证，以及如何解决切口愈合问题等。

经口入路被认为是Ⅱ类（清洁污染）手术伤口。该区域血供丰富，愈合时间较Ⅰ类切口长但仍能愈合[10]。然而，研究表明，如术前存在口咽部炎症，则可能诱发术后感染[10]。预防从术前数天的口腔清洁开始，包括洗必泰冲洗和预防性使用抗生素，戒烟，优化营养状况，根据实验室结果补充维生素等[10]。在使用显微镜手术时，推荐患者的下颌门齿张口距离至少要达到 2.5 cm[11]。此外，应评估患者是否有先天性颈椎后凸畸形或运动受限，颈椎的充分伸展有助于更好地暴露。

根据患者的营养状况和神经系统检查结果，确定术前是否置入胃管和行气管切开术。存在迷走神经、舌下神经或舌咽神经功能障碍时，应考虑行气管切开术[10]。为了预防过长时间暴露引起的术后感染、腭咽闭合不全或鼻反流的风险[12]，可以在制订术前规划时设计经皮内窥镜胃造口术（PEG）和气管切开术[13]。术前影像学检查包括 CT 和 MRI。

11.6　手术入路

11.6.1　暴露

根据术前计划，采用经口 / 经鼻气管插管或进行气管切开[14]。建议用 5% 的可的松乳膏涂抹嘴唇和舌头，以减少肿胀，随后用六氯酚溶液冲洗完成口腔准备[11]。将头部置于三钉 Mayfield 头架、圆形头枕或 Halo 头枕上，体位与颈椎前路手术相似[4]。使用 Dingman 或 Crockard 口腔牵引器或缝线撑开口腔通道。利用缝在悬雍垂上红色橡胶管增加悬雍垂的回缩。

所有经口暴露的经验都提示相应软组织平面的重要性[3]。应沿中线做切口，从侧面进行分层解剖，用电刀于骨膜下剥离 ALL。根据软组织平面，至少进行双层缝合，这对于经口手术非常重要。

11.6.2　关闭切口

建议用长持针器和 3.0 Vicryl 线缝合黏膜和肌层[1, 11, 12, 15]。当采用经鼻入路时，由于手术通道主要在腭部平面以上，所以闭合问题不大。但在硬膜内病例中，发生 CSF 漏的可能性很大，除了尝试通过移植（如筋膜或脂肪）封闭外，还应考虑腰大池引流。术后 1 周内也应提供可进入 CNS 的抗生素[4, 11]。

11.6.3 内镜

在经鼻和经口入路中使用内镜可以在无须进一步的解剖或暴露的情况下改善视觉，如扩大上颌骨切开手术[4, 7, 16]。患者的收益包括减少气道和吞咽相关并发症，减轻术后疼痛，改善鼻窦功能，以及减少对气管造口或鼻饲的需要[4]。对于张口受限、枕颈融合度低、颞下颌关节炎的患者，明智的方法是使用经口内镜进行操作[4]。使用成角内镜可以改善对颅底和侧方的显示，有助于改善手术效果。经鼻入路比较受欢迎，其侵袭性较小，牵拉有限甚至没有[17]。建议采用经鼻和经口的联合入路，可以最大限度地扩大工作空间，同时不增加侵袭性（如避免切断腭骨，图 11.5）。

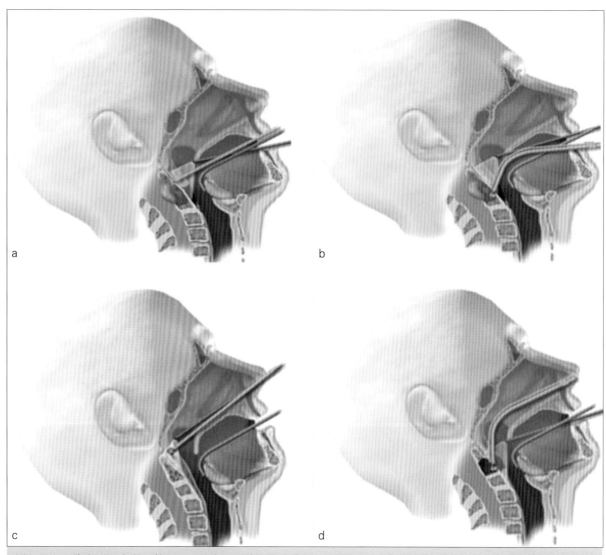

图 11.5　a. 将光源和光学元件置于口咽内、更接近病变位置，实现经口入路内镜的可视化。b. 用成角内镜和磨钻扩大咽后切口的颅底和咽喉部侧面显露。c. 经鼻和经口入路的内镜可视化。d. 经口内镜和经鼻磨钻

使用内镜的好处还包括能够使用可延伸的器械，这些器械是专门设计用于最大限度地提高外科医生在小通道里进行操作能力，并可观察之前无法观察到的角落。

11.6.4 术后处理

术前和术后都需关注患者的营养状态。气管插管和术前 PEG 可能适用于已有脑神经损伤或预计手术时间很长的病例。对于不那么复杂的病例，术后第一天可以开始进流质饮食[3, 10]。

11.7 要点与难点

与经口和经口 – 颚入路有关的并发症包括：腭咽闭合不全、鼻音重、鼻腔反流、牙齿损伤、舌头坏死、上气道阻塞、伤口裂开、吞咽困难，以及 CSF 漏引起的脑膜炎和颞下颌关节综合征等[4]。

将暴露的宽度限制在约 3.0 cm，以防止咽鼓管、椎动脉、舌下神经和颈动脉在 C1 弓前方向外侧横过时被误伤[4]。有研究比较了影像引导下经口和 / 或经鼻内镜手术，显示可以获得最小同时最精确的暴露[7]。对上颈椎病变，联合使用经口和经鼻入路可部分避开经鼻入路的限制，如硬腭的角度和长度的限制（图 11.6）。特别是在颅颈区脊索瘤或基底节内陷的病例中（图 11.7，图 11.8），正常解剖结构几乎是不存在的。导航技术可明显提高手术的安全和有效性，可能改善患者的最终临床效果。

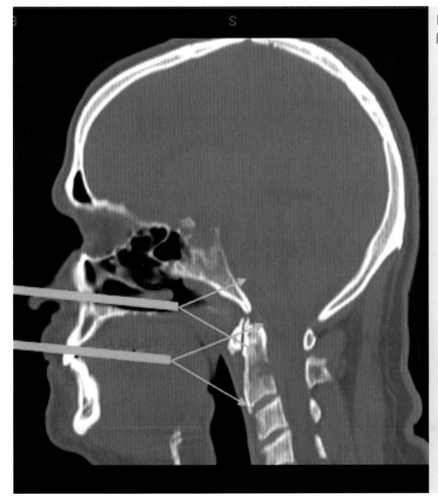

图 11.6 经鼻和经口入路的局限性

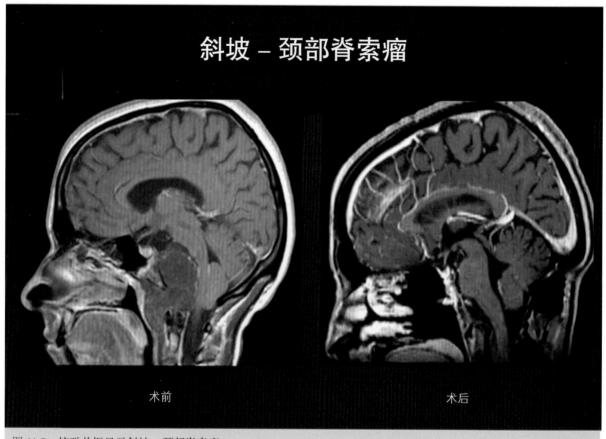

图 11.7　核磁共振显示斜坡 – 颈部脊索瘤

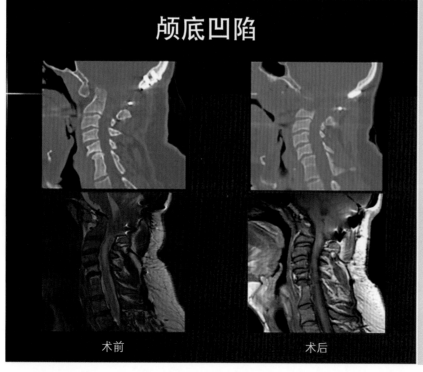

图 11.8　颅底凹陷的 CT 和 MRI 影像

11.8 病例讨论

45 岁女性，有 Ehlers–Danlos 病（过度松弛症）病史。就诊前一年出现反复跌倒和步态不稳。检查发现上、下肢反射亢进。术前 MRI 显示颅底凹陷并有脊髓受压（图 11.9）。术前 CT 扫描显示存在寰椎过长、枢椎过短的先天异常（图 11.9）。她在同一天接受了两阶段手术：首先，在三维导航下行经口脊髓减压手术（图 11.10）；随后，行后路枕颈融合术。患者的神经系统恢复很好，步态和平衡能力都得到改善，术后第一天就开始了口服饮食[3, 5~7, 15~22]。

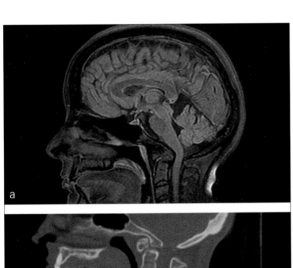
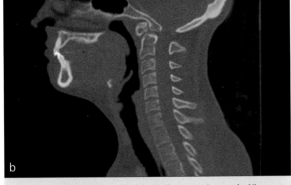

图 11.9 病例讨论：术前矢状位 MRI 和 CT 扫描

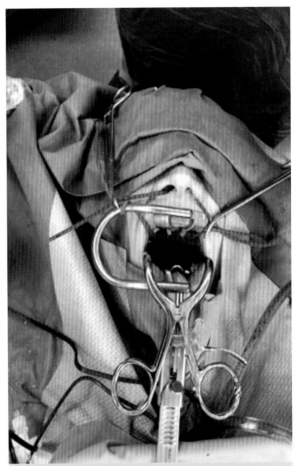

图 11.10 在经口导航手术中，放置牵开器和双侧鼻腔红色橡胶导管用于牵开

参考文献

［1］Crockard HA. The transoral approach to the base of the brain and upper cervical cord. Ann R Coll Surg Engl, 1985, 67(5):321–325

［2］Crockard HA, Bradford R. Transoral transclival removal of a schwannoma anterior to the craniocervical junction. Case report. J Neurosurg, 1985, 62(2):293–295

［3］Wang Z, Xia H, Wu Z, Ai F, Xu J, Yin Q. Detailed anatomy for the transoral approach to the craniovertebral junction: an exposure and safety study. J Neurol Surg B Skull Base, 2014, 75(2):133–139

［4］Singh H, Harrop J, Schiffmacher P, Rosen M, Evans J. Ventral surgical approaches to craniovertebral junction chordomas. Neurosurgery, 2010, 66(3) Suppl:96–103

［5］Miyahara J, Hirao Y, Matsubayashi Y, Chikuda H. Computer tomography navigation for the transoral anterior release of a complex craniovertebral junction deformity: a report of two cases. Int J Surg Case Rep, 2016, 24:142–145

［6］Veres R, Bagó A, Fedorcsák I. Early experiences with image-guided transoral surgery for the pathologies of the upper cervical spine. Spine, 2001, 26(12):1385–1388

［7］Pillai P, Baig MN, Karas CS, Ammirati M. Endoscopic image-guided transoral approach to the craniovertebral junction: an anatomic study comparing surgical exposure and surgical freedom obtained with the endoscope and the operating microscope. Neurosurgery, 2009, 64(5) Suppl 2:437–442, discussion 442–444

［8］Overley SC, Cho SK, Mehta AI, Arnold PM. Navigation and robotics in spinal surgery: where are we now? Neurosurgery, 2017, 80 3S:S86–S99

［9］Jang SH, Cho JY, Choi WC, Lee HY, Lee SH, Hong JT. Novel method for setting up 3D navigation system with skin-fixed dynamic reference frame in anterior cervical surgery. Comput Aided Surg, 2015, 20(1):24–28

［10］Yin Q, Xia H, Wu Z, et al. Surgical site infections following the transoral approach: a review of 172 consecutive cases. Clin Spine Surg, 2016, 29(10):E502–E508

［11］Liu JK, Couldwell WT, Apfelbaum RI. Transoral approach and extended modifications for lesions of the ventral foramen magnum and craniovertebral junction. Skull Base, 2008, 18(3):151–166

［12］Jones DC, Hayter JP, Vaughan ED, Findlay GF. Oropharyngeal morbidity following transoral approaches to the upper cervical spine. Int J Oral Maxillofac Surg, 1998, 27(4):295–298

［13］Choi D, Crockard HA. Evolution of transoral surgery: three decades of change in patients, pathologies, and indications. Neurosurgery, 2013, 73(2):296–303, discussion 303–304

［14］Hsu W, Wolinsky JP, Gokaslan ZL, Sciubba DM. Transoral approaches to the cervical spine. Neurosurgery, 2010, 66(3) Suppl:119–125

［15］El-Sayed IH, Wu JC, Ames CP, Balamurali G, Mummaneni PV. Combined transnasal and transoral endoscopic approaches to the craniovertebral junction. J Craniovertebr Junction Spine, 2010, 1(1):44–48

［16］Pillai P, Sammet S, Ammirati M. Image-guided, endoscopic-assisted drilling and exposure of the whole length of the internal auditory canal and its fundus with preservation of the integrity of the labyrinth using a retrosigmoid approach: a laboratory investigation. Neurosurgery, 2009, 65(6) Suppl: 53–59, discussion 59

［17］Lee A, Sommer D, Reddy K, Murty N, Gunnarsson T. Endoscopic transnasal approach to the craniocervical junction. Skull Base, 2010, 20(3):199–205

［18］Chaudhry NS, Ozpinar A, Bi WL, Chavakula V, Chi JH, Dunn IF. Basilar invagination: case report and literature review. World Neurosurg, 2015, 83(6):1180.e7–1180.e11

［19］Guppy KH, Chakrabarti I, Banerjee A. The use of intraoperative navigation for complex upper cervical spine surgery. Neurosurg Focus, 2014, 36(3):E5

［20］Jackson GJ, Sedney CL, Fancy T, Rosen CL. Intraoperative neuronavigation for transoral surgical approach: use of frameless stereotaxy with 3D rotational C-arm for image acquisition. W V Med J, 2015, 111(3):30–32, 34

［21］Jeszenszky D, Fekete TF, Melcher R, Harms J. C2 prosthesis: anterior upper cervical fixation device to reconstruct the second cervical vertebra. Eur Spine J, 2007, 16(10):1695–1700

［22］Van Abel KM, Mallory GW, Kasperbauer JL, et al. Transnasal odontoid resection: is there an anatomic explanation for differing swallowing outcomes? Neurosurg Focus, 2014, 37(4):E16

12 导航下儿童脊柱侧凸后路矫形术

Justin C. Paul，Arya Varthi，Raj J. Gala

摘 要

许多儿童脊柱侧凸患者的手术治疗风险相当大，避免并发症至关重要，部分最具灾难性的并发症是由内固定错置引起。脊柱椎弓根螺钉内固定是最常见的内固定技术，可以采用三维导航技术使每个内置物得到正确放置。在理想的情况下，这些技术可以提高手术准确性并减少辐射暴露，未来还有可能提高效率和降低成本。

关键词

儿科，脊柱侧弯，导航，椎弓根，螺钉，放射，三维。

12.1 简介

美国有 60 多万儿童患有小儿脊柱侧凸，其中绝大多数被诊断为青少年特发性脊柱侧凸（AIS）[1]。许多此类患者未接受手术治疗，但也有相当部分患者接受了手术。这样的手术通常是一项艰巨的任务，风险很大。当决定手术时，多数患者并不是为了解决现有症状，相反他们多是无症状的[2]。因此，该手术对治疗效果的要求更加严苛，短期或长期并发症均是外科治疗最重要的层面。

12.2 儿童脊柱侧凸的手术入路

通常建议对主弯 Cobb 角大于 45° 的 AIS 患者采取手术治疗，主要目的是通过脊柱融合来阻止侧凸的进展，其次是用钉 – 棒系统矫止现有的侧凸[3]。入路可以是开放式前路、后路或联合入路，也有人采用后路经皮或"微创"的方法来矫正 AIS[4~6]。

尽管有多种选择，儿童脊柱侧凸的手术治疗多通过后路进行[2]，畸形的矫正可以通过转棒和去旋转操作以及各种截骨来实现[7-9]。一些复杂的截骨，如经椎弓根截骨（PSO）和椎体切除，发生并发症的风险明显增高[9, 10]。目前，小儿脊柱侧凸的发展趋势已从钉 – 钩内固定转向钉 – 棒内固定[11~13]。在儿童中，椎弓根螺钉置入在绝大多数情况下是安全的，但是仍然存在螺钉误置的风险，可能导致神经损伤[14]。先天性和神经肌肉型脊柱畸形的风险更高，椎体的过度旋转会使椎弓根螺钉置入困难，有时甚至无法完成。

12.3 椎弓根螺钉内固定

通过后路处理 AIS 的手术器械包括椎弓根螺钉，通过钴铬或钛合金棒连接以固定脊柱[15]。这些椎弓根螺钉的置入，可以通过解剖标志或计算机导航来引导[16]。椎弓根螺钉放置不当可能导致术中椎弓根骨折、伤口感染和侵犯椎管，引起神经系统并发症[17]。通过对非导航徒手置入螺钉的研究，目前已经确定了发生螺钉置入不当的基线概率[18~21]。

椎弓根螺钉可以采用徒手技术置入，即通过骨性标志和椎弓根定位。成像技术的发展使这项操作在更准确的同时变得更容易。最新的进展是在术中 CT 导航下置入椎弓根螺钉。虽然术中导航也可以用于辅助截骨，包括先天性脊柱侧凸的半椎体切除术[22]，但其最实际的用途还是提高椎弓根螺钉置入的准确性[23, 24]。此外，在对之前认为严重不安全的病例置入椎弓根螺钉时，如严重的椎体旋转畸形或椎弓根细窄，术中导航技术可能更有帮助[25-29]。在正常标志点已消失的小儿脊柱侧凸翻修手术中，甚至在需要对已融合植骨块进行截骨时，或者进行微创手术时[30]，术中导航技术均可以发挥稳定、可靠的辅助作用[31]。

12.4 椎弓根螺钉徒手置钉技术

徒手技术在骨科中广泛用于置入内置物，在术中透视得到广泛应用前，徒手髋关节经皮穿刺术是利用外部标志物和触觉反馈进行的。置入内置物后，通过透视以确认位置正确。随着术中成像技术的快速发展，目前多数外科医生通过视觉标志、触觉反馈和透视成像相结合的方法来置入螺钉，使得徒手置入椎弓根螺钉既快速又安全。更重要的是要评估这种技术的效果。许多外科医生并没有进行术后CT检查，仅通过X线片对螺钉的置入进行检查。一些脊柱外科中心已经在试图解决这个问题。

有研究通过术后CT对徒手置钉进行了严格评估。在112枚受评估的螺钉中，12.5%的螺钉发生错位，有2枚螺钉侵及主动脉[32]。另一份报告对60例儿童脊柱畸形患者的1 000多枚螺钉进行了术后CT评估，结果显示约10%的螺钉造成椎弓根内、外侧壁的明显破坏[33]。徒手置入T4~T9椎弓根螺钉的风险最高[34]。总之，约每10枚徒手置入的螺钉中就有1枚螺钉位置不理想，虽然可能没有导致负面临床效果。突破椎弓根内、外侧壁通常是可以容忍的，甚至前部穿透在许多情况下也不会有影响，主动脉和食管损伤极其罕见。

12.5 影像引导下椎弓根螺钉徒手置钉技术

多数医院都可以随时进行二维（2D）成像。当使用徒手技术时，X线片可以在两个平面上显示螺钉置入的情况。这可能很耗时，因为如果影像不充分，需要重复拍摄并打印胶片。通过这些X线片不能评估轴位面，而多数错误通常是在轴位面上被发现的。

另一项技术涉及可移动C臂，可以置于手术区域，灵活地用于任何平面的成像，但一次只能拍摄一张，两台C臂可以用来同时拍摄双平面影像以节省时间。尽管如此，轴位面信息还是不够明确，而且手术人员必须穿戴铅衣，患者和工作人员都有辐射暴露风险。

这些二维技术的局限性导致了术中CT扫描（如O臂）技术的发展，它可以在有或没有导航的情况下使用。在没有导航的情况下，CT扫描可以在置入内置物后进行，以评估椎弓根螺钉位置，包括轴位面上的螺钉位置。CT导航技术可以为外科医生提供实时视觉和触觉信息，显示椎弓根宽度、螺钉的长度和直径，使置钉安全性大大增高。缺点包括费用昂贵且患者的辐射暴露没有减少。

12.6 导航技术

导航是将手术区域的位置信息与术前或术中获得的影像进行整合，为外科医生提供关于目标器械与患者解剖结构相对位置的实时视觉指导。在脊柱手术中，通过导航技术可以显示椎弓根的形态，因为除非进行减压或截骨，否则椎弓根在手术中通常无法直接触及或看到。多数情况下，手术通过后路进行暴露。用O臂在术中进行CT扫描（图12.1），将3D阵列固定在手术区域最头端的棘突处（图12.2）。整个团队从房间里撤离，进行CT扫描后（图12.3a）将影像上传到导航工作站（图12.3b，c）。外科医生通过探针对患者实时解剖结构与工作站图像信息进行注册匹配（图12.4）。之前的导航系统在这一步骤后使用解剖标志注册，但最近基于CT的系统则省去了这个耗时的步骤。新系统立即可以识别探针，

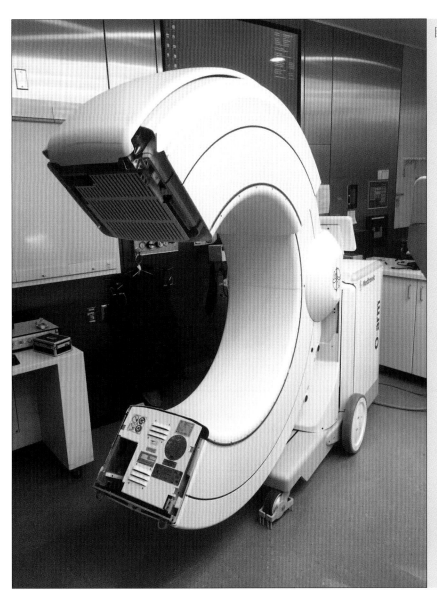

图 12.1　O 臂可用于术中扫描

就像探针是"活的"一样，意味可以在显示器上实时整合显示探针与患者解剖结构，包括与探针轴线一致的不可见的解剖结构（图 12.5a）。

　　导航系统可在显示屏上实时显示探针顶端是否位于解剖标志点或者预定进钉点，同时还可以显示置钉轨迹以及螺钉的直径和长度，通过赋予不同的颜色以获得更好的视觉效果（图 12.5b）。然后，人们通过移动器械以优化角度。开路器、球探、骨刀和螺钉均可以在导航下置入，或根据外科医生的喜好徒手置入。

　　评估螺钉放置准确性的理想方法是在术后通过低剂量 CT 扫描来检查椎弓根螺钉的位置。有研究将导航技术与徒手技术进行比较[28, 35]，显示与徒手置钉相比，导航置钉的准确性更高，错置率和翻修率更低[28]。此外，二维导航置钉技术比非导航置钉技术（徒手）表现更佳，三维导航置钉技术比二维导航置钉技术表现更佳[26, 36~38]。与导航技术相结合，手术机器人的机械臂连于手术台，外科医生确认置钉轨迹后由机器人完成置钉[39, 40]。机器人辅助椎弓根螺钉置入尚未被证明优于其他导航技术，导航设置所需时间和成本也会随着导航的复杂性而增加。

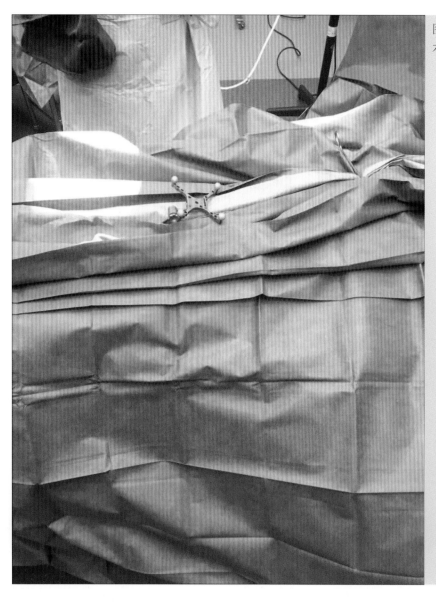

图 12.2　3D 阵列连接于棘突，手术区域铺无菌巾单

12.7　辐射暴露

小儿脊柱手术存在外科医生、手术室内工作人员以及患者的辐射暴露。辐射暴露传统上发生于使用术中透视评估内固定位置时[41]。脊柱外科医生的终生辐射量约为关节外科医生的 50 倍。Riis 等证明，使用术中 CT 导航不会导致患者的有效辐射剂量发生变化，但它确实减少了术者和手术团队成员的辐射量[42]。例如，外科医生在胸椎手术中置入每枚螺钉使用 4~6 幅影像；放置12 枚螺钉时，使用 C 臂时会用到 40~70 幅影像，而 O 臂（2.86 mSv）用到 20~40 幅影像。这两种技术都使患者受到大量的辐射，但使用 O 臂可以减少手术团队的辐射暴露。

有尸体研究测量了在透视辅助下置入螺钉对手术医生颈部、躯干和优势手的辐射，结果显示其辐射暴露水平比其他非脊柱手术高得多[43]。另有研究比较了使用 C 臂透视和 Stealth−Station Iso−C 导航系统的尸体器械操作辐射暴露，发现使用 C 臂受到的辐射约为导航技术的 13 倍[44]。

有研究显示使用导航会使患者的辐射暴露增加。Richerand 等回顾性地比较了接受 CT 导航或

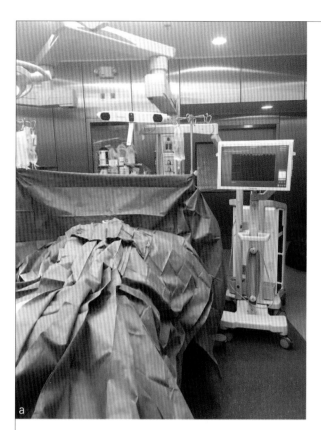
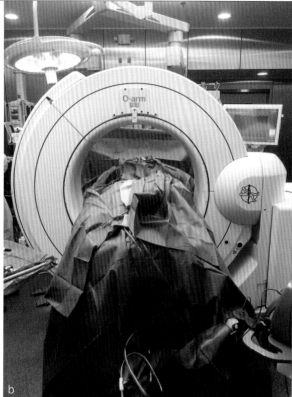
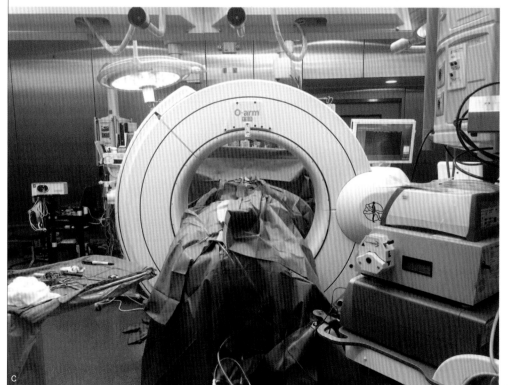

图 12.3　a. 患者和透视机器的覆盖。b. 开始进行术中 CT 扫描。c. CT 扫描完成，医护返回手术室

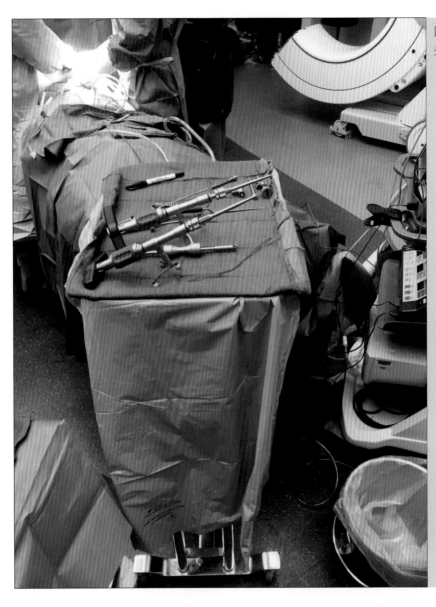

图 12.4　在导航系统中注册的探头及其他工具

C 臂透视手术的脊柱畸形儿童的辐射剂量[45]，发现 CT 导航的患者平均有效辐射剂量为 1.48 mSv ± 1.66 mSv，C 臂为 0.34 mSv ± 0.36 mSv。此外，他们还发现，最肥胖的患者在接受 CT 导航手术时的有效辐射剂量最高。2018 年的一项研究显示，与传统的术中透视相比，在 AIS 中使用 CT 导航会使辐射剂量平均增加 680 mGy–cm[46]。为了降低在小儿脊柱手术中使用 O 臂时的辐射剂量，人们通过研究制订了方案，将辐射剂量降至默认方案的 1/10[47]。将这种低剂量导航方案与传统 AIS 中的 C 臂透视进行比较，发现 O 臂组患者的总辐射有效剂量比 C 臂患者高约 4 倍[48]。

导航下置入椎弓根螺钉的一个主要问题是需要尽量减少患者和手术医生的辐射暴露。虽然三维和二维导航都使患者和手术医生暴露在大剂量的辐射中，但有证据表明，与二维 C 臂透视技术相比，使用三维 O 臂系统可能减少手术医生的辐射暴露[40, 42, 48, 49]。

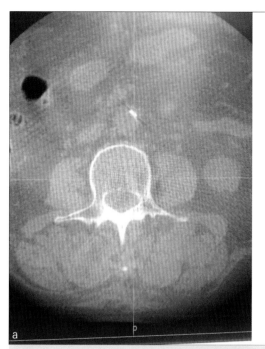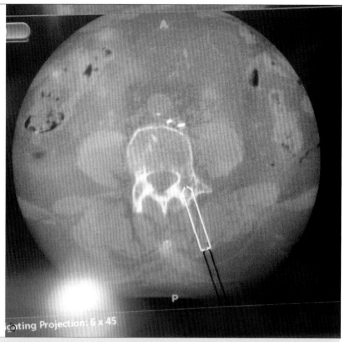

图 12.5　a. 监视器上的 CT 影像。b. 可以在监视器上看到手术工具，并且可以观察器械的运动与手术区域深层结构的关系

12.8　螺钉置入的准确性

由于椎体畸形存在角度和旋转畸形，以及椎弓根尺寸较小（图 12.6），因此小儿脊柱畸形手术风险比常规手术要高[50]。小儿脊柱侧凸手术中椎弓根螺钉放置的准确性低于与退变或创伤相关的脊柱手术[51]。据报道，在没有导航的情况下，小儿脊柱侧弯的椎弓根螺钉置入准确率为 77%~99%[34, 52, 53]；在神经肌肉型脊柱畸形患者中准确率更低，为 73%[54]。导航技术的使用，使 AIS 和先天性脊柱侧弯的螺钉置钉准确率分别提高到了 98.9% 和 99.3%[25, 55]。

在 AIS 病例中，术中导航技术已被证明可以提高椎弓根螺钉置入的准确性[28]。2012 年的一项对 AIS 病例的回顾性研究，将 300 枚于 CT 导航下置入的胸椎椎弓根螺钉与 185 枚于非导航情况下置入的螺钉进行了比较。结果显示，74% 的 CT 下置入的螺钉位置理想，而采用非导航技术时的螺钉位置正确率约为 42%。此外，

约 9% 的在非导航情况下置入的螺钉被认为不安全，而采用导航技术时这一比例为 3%。研究指出，在没有导航的情况下，出现明显的内侧壁破损的概率要高 7.6 倍，而翻修概率要高 8.3 倍。Vissarionov 等对 32 例采用导航技术与 30 例采用徒手技术的 AIS 病例进行了比较[55]，发现采用导航技术时总体约有 1.6% 的螺钉破坏椎弓根皮质，而采用徒手置钉技术时这一比例约为 5.1%。在另一项研究中，对细窄的椎弓根（直径 ≤ 2 mm）进行置钉操作，导航技术的准确率（84.3%）明显高于徒手技术（62.7%）[26]。

对于其他类型的小儿脊柱畸形，在导航下置入螺钉也显示了明显收益。一项研究针对 I 型神经纤维瘤患者的营养不良性脊柱侧凸顶椎区域的置钉准确性进行了评估，在导航下置入 92 枚椎弓根螺钉，采用徒手技术置入 121 枚螺钉，椎弓根侵犯分级从 0（无穿孔）到 3（穿孔 >4 mm）[29]。从统计学角度来看，导航置钉的 0 级和 1 级螺钉发生率较高（约 79%，而徒手技术约为 67%），采

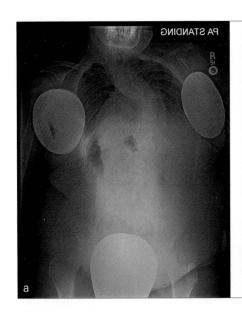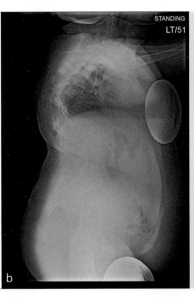

图 12.6　复杂脊柱侧凸的严重旋转畸形的前后位和侧位影像

用导航技术也使内侧壁穿孔明显减少，而且顶椎区域的螺钉密度明显增加。在一个先天性脊柱侧弯儿童的病例系列中，在导航下置入的 142 枚螺钉中，有 1 枚需要重新定位，置钉准确率约 99.3%[25]。同样，当在导航下对 10 岁或 10 岁以下各种脊柱畸形患者置入椎弓根螺钉时，137 枚螺钉中有 3 枚需要重置（准确率约为 97.8%）[27]。

虽然现代术中导航技术的准确性已获公认，但其也有若干缺点，如要求手术器械和光学追踪摄像机之间无遮挡等。目前正在探索机器人辅助手术来解决术中导航存在的部分问题[56]。SpineAssist/Renaissance 机器人（MAZOR Robotics Inc, Orlando, FL）可以直接连接于棘突或外部框架[57]，尸体研究表明，采用这一技术置入的最终内置物与术前模板的平均偏差不足 1 mm[58]。多项临床研究表明，使用 SpineAssist 机器人置入椎弓根螺钉的准确率为 95%~99%[40, 59, 60]。此外，Macke 等发现采用 CT 导航和机器人辅助技术对小儿脊柱畸形进行矫形时，螺钉误置率为 2.4%，而穿破椎弓根壁的发生率为 0[61]。

此外，也有研究探索了 MRI 和 CT 的影像整合，以进一步提高分辨率，减少辐射暴露。低辐射的术中 CT 扫描可以与术前 MRI 获得的影像相匹配。此外，完全基于 MRI 的导航也不失为一种可能，可以在无任何辐射暴露的情况下对骨和神经系统进行可视化[56]。

12.9　提高螺钉置入准确性的成本

在以患者安全为核心的时代，政府、付款人和患者都在衡量术中神经系统损害和翻修等的概率，螺钉的错置可能被认为是 "擦边球"。问题是术中 CT 的使用是否在预防螺钉错置的同时增加了发生长期危害（如辐射引起的恶性肿瘤）的风险[42, 45-48, 62]。有研究表明，在采用术中导航技术的情况下，在患者的辐射暴露增加的同时，椎弓根螺钉的准确性没有明显的提高[55, 63]。因此，在目前比较注重医疗效益的时代，成本问题尤为突出[64, 65]。

12.10　小结

在 AIS 手术中采用导航技术可以优化螺钉的位置，外科医生对此颇感兴趣。现代导航系统有助于准确定位椎弓根螺钉的位置，最大化螺钉的大小和长度，以实现最佳的畸形矫形效果。三维导航技术在椎弓根非常细小或难以观察的情况下可能会收益更大。此外，在机器人辅助下置入椎弓根螺钉有望将手术误差降到最低。

参考文献

［1］ Weinstein SL, Dolan LA. The evidence base for the prognosis and treatment of adolescent idiopathic scoliosis: the 2015 Orthopaedic Research and Education Foundation Clinical Research Award. J Bone Joint Surg Am, 2015, 97(22):1899–1903

［2］ Weinstein SL, Dolan LA, Cheng JC, Danielsson A, Morcuende JA. Adolescent idiopathic scoliosis. Lancet, 2008, 371(9623):1527–1537

［3］ Asher MA, Burton DC. Adolescent idiopathic scoliosis: natural history and long term treatment effects. Scoliosis, 2006, 1(1):2

［4］ Sarwahi V, Wollowick AL, Sugarman EP, Horn JJ, Gambassi M, Amaral TD. Minimally invasive scoliosis surgery: an innovative technique in patients with adolescent idiopathic scoliosis. Scoliosis, 2011, 6:16

［5］ Anand N, Rosemann R, Khalsa B, Baron EM. Mid-term to long-term clinical and functional outcomes of minimally invasive correction and fusion for adults with scoliosis. Neurosurg Focus, 2010, 28(3):E6

［6］ Sarwahi V, Horn JJ, Kulkarni PM, et al. Minimally invasive surgery in patients with adolescent idiopathic scoliosis: is it better than the standard approach? A 2-year follow-up study. Clin Spine Surg, 2016, 29(8):331–340

［7］ Geck MJ, Rinella A, Hawthorne D, et al. Anterior dual rod versus posterior pedicle fixation surgery for the surgical treatment in Lenke 5C adolescent idiopathic scoliosis: a multicenter, matched case analysis of 42 patients. Spine Deform, 2013, 1(3):217–222

［8］ Neal KM, Siegall E. Strategies for surgical management of large, stiff spinal deformities in children. J Am Acad Orthop Surg, 2017, 25(4):e70–e78

［9］ Lewis SJ, Zamorano JJ, Goldstein CL. Treatment of severe pediatric spinal deformities. J Pediatr Orthop, 2014, 34 Suppl 1:S1–S5

［10］ Saifi C, Laratta JL, Petridis P, Shillingford JN, Lehman RA, Lenke LG. Vertebral column resection for rigid spinal deformity. Global Spine J, 2017, 7(3):280–290

［11］ Kim YJ, Lenke LG, Cho SK, Bridwell KH, Sides B, Blanke K. Comparative analysis of pedicle screw versus hook instrumentation in posterior spinal fusion of adolescent idiopathic scoliosis. Spine, 2004, 29(18):2040–2048

［12］ Yilmaz G, Borkhuu B, Dhawale AA, et al. Comparative analysis of hook, hybrid, and pedicle screw instrumentation in the posterior treatment of adolescent idiopathic scoliosis. J Pediatr Orthop, 2012, 32(5):490–499

［13］ Cuartas E, Rasouli A, O'Brien M, Shufflebarger HL. Use of all-pedicle-screw constructs in the treatment of adolescent idiopathic scoliosis. J Am Acad Orthop Surg, 2009, 17(9):550–561

［14］ Ledonio CG, Polly DW, Jr, Vitale MG, Wang Q, Richards BS. Pediatric pedicle screws: comparative effectiveness and safety: a systematic literature review from the Scoliosis Research Society and the Pediatric Orthopaedic Society of North America task force. J Bone Joint Surg Am, 2011, 93(13):1227–1234

［15］ Suk SI. Pedicle screw instrumentation for adolescent idiopathic scoliosis: the insertion technique, the fusion levels and direct vertebral rotation. Clin Orthop Surg, 2011, 3(2):89–100

［16］ Aubin CE, Labelle H, Ciolofan OC. Variability of spinal instrumentation configurations in adolescent idiopathic scoliosis. Eur Spine J, 2007, 16(1):57–64

［17］ Di Silvestre M, Parisini P, Lolli F, Bakaloudis G. Complications of thoracic pedicle screws in scoliosis treatment. Spine, 2007, 32(15):1655–1661

［18］ Vaccaro AR, Rizzolo SJ, Allardyce TJ, et al. Placement of pedicle screws in the thoracic spine. Part I: Morphometric analysis of the thoracic vertebrae. J Bone Joint Surg Am, 1995, 77(8):1193–1199

［19］ Vaccaro AR, Rizzolo SJ, Balderston RA, et al. Placement of pedicle screws in the thoracic spine. Part II: An anatomical and radiographic assessment. J Bone Joint Surg Am, 1995, 77(8):1200–1206

［20］ Farber GL, Place HM, Mazur RA, Jones DE, Damiano TR. Accuracy of pedicle screw placement in lumbar fusions by plain radiographs and computed tomography. Spine, 1995, 20(13):1494–1499

［21］ Gertzbein SD, Robbins SE. Accuracy of pedicular screw placement in vivo. Spine, 1990, 15(1):11–14

［22］ Takahashi J, Ebara S, Hashidate H, et al. Computer-assisted hemivertebral resection for congenital spinal deformity. J Orthop Sci, 2011, 16(5):503–509

［23］ Chan A, Parent E, Narvacan K, San C, Lou E. Intraoperative image guidance compared with free-hand methods in adolescent idiopathic scoliosis posterior spinal surgery: a systematic review on screw-related complications and breach rates. Spine J, 2017, 17(9):1215–1229

［24］ Larson AN, Santos ER, Polly DW, Jr, et al. Pediatric pedicle screw placement using intraoperative computed tomography and 3-dimensional image-guided navigation. Spine, 2012, 37(3):E188–E194

［25］ Larson AN, Polly DW, Jr, Guidera KJ, et al. The accuracy of navigation and 3D image-guided placement for the placement of pedicle screws in congenital spine deformity. J Pediatr Orthop, 2012, 32(6):e23–e29

［26］ Liu Z, Jin M, Qiu Y, Yan H, Han X, Zhu Z. The superiority of intraoperative Oarm navigation-assisted surgery in instrumenting extremely small thoracic pedicles of adolescent idiopathic scoliosis: a case-control study. Medicine (Baltimore), 2016, 95(18):e3581

［27］ Luo TD, Polly DW, Jr, Ledonio CG, Wetjen NM, Larson AN. Accuracy of pedicle screw placement in children 10 years or younger using navigation and intraoperative CT. Clin Spine Surg, 2016, 29(3):E135–E138

[28] Ughwanogho E, Patel NM, Baldwin KD, Sampson NR, Flynn JM. Computed tomography-guided navigation of thoracic pedicle screws for adolescent idiopathic scoliosis results in more accurate placement and less screw removal. Spine, 2012, 37(8):E473–E478

[29] Jin M, Liu Z, Liu X, et al. Does intraoperative navigation improve the accuracy of pedicle screw placement in the apical region of dystrophic scoliosis secondary to neurofibromatosis type I: comparison between O-arm navigation and free-hand technique. Eur Spine J, 2016, 25(6):1729–1737

[30] Vital JM, Boissière L, Bourghli A, Castelain JE, Challier V, Obeid I. Osteotomies through a fusion mass in the lumbar spine. Eur Spine J, 2015, 24 Suppl 1:S107–S111

[31] Zhu W, Sun W, Xu L, et al. Minimally invasive scoliosis surgery assisted by Oarm navigation for Lenke Type 5C adolescent idiopathic scoliosis: a comparison with standard open approach spinal instrumentation. J Neurosurg Pediatr, 2017, 19(4):472–478

[32] Smorgick Y, Millgram MA, Anekstein Y, Floman Y, Mirovsky Y. Accuracy and safety of thoracic pedicle screw placement in spinal deformities. J Spinal Disord Tech, 2005, 18(6):522–526

[33] Lehman RA, Jr, Lenke LG, Keeler KA, Kim YJ, Cheh G. Computed tomography evaluation of pedicle screws placed in the pediatric deformed spine over an 8-year period. Spine, 2007, 32(24):2679–2684

[34] Sarlak AY, Tosun B, Atmaca H, Sarisoy HT, Buluç L. Evaluation of thoracic pedicle screw placement in adolescent idiopathic scoliosis. Eur Spine J, 2009,18(12):1892–1897

[35] Berlemann U, Heini P, Müller U, Stoupis C, Schwarzenbach O. Reliability of pedicle screw assessment utilizing plain radiographs versus CT reconstruction. Eur Spine J, 1997, 6(6):406–410

[36] Sembrano JN, Polly DW, Jr, Ledonio CG, Santos ER. Intraoperative 3-dimensional imaging (O-arm) for assessment of pedicle screw position:does it prevent unacceptable screw placement? Int J Spine Surg, 2012, 6:49–54

[37] Kim TT, Johnson JP, Pashman R, Drazin D. Minimally invasive spinal surgery with intraoperative image-guided navigation. BioMed Res Int, 2016, 2016:5716235

[38] Tabaraee E, Gibson AG, Karahalios DG, Potts EA, Mobasser JP, Burch S. Intraoperative cone beam-computed tomography with navigation (O-ARM) versus conventional fluoroscopy (C-ARM): a cadaveric study comparing accuracy, efficiency, and safety for spinal instrumentation. Spine, 2013, 38(22):1953–1958

[39] Marcus HJ, Cundy TP, Nandi D, Yang GZ, Darzi A. Robot-assisted and fluoroscopy-guided pedicle screw placement: a systematic review. Eur Spine J, 2014, 23(2):291–297

[40] Ringel F, Stüer C, Reinke A, et al. Accuracy of robot-assisted placement of lumbar and sacral pedicle screws: a prospective randomized comparison to conventional freehand screw implantation. Spine, 2012, 37(8):E496–E501

[41] Theocharopoulos N, Perisinakis K, Damilakis J, Papadokostakis G, Hadjipavlou A, Gourtsoyiannis N. Occupational exposure from common fluoroscopic projections used in orthopaedic surgery. J Bone Joint Surg Am, 2003, 85-A(9):1698–1703

[42] Riis J, Lehman RR, Perera RA, et al. A retrospective comparison of intraoperative CT and fluoroscopy evaluating radiation exposure in posterior spinal fusions for scoliosis. Patient Saf Surg, 2017, 11:32

[43] Rampersaud YR, Foley KT, Shen AC, Williams S, Solomito M. Radiation exposure to the spine surgeon during fluoroscopically assisted pedicle screw insertion. Spine, 2000, 25(20):2637–2645

[44] Smith HE, Welsch MD, Sasso RC, Vaccaro AR. Comparison of radiation exposure in lumbar pedicle screw placement with fluoroscopy vs computerassisted image guidance with intraoperative three-dimensional imaging. J Spinal Cord Med, 2008, 31(5):532–537

[45] Dabaghi Richerand A, Christodoulou E, Li Y, Caird MS, Jong N, Farley FA. Comparison of effective dose of radiation during pedicle screw placement using intraoperative computed tomography navigation versus fluoroscopy in children with spinal deformities. J Pediatr Orthop, 2016, 36(5):530–533

[46] Urbanski W, Jurasz W,Wolanczyk M, et al. Increased radiation but no benefits in pedicle screw accuracy with navigation versus a freehand technique in scoliosis surgery. Clin Orthop Relat Res, 2018, 476(5):1020–1027

[47] Su AW, Luo TD, McIntosh AL, et al. Switching to a pediatric dose O-arm protocol in spine surgery significantly reduced patient radiation exposure. J Pediatr Orthop, 2016, 36(6):621–626

[48] Su AW, McIntosh AL, Schueler BA, et al. How does patient radiation exposure compare with low-dose O-arm versus fluoroscopy for pedicle screw placement in idiopathic scoliosis? J Pediatr Orthop, 2017, 37(3):171–177

[49] Abt NB, De la Garza-Ramos R, Olorundare IO, et al. Thirty day postoperative outcomes following anterior lumbar interbody fusion using the National Surgical Quality Improvement Program database. Clin Neurol Neurosurg, 2016,143:126–131

[50] Zhu F, Sun X, Qiao J, Ding Y, Zhang B, Qiu Y. Misplacement pattern of pedicle screws in pediatric patients with spinal deformity: a computed tomography study. J Spinal Disord Tech, 2014, 27(8):431–435

[51] Mac-Thiong JM, Parent S, Poitras B, Joncas J, Hubert L. Neurological outcome and management of pedicle screws misplaced totally within the spinal canal. Spine, 2013, 38(3):229–237

[52] Brown CA, Lenke LG, Bridwell KH, Geideman WM, Hasan SA, Blanke K. Complications of pediatric thoracolumbar and lumbar pedicle screws. Spine, 1998, 23(14):1566–1571

[53] Rajasekaran S, Vidyadhara S, Ramesh P, Shetty AP.

Randomized clinical study to compare the accuracy of navigated and non-navigated thoracic pedicle screws in deformity correction surgeries. Spine, 2007, 32(2):E56–E64

[54] Modi HN, Suh SW, Fernandez H, Yang JH, Song HR. Accuracy and safety of pedicle screw placement in neuromuscular scoliosis with free-hand technique. Eur Spine J, 2008, 17(12):1686–1696

[55] Vissarionov S, Schroeder JE, Novikov SN, Kokyshin D, Belanchikov S, Kaplan L. The utility of 3-dimensional-navigation in the surgical treatment of children with idiopathic scoliosis. Spine Deform, 2014, 2(4):270–275

[56] Overley SC, Cho SK, Mehta AI, Arnold PM. Navigation and robotics in spinal surgery: where are we now? Neurosurgery, 2017, 80 3S:S86–S99

[57] Shoham M, Burman M, Joskowicz L, Batkilin E, Kunicher Y. Bone-mounted miniature robot for surgical procedures: concept and clinical applications. Ieee T Robotic Autom, 2003, 19(5):893–901

[58] Togawa D, Kayanja MM, Reinhardt MK, et al. Bone-mounted miniature robotic guidance for pedicle screw and translaminar facet screw placement:part 2-Evaluation of system accuracy. Neurosurgery, 2007, 60(2) Suppl 1: ONS129–ONS139, discussion ONS139

[59] Kantelhardt SR, Martinez R, Baerwinkel S, Burger R, Giese A, Rohde V. Perioperative course and accuracy of screw positioning in conventional, open robotic-guided and percutaneous robotic-guided, pedicle screw placement. Eur Spine J, 2011, 20(6):860–868

[60] Schizas C, Thein E, Kwiatkowski B, Kulik G. Pedicle screw insertion: robotic assistance versus conventional C-arm fluoroscopy. Acta Orthop Belg, 2012,78(2):240–245

[61] Macke JJ, Woo R, Varich L. Accuracy of robot-assisted pedicle screw placement for adolescent idiopathic scoliosis in the pediatric population. J Robot Surg, 2016, 10(2):145–150

[62] Kobayashi K, Ando K, Ito K, et al. Intraoperative radiation exposure in spinal scoliosis surgery for pediatric patients using the O-arm® imaging system. Eur J Orthop Surg Traumatol, 2018, 28(4):579–583

[63] Meng XT, Guan XF, Zhang HL, He SS. Computer navigation versus fluoroscopy-guided navigation for thoracic pedicle screw placement: a meta-analysis. Neurosurg Rev, 2016, 39(3):385–391

[64] Qureshi S, Lu Y, McAnany S, Baird E. Three-dimensional intraoperative imaging modalities in orthopaedic surgery: a narrative review. J Am Acad Orthop Surg, 2014, 22(12):800–809

[65] Dea N, Fisher CG, Batke J, et al. Economic evaluation comparing intraoperative cone beam CT-based navigation and conventional fluoroscopy for the placement of spinal pedicle screws: a patient-level data cost-effectiveness analysis. Spine J, 2016, 16(1):23–31

13　导航下强直脊柱后路内固定术

Erika A. Dillard, James S. Harrop, I. David Kaye

摘　要

自从 1995 年报道了第一例通过影像引导计算机辅助导航（CAN）技术置入腰椎后路器械的病例后，手术导航系统的应用逐渐改变了脊柱手术的操作方式。在骨性解剖结构不易辨别的情况下，影像引导尤其有用。这些解剖结构的异常多由先天性、退变性或医源性因素（如融合术后）引起，增加了内固定置入后损伤脊髓或神经根导致功能障碍、硬膜破裂导致脑脊液漏，以及血管损伤导致血肿的风险。因此，术中导航技术已成为脊柱外科医生采用后路器械内固定处理复杂病例（如融合后或强直的脊柱）的有效工具。

胸腰段脊柱后路内固定融合术中应用最广泛的器械是椎弓根螺钉。有研究证明，在未成年人脊柱中使用导航技术提高了椎弓根螺钉置入的准确性，但关于其在翻修病例中的收益的研究较少。在本章中，我们将简要讨论导航技术在手术失败综合征和翻修手术中的适应证，回顾性地评估导航辅助策略相对于传统翻修策略的置钉准确性，并通过实例介绍评估准确性的方法。

关键词

准确性，关节融合术，骨折，计算机辅助，畸形，融合，影像引导，导航，椎弓根螺钉，翻修。

13.1　脊柱翻修手术

13.1.1　患病率和病因

脊柱手术的数量近年来不断增加，每年约100 万例[1]。在这些患者中，高达 40% 并未实现预期的改善，并可能遭受持续或复发的背部和（或）神经根性疼痛，而保守治疗效果不佳[2]。此外，约 15% 的患者症状不能得到改善，仍需要进行翻修手术[3]。多数未得到改善的患者可归因于椎间盘切除和椎板减压术后综合征。Pateder 等指出，在成人脊柱侧凸伴假关节形成的患者中，90% 的患者成功融合并恢复了正常的矢状面序列[4]，但总体而言，翻修手术后的改善存在不确定性[2, 5, 6]。最初的手术效果不佳的原因很多，潜在原因包括术前因素，如患者选择不当和不现实的术后期望，术中因素如过度激进的手术减压导致脊柱不稳，和（或）术后因素，如发生平背综合征和假关节形成[2, 7]。

13.1.2　处理

翻修手术的成功率随着手术次数增加而降低，第一次手术的成功率约为 50%，第二次手术成功率约为 30%，第三次手术成功率仅约为 15%[2, 5]。因此，应把最佳的医疗处理置于首位，包括有效的疼痛控制和物理治疗。然而，如出现神经功能恶化或明显的内固定失败，可能需要优先考虑手术治疗。此时，首先应对患者进行评估，以确定是否可以接受微创手术，如硬膜外注射或脊髓刺激试验；如果这些策略效果不佳或无效，才考虑翻修手术。

13.2 后路融合：椎弓根螺钉

13.2.1 椎弓根螺钉

多数脊柱翻修术，特别是在胸腰椎，是通过后路或后外侧入路进行的，最常用的器械是椎弓根螺钉。椎弓根螺钉结构有优良的抗疲劳特性和抗拔出强度，提高生物力学稳定性。因为椎弓根螺钉固定是跨越椎体三柱的，所以可提供其他融合器械（如 Harrington 棒、金属丝）无法提供的整体支撑[8, 9]。传统手术中，置入椎弓根螺钉是徒手进行的，要求手术医生对骨性解剖结构有细致的了解，并参照术中显露的关键标志物如关节突、乳突副突和横突（如 Roy-camille 法）进行。采用这种方法进行手术发生意外损伤的概率约为55%，损伤周围重要结构（如神经根、邻近脏器和血管）的风险为 1%~8%[10, 11]。这一风险在翻修时会被放大，因为此时解剖标志已经完全移除或改变，并且随着融合而无法辨认[10]。此外，瘢痕组织使硬脊膜和神经根难以辨认，增加了发生脑脊液渗漏和神经根损伤的风险[8, 12]。

13.2.2 椎弓根皮质破损率

破损可通过骨皮质破坏的范围来反映。多数评估脊柱椎弓根螺钉置钉准确性或椎弓根壁破损率的研究都借助于分级系统，根据术后影像学观察到的若干特征进行分类，包括螺钉造成椎弓根壁穿孔的程度（毫米）、螺钉破坏的方向（内侧与外侧），以及相关神经功能障碍的程度和类型（如果存在）（图 13.1）。表 13.1 显示了常用确定螺钉置入技术准确性的分级系统。分级系统之间确实存在差异，这些差异应该被重视，因为它们可能会影响比较不同研究中螺钉置入准确率的能力。

13.3 导航

13.3.1 计算机辅助 CT 导航技术的优缺点

用于引导脊柱后路器械放置的影像引导技术包括普通 X 线摄影、C 臂透视、计算机辅助二

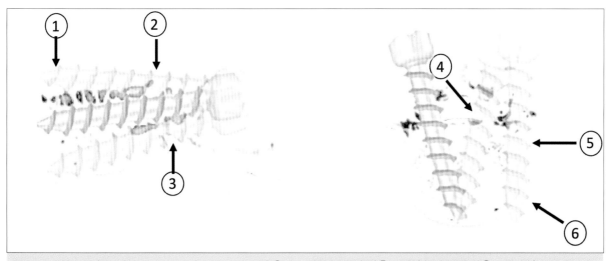

图 13.1　椎弓根螺钉穿破，通过上终板进入椎间隙①；上端椎弓根破裂②；下端椎弓根破裂③，影响神经根出口的风险较高；内侧椎弓根破裂④，如果有颈胸椎椎间盘突出或腰椎囊肿，则有发生脊髓损伤的较高风险；外侧椎弓根破裂⑤；前端椎弓根破裂⑥，损伤邻近内脏或脉管系统的风险较高

表13.1 椎弓根螺钉穿破分级系统[18-21]

a. Laine 等（2000）	
方向	穿破（mm）
侧方	< 2
下方	2~4
中间	4~6
上方	> 6

b. Mirza 3-Tier 分型（2003）	
分级	穿破（mm）
1. 侵占	无（未见皮质骨穿透）
2. 很小	<3
3. 始终	3~6
4. 严重	>6

c. Hsieh 等（2014）		
分级	穿破（mm）	描述
好	<1	理想
一般	1~3	次优
差	>3	不合理 [a]

d. Aoude 等（2018）					
方向	穿破（mm）				神经损伤
	<2	2~4	4~6	>6	
中央	1	2	3	4	无	0
下方	0	1	2	2	感觉丧失	1
侧方	0	1	2	2	力量减弱	4
上方	0	0	1	1	新的放射痛	4
前方	0	0	1	1		
得分（0~8）[b]						

[a] 推荐翻修；[b] 得分 >6，推荐翻修

维/三维CT导航技术（CAN）等。此外，三维导航系统可以使用术前或术中获得的影像进行注册匹配。CT引导下的CAN技术在通过后路置入内固定方面有若干优势（表13.2）。如前所述，这种技术可获取多平面影像，并可随时与外部参照的导航系统连接，消除了手动注册的耗时和容易出错的步骤等缺点，影像在工作站上被自动注册和格式化，以便在导航过程中使用[17]；

通过调整术前设置，可在保证影像质量可接受的前提下降低辐射暴露[18]；通过可移动CT技术于术中在患者处于手术体位时获取相应的影像，减少了术前在患者仰卧位时获取影像所带来的误差[8]。采用CT引导下CAN技术允许安全地增加螺钉相对椎弓根的直径，提高内置物的抗拔出强度，从而间接降低未来需要进行翻修的风险[19]。

表 13.2 计算机辅助 CT 导航的优缺点

优点	缺点
多平面成像	学习曲线长
自动注册	手术时间更长
减少辐射暴露	DRA 位置改变导致准确性降低
实时轨迹规划	硬件会干扰成像
减少组织破坏	费用高
提高准确性 / 降低穿破率	
提高螺钉 – 椎弓根比	

CAN 技术也有缺点，包括：手术时间较长，仍然存在外科医生和工作人员熟悉导航程序所需的学习曲线，辐射暴露更多，以及购买和维护成本增加。此外，尽管许多研究显示影像导航下置入椎弓根螺钉时发生皮质破坏的概率会降低，但这些结果并没有转化为临床结果的明显改善[20]。另外，目前导航尚存在技术障碍，包括由于存在相邻的瘢痕组织或在攻丝、置入螺钉等占用空间的步骤中手部运动造成的 DRA 位置的意外移动[21]。此外，在之前已行融合或置入内置物的患者中，金属伪影会妨碍成像。然而，随着技术的不断发展，这些缺点正越来越少[17, 20, 22~29]。

13.3.2 脊柱已融合病例的影像导航辅助椎弓根螺钉置入术

对初次脊柱手术患者采用 CAN 导航的椎弓根螺钉置钉的准确率已经有了广泛、深入的研究[30-32]，但关于二次或多次手术患者的置钉准确性的文献还不多。复习这些文献后发现，这些研究采用了不同的模型（尸体与手术患者）、置钉评估系统和导航技术（二维与三维；IsoC 与 O 臂）（表 13.3）。

Austin 等通过在尸体模型的脊柱后方结构注入骨水泥来模拟椎体解剖变异和融合，根据对标本的观察评估螺钉进入椎管或神经根孔的穿孔距离（mm）。采用 CT 引导下 CAN 技术

时，置入 T6~S1 椎弓根螺钉（n=24）的准确率为 100%，破损率为 0。另一方面，采用徒手技术置入椎弓根螺钉导致融合模型发生破损的概率为 21.43%，正常解剖结构模型发生破损的概率为 14.29%。这一结果支持这样的假设：融合的存在会增加内固定误置的风险。然而，对无遮挡结构，导航置钉的准确度比徒手置钉的准确性只高不低[33]。

多数关于利用 CAN 技术评估置钉准确性的数据都是回顾性的。一项研究对 231 例在术前 CT 数据引导下置入胸腰椎椎弓根螺钉的患者进行了单中心评估，约 50% 的病例是翻修手术，解剖结构已融合，并对在已融合解剖结构中置入的 122 枚螺钉进行了评估。根据术后 CT 的轴向切面数据，观察到已融合解剖结构中的置钉总体破损率约为 4.1%，而非融合的破损率约为 5.5%，与总体破损率（4.8%）没有显著差异[34]。破损率是用 Laine 等描述的方法确定的[13]（表 13.1a）。

另一项回顾性分析显示，根据对 30 例在 O 臂 CT 导航下进行翻修手术的患者中置入的 45 枚螺钉的分析，破损率为 0。手术指征涉及假关节形成、邻近节段退化、矢状面失衡或由错位螺钉引起神经系统症状的患者，对错位螺钉进行重置。研究排除了故意穿破骨皮质的胸椎椎弓根螺钉（有意采用"内 – 外 – 内"技术来加强较小椎

表 13.3　在脊柱融合内固定术中采用计算机辅助 CT 导航置入椎弓根螺钉的研究总结

作者（年）	学习类型	样本选择	组（n=螺钉）	AR/BR	穿破评估方法	CAN 型	额外的结果测量（如果适用）
Austin 等（2002）[33]	体外实验	尸体脊柱模型	徒手、侧块融合（14）	BR: 21.43%	直视	光学追踪系统（放射学）	
			徒手、正常解剖（14）	BR: 14.29%			
			透视、侧块融合（12）	BR: 8.33%			
			透视、正常解剖（36）	BR: 8.33%			
			CAN、侧块融合（24）	BR: 0%			
Lim 等（2005）[34]	单中心图表回顾	手术患者	CAN 翻修、侧块融合（122）	BR: 4.1%	Laine	术前 CT/StealthStation	无 NV 损伤 脊柱侧凸 BR: 13%
			CAN 翻修、侧块未融合（109）	BR: 5.5% 整体 BR: 4.8%			非脊柱侧凸 BR: 2%
Rampersaud 等（2007）[35]	前瞻性观察的队列	手术患者	透视初次手术（102）	AR: 84.3%	Mirza	术中 C 臂／透视导航	无 NV 损伤
			CAN 翻修手术（102）	AR: 81.4%			
Nottmeier 等（2009）[10]	单中心图表回顾	手术患者	CAN 初次手术（669）	BR: 7.7%	Mirza	术中 C 臂／Brainlab 或 O 臂／StealthStation	0.9% NV 损伤 螺钉直径 >7.5 mm 达到 71%
			CAN 翻修手术（总计 282）	复合率: 6.7%			
			CAN 翻修手术、侧块融合（154）	BR: 7.8 整体 BR: 7.5%			
Luther 等（2015）[8]	单中心队列系列回顾	手术患者	CAN 初次手术[a]（708）	AR: 88%	Mirza	术中 O 臂／Brainlab	无 NV 损伤 更大的螺钉：椎弓根直径（0.71 与 0.63）
			CAN 翻修手术[b]（726）	AR: 82%			
Hsieh 等（2014）[15]	单中心图表回顾	手术患者	CAN 初次手术（313）	AR: 98.7%	Hsieh	O 臂／StealthStation	S1 螺钉 AR: 翻修 80.6% 初次 100%
			CAN 翻修手术（429）	AR: 98.6%			
Yoon（2016）[12]	单中心图表回顾	手术患者	CAN 翻修手术（45）	BR 0%	Mirza	O 臂／StealthStation	无 NV 损伤

[a] 44% 具有复杂的解剖结构。　[b] 76% 具有复杂的解剖结构。　缩写：NV，神经血管；AR，准确率；BR，穿破率

体的固定）以及通过 S1 置入的双皮质螺钉[12]。破损率是根据术后轴位 CT 影像用 Mirza 方法计算得出的[14]（表 13.1b）。

Hsieh 等进行了另一项单中心回顾性研究，试图确定 O 臂引导 CAN 技术在初次手术中置入的 313 枚螺钉，在存在解剖结构变异的翻修病例中置入的 429 枚螺钉的破损率差异。螺钉置于 C7 与骨盆之间，破损率是根据作者描述的一种新方法确定的（表 13.1c）。结果发现，无论是否存在解剖变异，总体的置钉准确率相当（初次手术病例为 98.7%，翻修手术病例为 98.6%），S1 螺钉的翻修手术置钉准确率（80.6%）低于初次手术（100%）。作者也注意到在翻修病例中有骨盆螺钉置入准确率较低的趋势，原因可能是骨盆与下肢相连，影响了引导正确置钉的能力。初次手术组中只有 1 枚螺钉因误置导致术后疼痛而需要重置，但翻修组没有螺钉需要重置[15]。

Rampersaud 等发表了目前唯一一项前瞻性研究，分析了在影像导航下置入椎弓根螺钉进行翻修的置钉准确性[35]。该研究采用观察配对队列设计，对 24 例先前使用非椎弓根螺钉固定（棒 – 钩系统、关节突关节螺钉）行胸腰椎融合术的患者进行评估。这些患者最终出现了症状性的邻近节段退变，需要进行翻修。匹配的对照组包括初次接受器械融合的患者，解剖结构清晰。与之前的研究不同，影像引导是通过术中计算机辅助二维透视技术（Surgical Navigation technology, Louisville, CO）进行的。在通过后外侧融合块置入的 102 枚椎弓根螺钉中，置钉准确率约为 81.4%；相比之下，初次手术患者约为 84.3%，没有明显差异。多数破损是由于螺钉过大造成的，临床症状不明显。破损的分级方法类似于 Mirza 分类法：Ⅰ级表示没有破损，Ⅳ级表示破损 >4 mm[35]。

上述研究存在以下缺陷：回顾性设计和缺乏随机性；多为单一机构的研究，因此结果可能不适用于一般的患者群体。这些研究的另一个局限是缺乏对照组，即之前采用其他常规方法置入椎

弓根螺钉的患者，如徒手技术或侧向透视技术。前瞻性试验的置钉准确率明显低于回顾性研究中所观察到的，部分原因可能是采用了二维影像导航技术，而其他研究中最常使用的是术中 CT 成像三维导航系统。

特定的术前脊柱病变，如脊柱侧凸，可能会增加翻修病例发生椎弓根壁破损的风险。此外，对破损的定义不同，也会影响对破损率的整体判断，因为有些研究不认为 <2 mm 的破损属于错置，而有些研究则认为属于。最后，尽管确实存在一定的破损率，但神经血管损伤和需要翻修的比例很低，因此还需要更广泛、更大样本和更长随访时间的研究来确定检测结果是否真正存在差异。综上所述，使用影像引导 CAN 技术置入椎弓根螺钉的破损率为 0~18.6%。总的来说，上述证据表明，导航，特别是 CT 导航辅助置钉的准确性明显高于传统徒手置钉技术，几乎可以达到在无解剖变异的原发病例中的置钉准确性。

13.3.3　实例：平背综合征和退变性脊柱侧凸的翻修手术

70 岁女性患者，合并房颤、糖尿病、多次腹部疝气修补后伤口开裂。9 年前曾 2 次行腰椎融合术，术后出现背痛加重、活动能力下降和严重的下肢神经痛。最初的症状在融合后 2 年内有所改善，但随后又复发。她尝试了非手术治疗，包括控制疼痛和物理治疗，随后又置入胸椎椎管内脊髓刺激器，背痛最初得到了约 60% 的缓解。不幸的是，随着时间的推移，刺激器的疗效下降，无法进一步缓解疼痛，因此又将其拆除。她继续采取非手术治疗，包括多次硬膜外类固醇注射和物理治疗，但疼痛没有缓解。她报告说目前疼痛加剧并向双下肢后方放射，合并下肢无力，为此她现在需要坐轮椅。患者的症状导致其生活质量明显下降。

腰椎 MRI 和 CT 以及 EOS 站立位 X 线检查显示多节段退变性腰椎椎间孔和中央管狭窄、脊

柱矢状面失衡、平背畸形、渐进性后凸畸形。由于非手术治疗无效，病情逐渐恶化。根据术前评估，计划实施以下手术：拆除后路内固定器械，更换椎弓根螺钉，并将融合从 T5 扩展到 S1，包括髂骨－骨盆固定。此外，利用 CT 引导的计算机辅助导航系统行多级 Smith-Peterson 截骨术、L1~L4 椎板翻修切除术、L1-L2 经腹前路腰椎间融合术和 L3 PSO。

术后 CT 扫描显示置入椎弓根螺钉导致椎弓根壁存在三处破损：T11 和 T12 有 2~4 mm 的外侧壁破损，L2 有一个 <2 mm 的内侧壁破损。根据 Aoude 评分系统，每处破损都代表 1 分[16]。此外，所有的破损在临床上都不重要，因此无须重置螺钉。术后站立 AP 位和侧位 X 线片显示冠状面和矢状面失衡有所改善（图 13.2）。术后 2 周随访时，患者报告没有背痛，双下肢疼痛减轻了约 60%。

13.4 导航技术在复杂手术中的应用

13.4.1 截骨术

导航在复杂、翻修手术中具有重要应用价值，如复杂的脊柱畸形矫形手术。手术包括置入器械与矫正技术相结合，如椎弓根截骨术（PSO）或椎体切除术（VCR），以恢复脊椎的正常力线。与简单翻修术一样，彻底的术前评估和对术前影像资料的详细分析至关重要[36]。在此，我们通过一个实际病例来显示导航辅助器械矫正和融合术的明显益处。

54 岁女性患者，在多次胸腰椎手术后出现脊柱侧凸。术前站立位 X 线片显示之前于 T12~L4 置入后路器械，腰椎前凸消失，SVA 阳性。术前 CT 提示在相应节段出现已融合的凸出骨块。术中在导航引导下延长了融合节段，同时进行了 L4 PSO 和 L5-S1 Ponte 截骨术，使腰椎前凸得到了 45° 的矫正（图 13.3）[37]。复杂畸形和正常解剖标志的消失使翻修手术变得困难，而采用导航技术可以提高此类手术的准确性，并降低损伤神经血管的可能。

13.4.2 颈椎

从传统角度来说，侧块螺钉固定是颈椎后路内固定的首选。然而，当侧块由于骨折、感染、既往手术而不稳定，或被破坏、发育不良时，置入颈椎椎弓根螺钉（CPS）是一种选择。由于颈胸椎的椎弓根比下胸椎、腰椎的椎弓根小很多，所以 CPS 的放置更具挑战性。颈椎内固定融合术后改变可能导致颈椎僵硬，置入椎弓根螺钉时难以实现合适的角度，使得椎弓根螺钉的置入变得更加复杂[38]；颈胸交界处存在驼背和／或脊柱侧凸畸形，改变了椎弓根的正常方向，又使这一情况更加明显。

与腰椎一样，传统的颈椎椎弓根螺钉置入策略也存在一定的破损率[39, 40]。术前合并症（如类风湿性关节炎）的存在将导致破损率增加，同时由于椎弓根较小，损伤神经血管结构的风险更高[40, 41]。因此，影像导航技术在颈椎初次手术和翻修手术中均能提高置钉准确性[19, 41~43]。

13.5 小结

由于失去了正常的解剖标志，脊柱翻修手术在技术上可能更具挑战性。采用影像导航辅助技术是一个很好的选择，有助于正确置入相关器械。其目的不仅是为了防止损伤神经血管，而且也是为了减少翻修手术的需要，因为翻修成功率会随着翻修次数增加而明显下降。

虽然已有的数据表明，在已融合脊柱中采用导航技术具有准确性更高的优势，但临床症状并没有因为这种技术的应用而得到明显改善。因此，有必要进行更多的前瞻性研究，包括更大的样本、更好的对照组、标准化的损伤分类和更长的随访时间。

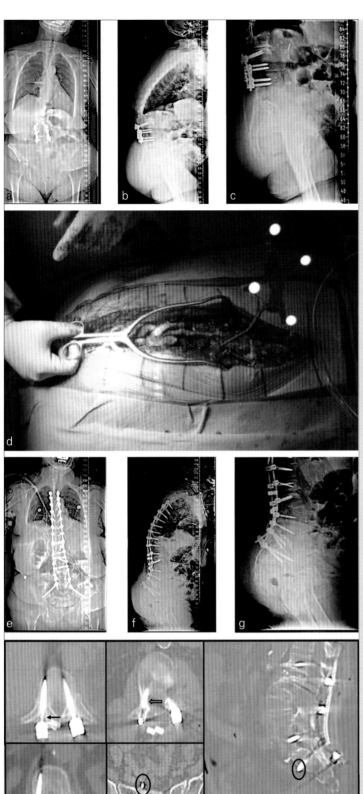

图 13.2 平背综合征和退变性脊柱后凸的翻修。术前站立位正位（a）和侧位（b，c）X线片显示脊柱复合失衡。术中通过中线切口用临时棒将牵引棒固定在现有椎弓根螺钉上（d）。术后站立位正位（e）和侧位（f，g）X线片显示脊柱失衡得到纠正。术后 CT 显示 T11（闭合箭头）和 T12（弯曲箭头）螺钉向外穿破，T11（开放箭头）向内穿破，在轴向和矢状面（h）影像上可见 S1 螺钉向前穿破（圆）

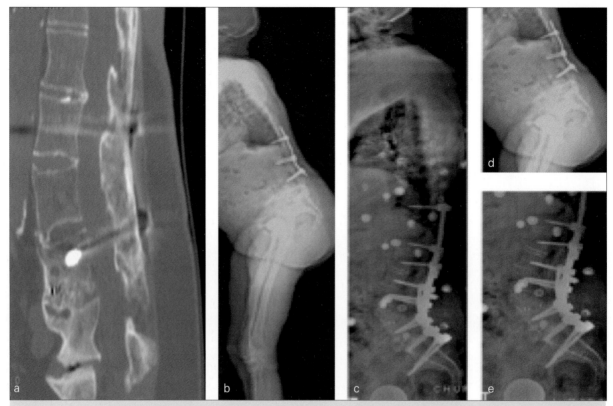

图 13.3　平背综合征的长节段导航内固定。术前矢状面 CT 显示后部正常解剖标志消失（a）。术前（b, d）和术后（c, e）侧位 X 线片显示矢状面矫形（Vital 等[37]）

参考文献

［1］Adogwa O, Parker SL, Shau DN, et al. Cost per quality-adjusted life year gained of revision neural decompression and instrumented fusion for same-level recurrent lumbar stenosis: defining the value of surgical intervention. J Neurosurg Spine, 2012, 16(2):135–140

［2］Sebaaly A, Lahoud MJ, Rizkallah M, Kreichati G, Kharrat K. Etiology, evaluation, and treatment of failed back surgery syndrome. Asian Spine J, 2018, 12(3):574–585

［3］Turunen V, Nyyssönen T, Miettinen H, et al. Lumbar instrumented posterolateral fusion in spondylolisthetic and failed back patients: a long-term followup study spanning 11–13 years. Eur Spine J, 2012, 21(11):2140–2148

［4］Pateder DB, Park YS, Kebaish KM, et al. Spinal fusion after revision surgery for pseudarthrosis in adult scoliosis. Spine, 2006, 31(11):E314–E319

［5］Arts MP, Kols NI, Onderwater SM, Peul WC. Clinical outcome of instrumented fusion for the treatment of failed back surgery syndrome: a case series of 100 patients. Acta Neurochir (Wien), 2012, 154(7):1213–1217

［6］Adogwa O, Owens R, Karikari I, et al. Revision lumbar surgery in elderly patients with symptomatic pseudarthrosis, adjacent-segment disease, or same-level recurrent stenosis. Part 2. A cost-effectiveness analysis: clinical article. J Neurosurg Spine, 2013, 18(2):147–153

［7］Guyer RD, Patterson M, Ohnmeiss DD. Failed back surgery syndrome: diagnostic evaluation. J Am Acad Orthop Surg, 2006, 14(9):534–543

［8］Luther N, Iorgulescu JB, Geannette C, et al. Comparison of navigated versus non-navigated pedicle screw placement in 260 patients and 1434 screws:screw accuracy, screw size, and the complexity of surgery. J Spinal Disord Tech, 2015, 28(5):E298–E303

［9］Cho W, Cho SK, Wu C, Fellow C. The biomechanics of pedicle screw-based instrumentation. J Bone Joint Surg Br, 2010, 92(8):1061–1065

［10］Nottmeier EW, Seemer W, Young PM. Placement of thoracolumbar pedicle screws using three-dimensional image guidance: experience in a large patient cohort. J Neurosurg Spine, 2009, 10(1):33–39

［11］Xu R, Ebraheim NA, Ou Y, Yeasting RA. Anatomic

considerations of pedicle screw placement in the thoracic spine. Roy-Camille technique versus openlamina technique. Spine, 1998, 23(9):1065–1068

[12] Yoon JW, Nottmeier EW, Rahmathulla G, Fenton DS, Pirris SM. Redirecting pedicle screws: a revision spinal fusion strategy using three-dimensional image guidance. Int J Med Robot, 2016, 12(4):758–764

[13] Laine T, Lund T, Ylikoski M, Lohikoski J, Schlenzka D. Accuracy of pedicle screw insertion with and without computer assistance: a randomised controlled clinical study in 100 consecutive patients. Eur Spine J, 2000, 9(3):235–240

[14] Mirza SK, Wiggins GC, Kuntz C, IV, et al. Accuracy of thoracic vertebral body screw placement using standard fluoroscopy, fluoroscopic image guidance, and computed tomographic image guidance: a cadaver study. Spine, 2003, 28(4):402–413

[15] Hsieh JC, Drazin D, Firempong AO, Pashman R, Johnson JP, Kim TT. Accuracy of intraoperative computed tomography image-guided surgery in placing pedicle and pelvic screws for primary versus revision spine surgery. Neurosurg Focus, 2014, 36(3):E2

[16] Aoude A, Ghadakzadeh S, Alhamzah H, et al. Assess pedicle screw breach. Asian Spine J, 2018, 12(1)

[17] Ughwanogho E, Flynn JM. Current navigation modalities in spine surgery with a focus on the use of the O-arm in Deformity Surgery Expert commentary. Univ Pa Orthop J, 2010, 20:65–69

[18] Silbermann J, Riese F, Allam Y, Reichert T, Koeppert H, Gutberlet M. Computer tomography assessment of pedicle screw placement in lumbar and sacral spine: comparison between free-hand and O-arm based navigation techniques. Eur Spine J, 2011, 20(6):875–881

[19] Richter M, Cakir B, Schmidt R. Cervical pedicle screws: conventional versus computer-assisted placement of cannulated screws. Spine, 2005, 30(20):2280–2287

[20] Rivkin MA, Yocom SS. Thoracolumbar instrumentation with CT-guided navigation (O-arm) in 270 consecutive patients: accuracy rates and lessons learned. Neurosurg Focus, 2014, 36(3):E7

[21] Theologis AA, Burch S. Safety and efficacy of reconstruction of complex cervical spine pathology using pedicle screws inserted with stealth navigation and 3d image-guided (O-arm) technology. Spine, 2015, 40(18):1397–1406

[22] Holly LT, Foley KT. Intraoperative spinal navigation. Spine, 2003, 28(15) Suppl:S54–S61

[23] Gebhard FT, Kraus MD, Schneider E, Liener UC, Kinzl L, Arand M. Does computer-assisted spine surgery reduce intraoperative radiation doses? Spine, 2006, 31(17):2024–2027, discussion 2028

[24] Kim YW, Lenke LG, Kim YJ, et al. Free-hand pedicle screw placement during revision spinal surgery: analysis of 552 screws. Spine, 2008, 33(10):1141–1148

[25] Kraus MD, Krischak G, Keppler P, Gebhard FT, Schuetz UHW. Can computerassisted surgery reduce the effective dose for spinal fusion and sacroiliac screw insertion? Clin Orthop Relat Res, 2010, 468(9):2419–2429

[26] Drazin D, Al-Khouja L, Shweikeh F, Pashman R, Johnson JP, Kim T. Economics of image guidance and navigation in spine surgery. Surg Neurol Int, 2015, 25(6):2024–2027

[27] Zausinger S, Scheder B, Uhl E, Heigl T, Morhard D, Tonn JC. Intraoperative computed tomography with integrated navigation system in spinal stabilizations. Spine, 2009, 6(Suppl 10):S323–S326

[28] Hecht AC, Koehler SM, Laudone JC, Jenkins A, Qureshi S. Is intraoperative CT of posterior cervical spine instrumentation cost-effective and does it reduce complications? Clin Orthop Relat Res, 2011, 469(4):1035–1041

[29] Lu Y, Qureshi SA. Cost-effective studies in spine surgeries: a narrative review. Spine J, 2014, 14(11):2748–2762

[30] Amiot LP, Lang K, Putzier M, Zippel H, Labelle H. Comparative results between conventional and computer-assisted pedicle screw installation in the thoracic, lumbar, and sacral spine. Spine, 2000, 25(5):606–614

[31] Ling JM, Dinesh SK, Pang BC, et al. Routine spinal navigation for thoraco-lumbar pedicle screw insertion using the O-arm three-dimensional imaging system improves placement accuracy. J Clin Neurosci, 2014, 21(3):493–498

[32] Yu T, Mi S, He Y, et al. Accuracy of pedicle screw placement in posterior lumbosacral instrumentation by computer tomography evaluation: a multi-centric retrospective clinical study. Int J Surg, 2017, 43:46–51

[33] Austin MS, Vaccaro AR, Brislin B, Nachwalter R, Hilibrand AS, Albert TJ. Image-guided spine surgery: a cadaver study comparing conventional open laminoforaminotomy and two image-guided techniques for pedicle screw placement in posterolateral fusion and nonfusion models. Spine, 2002, 27(22):2503–2508

[34] Lim MR, Girardi FP, Yoon SC, Huang RC, Cammisa FP, Jr. Accuracy of computerized frameless stereotactic image-guided pedicle screw placement into previously fused lumbar spines. Spine, 2005, 30(15):1793–1798

[35] Rampersaud YR, Lee KS. Fluoroscopic computer-assisted pedicle screw placement through a mature fusion mass: an assessment of 24 consecutive cases with independent analysis of computed tomography and clinical data. Spine, 2007, 32(2):217–222

[36] Obeid I, Bourghli A, Boissière L, Vital JM, Barrey C. Complex osteotomies vertebral column resection and decancellation. Eur J Orthop Surg Traumatol, 2014, 24 Suppl 1:S49–S57

[37] Vital JM, Boissière L, Bourghli A, Castelain JE, Challier V, Obeid I. Osteotomies through a fusion mass in the lumbar spine. Eur Spine J, 2014, 24(1). DOI: 10.1007/s00586–014–3657–4

[38] Rienmüller A, Buchmann N, Kirschke JS, et al. Accuracy of CT-navigated pedicle screw positioning in the cervical and upper thoracic region with and without prior anterior surgery and ventral plating. Bone Joint J, 2017, 99-B(10):1373–1380

[39] Ishikawa Y, Kanemura T, Yoshida G, et al. Intraoperative, full-rotation, threedimensional image (O-arm)-based

navigation system for cervical pedicle screw insertion. J Neurosurg Spine, 2011, 15(5):472–478

[40] Hojo Y, Ito M, Suda K, Oda I, Yoshimoto H, Abumi K. A multicenter study on accuracy and complications of freehand placement of cervical pedicle screws under lateral fluoroscopy in different pathological conditions: CT-based evaluation of more than 1,000 screws. Eur Spine J, 2014, 23(10):2166–2174

[41] Abumi K, Shono Y, Ito M, Taneichi H, Kotani Y, Kaneda K. Complications of pedicle screw fixation in reconstructive surgery of the cervical spine. Spine, 2000, 25(8):962–969

[42] Yoshimoto H, Sato S, Hyakumachi T, Yanagibashi Y, Masuda T. Spinal reconstruction using a cervical pedicle screw system. Clin Orthop Relat Res. 2005(431):111–119

[43] Ludwig SC, Kowalski JM, Edwards CC, II, Heller JG. Cervical pedicle screws: comparative accuracy of two insertion techniques. Spine, 2000, 25(20):2675–2681

14 导航下微创经椎间孔入路腰椎椎间融合术

Bradley C. Johnson，Thomas J. Errico

摘 要

导航辅助下微创经椎间孔入路腰椎椎间融合术结合了微创手术的优点，减少了组织损伤，加快了康复，提高了内置物的置入精度，减少了辐射暴露。对于许多退行性腰椎病变，它是一种安全、有效的选择。

关键词

导航，微创手术，经椎间孔腰椎椎间融合术，脊柱，腰椎融合术。

14.1 简介

导航辅助下微创经椎间孔入路腰椎椎间融合术（TLIF）是由后路椎间融合技术发展而来的。TLIF 的手术入路更靠外侧，可以进入椎间盘，同时尽量减少了对牵拉神经根的需要，降低了意外切开硬膜和术后神经根炎的发生率[1]。在后路融合术中使用椎间融合可提高融合率，并有可能恢复脊柱矢状面序列[2, 3]。

在过去的 20 年里，TLIF 更趋于通过微创手术（MIS）进行。研究表明，与开放性 TLIF 相比，MIS-TLIF 能有效减少失血，减轻术后疼痛，缩短住院时间，减少软组织损伤，使患者术后更早期活动，改善外观和降低感染率[4~6]。同时，与开放手术相比，MIS 手术具有更陡峭的学习曲线和更多的辐射暴露[7]。

计算机辅助导航（CAN）于 20 世纪 90 年代被引入脊柱外科，旨在提高手术的准确性和减少辐射暴露[8]。CAN 系统将术中三维（3D）透视或锥形束计算机断层扫描（CT）与实时精密仪器跟踪相结合，以实现 3D 立体定向引导。导航扩展了 MIS 的应用前景，减少了辐射暴露，提高了准确性，并有可能更容易跨越 MIS 的学习曲线[9]。

14.2 适应证

导航辅助 MIS-TLIF 的适应证与开放性 TLIF 相似[10]，包括腰椎滑脱合并椎管狭窄或机械性腰背痛、复发性椎间盘突出、在不破坏关节稳定性的情况下无法安全治疗的椎间孔狭窄或滑膜囊肿、假性关节脱位，以及椎板切除术后脊柱后凸或不稳等[6, 10, 11]。在视觉受阻、解剖结构异常或安全通道受限的情况下，导航尤其有用。例如，在肥胖、肿瘤、翻修、复杂畸形手术、儿科手术，以及髂骨固定、需要置入颈椎或胸椎椎弓根螺钉等情况下，使用导航是比较合适的[6, 12]。

14.3 禁忌证

除了局部活动性感染外，TLIF 几乎没有绝对禁忌证。相对禁忌证包括全身感染、解剖畸形（如椎间孔神经根畸形）、严重脊柱滑脱、转移性脊柱肿瘤、急性骨折、广泛瘢痕、严重骨质疏松或病变部位的强直[10, 13]。影响伤口愈合的危险因素包括营养不良或糖尿病等，应当加以调整；然而，如果需要手术，由于创伤更小，MIS 相对于开放手术是更合适的选择[13]。既往手术中置入的金属内置物在成像时可能会造成影像扭曲，使 MIS 安全性降低或导航不准确。MIS 的应用可能在多节段手术中更具技术挑战性。与后路腰椎椎体间融合术不同，TLIF 可以在圆锥水平进行。上腰椎神经结构损伤仍然是一个令人关注的问题。在椎间盘源性腰背痛的椎间融合中，并没有得到比非手术治疗更好的结果[14]，因此在这一人群中应仔细考虑是否手术治疗。术后无法配合康复的患者可能不适合进行手术干预。

14.4　术前计划

所有的患者都必须进行详细的病史采集和检查。应特别注意神经症状最突出的是哪一侧，因为这将决定 TLIF 入路的方向。无突发状况的患者应在手术前至少进行 3 个月的保守治疗。

腰椎前后位和侧位 X 线片可用于评估矢状位和冠状位的排列、椎间盘病变的程度和骨的质量。矢状位屈伸位片可显示动态不稳定。对站立 X 线片、仰卧位 CT 或 MRI 进行对比，也可能揭示细微的改变。MRI 用于确认诊断、计划手术和评估神经解剖。如果行 MRI 检查有禁忌，

则应行 CT 脊髓造影。CT 有助于区分骨、神经受压和软组织病理学，也有助于规划内置物的大小、类型和位置。如果术前需要行高分辨率 CT 扫描，则应针对 CAN 系统进行优化。

术前应制订手术计划，手术组所有成员都应当进行简要介绍。在术前留置区实施预防性多模式镇痛方案[15]，并在做切口前预防性使用抗生素。

14.5　手术室设置和定位

精心准备的手术室（OR）对于安全、高效地进行手术至关重要。大的手术室有助于容纳成像装置、手术显微镜和导航系统，包括摄像机和显示器（图 14.1）。患者俯卧于可透视手术床上，如 Jackson 床，这样可以保留腰椎前凸；腹部悬空，以防止腹腔静脉丛充血，并在骨性受压点上加软垫。嘱麻醉师经常转动头部，以降低面部的压力。当在下腰椎进行操作时，反 Trendelenburg 体位

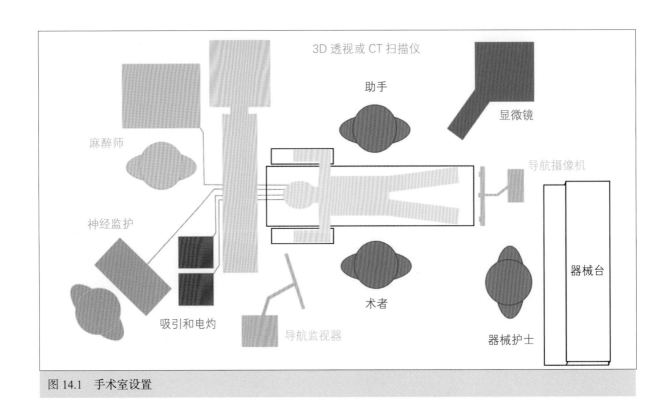

图 14.1　手术室设置

可以降低面部和胸部的压力，同时为椎弓根螺钉和椎间盘提供一个更垂直的轨迹。将患者用胶带固定于手术床上，有助于减少患者的移动，提高导航的准确性。对于基于 CT 扫描的 CAN，扫描仪通常位于患者的头端，导线、绳索和吸引管通过龙门架向头端延伸。在将患者翻转至俯卧位前开始进行脊髓监测准备；翻转后体感诱发电位和运动诱发电位的变化，提示需要调整体位。

14.6　注册和匹配

导航系统需要将患者的骨性解剖结构与系统的三维重建解剖模型进行注册匹配。在标准的无菌铺单手术开始时，通过一个小的穿刺切口将参考阵列牢固固定于髂后上棘。然后通过光学追踪相机与参考阵列进行注册配准，并对手术器械进行校准。多数 CAN 系统利用术中扫描影像来记录患者的位置并重建三维解剖结构。在利用术前 CT 的 CAN 系统中，通过透视或用导航探头进行骨性标志点匹配，以完成核心注册。

14.7　椎弓根准备和椎弓根螺钉置入

后路椎弓根螺钉器械支持椎间置入。应使用导航探针在皮肤上寻找椎弓根轨迹来计划切口。通过确认扩张器和椎弓根螺钉的轨迹，可以采用更小、更精确的切口，从而减少皮肤牵拉。切口位于椎间盘水平可触及的中线棘突外侧约 3 cm 处。手术一般经多裂肌和骶棘肌之间［经椎旁肌间（Wiltse）入路］进入[16]。然而，使用牵开器难免会导致部分肌肉撕裂。在做完切口后，置入最初的、可导航的扩张器并将其固定于椎弓根轨迹同轴的关节突关节外侧面，再用克氏针建立骨性通道。

椎弓根螺钉可以在 TLIF 之前或之后放置。在处理椎间盘之前放置螺钉，有利于通过螺钉之

间的牵引获得更好的视野，方便椎间融合装置的置入。然而，置入椎弓根螺钉可能会妨碍处理椎间盘，并且牵引本身可能会削弱椎弓根螺钉的力学特性。如果要先进行 TLIF，需将导针撤出。

在置入椎弓根螺钉时，在克氏针上方按顺序使用扩张器直至更换成最后的皮肤扩张器，将最终的扩张器固定于手术台上。然后用一个比所需螺钉直径小 1 mm 的可导航探针插入椎弓根并在实时监测下进行开路。如果使用肌电图进行神经电生理监测，可刺激该探针以确定椎弓根的破壁情况。放置一个大小适当的椎弓根螺钉。

14.8　关节突关节的评估

根据已经置入椎弓根螺钉，可以有效确定神经孔的位置，瞄准它们之间的中点稍向尾部移动（图 14.2）。按顺序推进扩张器，将最终的扩张器用关节臂固定于对侧手术床栏。在推进最初的扩张器时，应注意避免穿透椎板。使用导航或透视确认最终扩张器的位置和轨迹。使用手术显

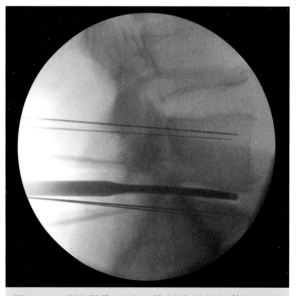

图 14.2　透视影像显示经椎间孔腰椎椎体间融合（TLIF）牵引器的运动轨迹以及空心椎弓根钉，后者被用于测量椎间盘移除的深度

微镜来加强视野和光照。用电刀骨膜下剥离肌肉和韧带。

14.9 关节突关节切除术

在去除软组织后，用截骨刀或高速钻头去除下关节突。首先，在下关节突内侧做一个纵切口，头端延伸至下关节突上界。第二个横截面切口朝向侧方，穿过峡部。在处理椎间盘过程中，保留部分峡部可以保护出口神经根（图 14.3）。松动的下关节突可在用弧形刮刀清除软组织附着后用咬骨钳咬下。

横行切除上关节突（SAP），正好在下位椎弓根的上部。用 Woodson 钩探触椎弓根上缘，可以将其留在椎间孔内，以便在切割时保护深部结构。用弧形刮刀清除软组织，用咬骨钳清除骨。如果工作空间有限，可以用两个平行的横切口将 SAP 分两块切除。在 SAP 切除过程中经常会遇到出血，因为在椎间孔水平有固定的静脉丛穿过椎间盘，可在下椎弓根的上缘用双极电凝安全电凝烧结这些血管。

在椎间盘处理过程中，保留黄韧带可保护硬膜囊和走行神经根；如果存在侧隐窝狭窄，可将其从椎板咬除或牵开以改善视野。根据需要，可以用神经根拉钩保护走行神经根和上位的出口根。在椎间盘处理完成后，如果存在狭窄，可以切除黄韧带。对于中央型椎管狭窄，可用牵开器向内侧椎板棘突方向牵开脊髓，然后用磨钻切除外侧的骨质并切除黄韧带。

14.10 椎间盘处理

用手术刀在后纵韧带的外侧做一个 1 cm 的矩形环状切口，根据需要使用 Kerrison 扩大环形窗，确保清除上覆组织，以避免切开硬脊膜。用骨刀或枪钳切除上、下椎板的后唇，有利于进入椎间盘。

用直刮匙或 Cobb 刮匙在上、下终板上依次进行椎间盘处理，再连续使用铰刀进行初始椎间隙制备。应注意，因为铰刀可能会破坏终板，可用直的髓核钳来去除松散的椎间盘碎片，同时不要破坏前纵韧带。然后用角刮刀跨过中线处理对

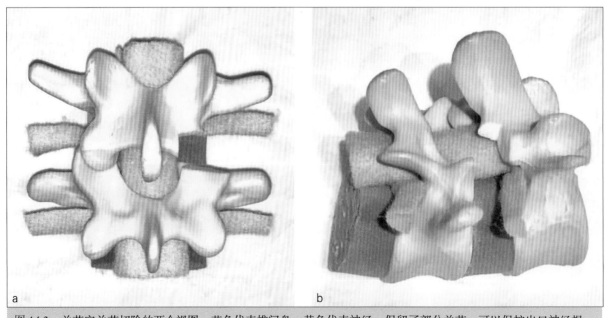

图 14.3　关节突关节切除的两个视图。蓝色代表椎间盘，黄色代表神经。保留了部分关节，可以保护出口神经根

侧椎间盘，每次操作一个终板，用直角髓核钳清除髓核组织。如果需要，可以用锉刀或环形刮匙来彻底清除椎间盘。椎间盘减压情况可以通过使用导航探针触碰椎间隙[17]，或者用金属器械插入椎间盘进行透视来确认。

14.11 置入椎间融合器

置入不同大小的试模，以确定椎间盘和最终融合器的大小，合适的标准为：紧贴终板，又能够通过锤子轻松置入。融合器过小可能导致术后腰椎不稳定、不融合和腰椎前凸丢失，而融合器过大又会破坏终板或难以置入，并有损伤神经结构的风险。使用一个特殊漏斗（译者：漏斗也可以用剪断的吸引管来代替）将骨移植物（自体骨或同种异体骨）向前和向内填充。置入椎间融合器时需跨过中线，通过正侧位透视或者使用CAN 技术来确认内置物位置[17, 18]。

使用大小和弧度适当的棒连接所有的椎弓根钉，可以通过改变棒的弯曲程度来对手术区域脊柱轻度施压，从而改善脊柱前凸，降低椎间融合器向后移位的可能性。在移除导航追踪器前，用二维（2D）透视或三维扫描再次检查内置物的位置[10, 19]。

14.12 对侧小关节融合

通过单独切口显露对侧相同节段的小关节，用磨钻或骨刀切除关节软骨，然后在关节面内植入骨移植物。由于椎间融合已经提供了充足的融合面，所以后外侧融合并不是必需的，有需要时可以进行后外侧融合。首先，将扩张器横向指向尾侧椎体的横突，分离软组织并使用磨钻去除骨皮质[6, 20]。然后将扩张器向上倾斜，在上位椎体的横突处重复上述操作。最后在两个横突之间放置骨移植物。

14.13 闭合切口

使用大量生理盐水冲洗切口。虽然通常没有必要，环状切口可以用骨蜡[10]或纤维蛋白胶密封，以防止移植材料向后溢出，尤其是选择使用可能刺激神经结构的 BMP-2 时。引流管很少使用。腰背筋膜用粗线编织的可吸收缝线缝合。用 0.25% 布比卡因浸润软组织以加强术后疼痛控制[21]。逐层缝合切口并覆盖无菌敷料。

14.14 术后管理

多模式镇痛方案对于促进早期活动和减少药物的副作用至关重要[22]。术后限制包括直立时不能弯腰，不能扭动，以及 5 磅的负重限制。患者在术后第一天或第二天出院[23]，尽管有越来越多的证据支持当天出院[24]。完全骨性融合则需要至少 3 个月。

14.15 技术要点

- 应做好开放手术的准备。一项使用 O 臂导航的前瞻性多中心研究发现，约 5.1% 的病例未能达到预期效果[25]。
- 在处理椎间盘的过程中，特别是 MIS，后方的中央型椎间盘突出经常被遗漏。
- 注意 CAN 参考阵列的位置，因为不经意的碰撞将需要重新扫描患者，减慢手术进程并增加患者的辐射暴露。
- 内置骨收集器可用于自体骨的回收。
- MIS 手术有明显的学习曲线，刚接触 MIS 的外科医生应该选择最大的 MIS 管道或扩张器。
- 尽量减少 MIS 扩张器的调整，有助于尽可能少发生肌肉进入手术区域的现象。

使用导航时，通过触碰解剖标志点（如横突）来确认每一步的准确性是有帮助的。如果患者的解剖结构与三维重建不一致，应重新注册。

14.16 并发症

导航辅助 MIS-TLIF 的潜在并发症包括全身麻醉、内置物位置错误、疼痛、感染、神经损伤、骨折、症状无改善、出血、硬膜破裂以及假性关节炎[10, 26]。在 MIS 中处理术中并发症比较困难，因为工作通道很小，可见度有限[26]。由于 MIS 术后很少存在死腔，如果不能直接修复硬膜破损，可使用明胶海绵和耳脑胶覆盖破损，然后细致缝合，常足以关闭渗漏并使之愈合[10]。

14.17 结果

MIS-TLIF 与开放 TLIF 的融合率相当，一般在 95% 以上[6, 20]。一项系统回顾和荟萃分析比较了 MIS-TLIF 与开放 TLIF，发现 MIS 的手术时间相似，术中失血和感染率明显较低。此外，MIS 组的 VAS 背痛评分和术后 ODI 评分明显较低[6]。Peng 等[27]的一项前瞻性比较研究发现，早期手术结果有利于 MIS，而术后 2 年的结果则相似。

Mason 等回顾了 30 项关于椎弓根螺钉置钉准确率的研究[9, 12, 25, 28, 29]，发现常规透视的准确率为 68.1%，而三维透视导航的准确率为 95.5%[28]。然而，在无畸形的尸体中，Tabaraee 等发现，导航下置入椎弓根螺钉与在常规透视下置入椎弓根螺钉的准确率相似[30]。对 15 222 例接受腰椎椎弓根螺钉固定的患者进行回顾性多变量分析发现，CAN 导致的主要和次要不良事件明显减少，输血也减少，但手术时间明显延长[26]。

14.18 小结

导航辅助 MIS-TLIF 是治疗多种腰部退行性病变的安全、有效的方法。MIS 手术减少了失血和组织损伤，加速了恢复，并降低了成本。导航辅助可以提高内置物的置入准确性并减少辐射暴露。

参考文献

［1］Liu J, Deng H, Long X, Chen X, Xu R, Liu Z. A comparative study of perioperative complications between transforaminal versus posterior lumbar interbody fusion in degenerative lumbar spondylolisthesis. Eur Spine J, 2016,25(5):1575–1580

［2］Mobbs RJ, Phan K, Malham G, Seex K, Rao PJ. Lumbar interbody fusion: techniques, indications and comparison of interbody fusion options including PLIF, TLIF, MI-TLIF, OLIF/ATP, LLIF and ALIF. J Spine Surg, 2015, 1(1):2–18

［3］Jalalpour K, Neumann P, Johansson C, Hedlund R. a randomized controlled trial comparing transforaminal lumbar interbody fusion and uninstrumented posterolateral fusion in the degenerative lumbar spine. Global Spine J, 2015,5(4):322–328

［4］Lee KH, Yue WM, Yeo W, Soeharno H, Tan SB. Clinical and radiological outcomes of open versus minimally invasive transforaminal lumbar interbody fusion. Eur Spine J, 2012, 21(11):2265–2270

［5］Parker SL, Adogwa O, Witham TF, Aaronson OS, Cheng J, McGirt MJ. Postoperative infection after minimally invasive versus open transforaminal lumbar interbody fusion (TLIF): literature review and cost analysis. Minim Invasive Neurosurg, 2011, 54(1):33–37

［6］Phan K, Rao PJ, Kam AC, Mobbs RJ. Minimally invasive versus open transforaminal lumbar interbody fusion for treatment of degenerative lumbar disease: systematic review and meta-analysis. Eur Spine J, 2015, 24(5):1017–1030

［7］Yu E, Khan SN. Does less invasive spine surgery result in increased radiation exposure? A systematic review. Clin Orthop Relat Res, 2014, 472(6):1738–1748

［8］Schlenzka D, Laine T, Lund T. Computer-assisted spine surgery. Eur Spine J, 2000, 9 Suppl 1:S57–S64

［9］Kim TT, Drazin D, Shweikeh F, Pashman R, Johnson JP. Clinical and radiographic outcomes of minimally invasive percutaneous pedicle screw placement with intraoperative CT (O-arm) image guidance navigation. Neurosurg Focus, 2014, 36(3):E1–A27

［10］Pelton MA, Nandyala SV, Marquez-Lara A, Singh K. Minimally invasive transforaminal lumbar interbody fusion. In: Minimally Invasive Spine Surgery. New York, NY: Springer New York, 2014,151–158

［11］Kim JY, Park JY, Kim KH, et al. Minimally invasive transforaminal lumbar interbody fusion for spondylolisthesis: comparison between isthmic and degenerative spondylolisthesis.World Neurosurg, 2015, 84(5):1284–1293

［12］Gelalis ID, Paschos NK, Pakos EE, et al. Accuracy of pedicle screw placement: a systematic review of prospective in vivo studies comparing free hand, fluoroscopy guidance and navigation techniques. Eur Spine J, 2012, 21(2):247–255

［13］Louie PK, Massel DH, Mayo BC, et al. TLIF/PLIF MIS option. In: Minimally Invasive Spine Surgery. New York,

NY: Springer, 2017,416

［14］Bydon M, De la Garza-Ramos R, Macki M, Baker A, Gokaslan AK, Bydon A. Lumbar fusion versus nonoperative management for treatment of discogenic low back pain: a systematic review and meta-analysis of randomized controlled trials. J Spinal Disord Tech, 2014, 27(5):297–304

［15］Kim S-I, Ha K-Y, Oh I-S. Preemptive multimodal analgesia for postoperative pain management after lumbar fusion surgery: a randomized controlled trial. Eur Spine J, 2016, 25(5):1614–1619

［16］Lehman RA, Jr, Vaccaro AR, Bertagnoli R, Kuklo TR. Standard and minimally invasive approaches to the spine. Orthop Clin North Am, 2005, 36(3):281–292

［17］Lian X, Navarro-Ramirez R, Berlin C, et al. Total 3D Airo® Navigation for Minimally Invasive Transforaminal Lumbar Interbody Fusion. BioMed Res Int, 2016, 2016(6):5027340

［18］Drazin D, Liu JC, Acosta FL, Jr. CT navigated lateral interbody fusion. J Clin Neurosci, 2013, 20(10):1438–1441

［19］Wang Y, Hu Y, Liu H, Li C, Li H, Yi X. Navigation makes transforaminal lumbar interbody fusion less invasive. Orthopedics, 2016, 39(5):e857–e862

［20］Karikari IO, Isaacs RE. Minimally invasive transforaminal lumbar interbody fusion: a review of techniques and outcomes. Spine, 2010, 35(26) Suppl:S294–S301

［21］Perera AP, Chari A, Kostusiak M, Khan AA, Luoma AM, Casey ATH. Intramuscular local anesthetic infiltration at closure for postoperative analgesia in lumbar spine surgery: a systematic review and meta-analysis. Spine, 2017,42(14): 1088–1095

［22］Kurd MF, Kreitz T, Schroeder G, Vaccaro AR. The role of multimodal analgesia in spine surgery. J Am Acad Orthop Surg, 2017, 25(4):260–268

［23］Yee AJ, Yoo JU, Marsolais EB, et al. Use of a postoperative lumbar corset after lumbar spinal arthrodesis for degenerative conditions of the spine. A prospective randomized trial. J Bone Joint Surg Am, 2008, 90(10):2062–2068

［24］Eckman WW, Hester L, McMillen M. Same-day discharge after minimally invasive transforaminal lumbar interbody fusion: a series of 808 cases. Clin Orthop Relat Res, 2014, 472(6):1806–1812

［25］Van de Kelft E, Costa F, Van der Planken D, Schils F. A prospective multicenter registry on the accuracy of pedicle screw placement in the thoracic, lumbar, and sacral levels with the use of the O-arm imaging system and StealthStation Navigation. Spine, 2012, 37(25):E1580–E1587

［26］Nooh A, Aoude A, Fortin M, et al. Use of computer assistance in lumbar fusion surgery: analysis of 15 222 patients in the ACS-NSQIP database. Global Spine J, 2017, 7(7):617–623

［27］Peng CWB, Yue WM, Poh SY, Yeo W, Tan SB. Clinical and radiological outcomes of minimally invasive versus open transforaminal lumbar interbody fusion. Spine, 2009, 34(13):1385–1389

［28］Mason A, Paulsen R, Babuska JM, et al. The accuracy of pedicle screw placement using intraoperative image guidance systems. J Neurosurg Spine, 2014,20(2):196–203

［29］Bourgeois AC, Faulkner AR, Bradley YC, et al. improved accuracy of minimally invasive transpedicular screw placement in the lumbar spine with 3-dimensional stereotactic image guidance: a comparative meta-analysis. J Spinal Disord Tech, 2015, 28(9):324–329

［30］Tabaraee E, Gibson AG, Karahalios DG, Potts EA, Mobasser J-P, Burch S. Intraoperative cone beam-computed tomography with navigation (O-ARM) versus conventional fluoroscopy (C-ARM): a cadaveric study comparing accuracy, efficiency, and safety for spinal instrumentation. Spine, 2013, 38(22):1953–1958

15 腰骶椎滑脱的机器人辅助手术治疗

Michael R. Conti Mica, Michael P. Silverstein, R. Alden Milam IV, Eric B. Laxer

摘 要

腰骶部脊椎滑脱的手术治疗可以使用手术机器人和导航技术来辅助完成。本章讨论了 Mazor-Renaissance 导航机器人系统在峡部裂和退行性腰椎滑脱后路内固定手术中的应用。我们介绍了一种术前制订手术计划的方法,包括建立适当的参考支架、配准、执行经皮或开放皮质骨椎弓根螺钉固定,联合前路腰椎椎间融合或经椎体间融合,并介绍了避免常见并发症的方法。

关键词

机器人,脊椎滑脱,Mazor-Renaissance,皮质螺钉,经皮椎弓根螺钉。

15.1 简介

最常见的腰椎滑脱是峡部裂[1]。虽然绝大多数患者无症状,但有症状的患者由于节段不稳,往往会出现机械性的腰背部、臀部和大腿后方的疼痛。患者也可能出现 L5 神经根性症状,通常是由峡部断裂后纤维增生以及椎间盘退变所致的椎间孔狭窄引起的。少数情况下,退行性腰椎滑脱也可能发生在 L5 或 S1,并伴有类似的腰背部和腿部疼痛。

本章介绍了使用 Mazor-Renaissance 导航机器人(MRGS: MAZOR Robotics, Inc, Orlando FL)系统治疗腰骶部脊椎滑脱的辅助内固定技术。

15.2 手术适应证、禁忌证和手术方案

腰骶椎滑脱的主要手术指征是保守治疗无效,有神经功能障碍和进行性滑脱。禁忌证包括但不限于活动性感染和有无法控制的医学合并症。对有上述情况的患者,应该在术前先处理合并症[2]。

手术方案如下:

1. 前路腰椎椎间融合(ALIF)联合后路经皮椎弓根螺钉固定。

2. 经椎间孔入路腰椎椎间融合(TLIF)结合皮质螺钉或常规椎弓根螺钉固定。

3. 修复峡部的同时进行螺钉固定。

尽管机器人完全可以应用于此技术中,但本章不详细讨论。

方案一和方案二不仅可以减轻节段不稳,也可以达到间接减压神经的作用;如果外科医生更喜欢直接减压,可以增加椎间孔减压术,但并不常见。在这些病例中,机器人的作用是协助外科医生安全、准确地置入螺钉。

本章将重点介绍使用 Mazor-Renaissance 导航机器人系统的程序和步骤,并根据我们所使用的技术,对前面列出的前两种手术方案进行详细说明。

15.3 使 用 Mazor-Renaissance 导航系统的步骤

在使用 MRG 时,共有 4 个步骤:

1. 术前计划 通常在手术前一天行下胸椎至骶骨的薄层 CT 扫描。将这些图像传至装有 Mazor 专用软件的计算机。该软件允许评估和选择螺钉放置的最佳位置和轨迹,还可确定进钉点、棒的固定和螺钉置入的位置。这些规划方案基于

脊柱、椎管和椎间孔的全部解剖细节生成计划，随后传到 Mazor 的手术工作站。

2. 参考支架安装　麻醉后进行定位、准备和铺单，根据手术计划使用几种不同的方案来安装参考支架，需要使用一枚头端棘突固定螺钉和一组尾端骨盆固定螺钉或者一种叫"Condor"的手术台连接装置，桥连头端和尾端的锚定点，完成参考支架搭建。

3. 注册配准　术中透视用于将术前 CT 扫描记录和患者实时的脊柱解剖结构进行匹配，使机器人系统能够识别患者脊柱并执行手术计划。

4. 螺钉准备和置入　手术团队与制造商的工作人员合作，用机器人系统按顺序钻取螺钉通道，插入导丝并置入螺钉。

15.4　ALIF 和 TLIF 技术细节

15.4.1　前路腰椎椎间融合术 + 使用 Mazor 手术台连接组件进行后路经皮椎弓根螺钉固定

在完成标准 ALIF 后，患者随后俯卧于 Jackson 手术台上。然后按以下步骤进行操作：

1. 安装头端固定点　在 L1 或 L2 棘突处置入一枚棘突螺钉，固定必须安全、可靠。可以用显示器确认此固定钉位置、深度和方向正确。进钉点通常与椎间盘水平相对应，就在棘突尾端。

例如，L1 棘突针通常位于 L1–2 椎间盘水平。

2. 安装尾端固定点　使用手术台支架将单个 Condor 连接并固定于手术台。参考支架与 Jackson 手术台的固定和 Condor 与参考支架的固定必须安全、可靠。Condor 的晃动都可能导致螺钉置入不准确。

3. 将步骤 2 安装的手术台固定平台和桥接装置连接到步骤 1 安装的棘突固定钉上（图 15.1，15.2）。

4. 通过将黄色的三维（3D）标记装置固定在手术区域的桥接装置上，并用 60° 和 90° 的透视图像来进行注册；同时，将数据发送到工作站，用于手术计划和术前 CT 数据与患者的术中位置的匹配。

5. 选择一个节段进行椎弓根螺钉置入操作。将机器人固定于桥接装置上（图 15.3）；工作站向机器人设备发送螺钉轨迹坐标，然后机器人设备将通过多自由度机械臂将自己移动到所需的起点和轨迹处。机器人设备有几个附件选项，外科医生将工作站指定的附件组装到机器人上，附件装置将协助医生明确置钉的方向和轨迹。

6. 外科医生根据机器人确定的螺钉轨迹做小的皮肤切口，可略微延长并深至腰背筋膜下。将套管和通道穿过皮肤、皮下软组织，深至骨面并进行固定。此时，需要通过外科医生的触觉来明确是否存在滑移。如果套管相对骨面滑移，可以

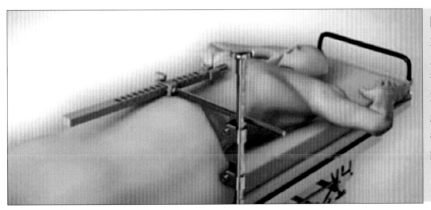

图 15.1　支架、平台和桥接架示意图。可以看到头端安装在棘突上的针和足端的 Condor，后者顶部有一个大的紧固旋钮（Mazor Renaissance Surgical Technique guide for Hover-T, Bed Mount, and Multidirectional Bridge. Image provided by Medtronic.）

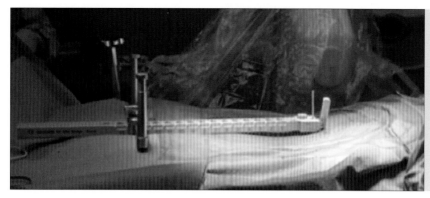

图 15.2　组合式支架、平台和桥接架。右侧为颅侧。可以看到头端安装在棘突上的针和足端的 Condor，后者顶部有一个大的紧固旋钮

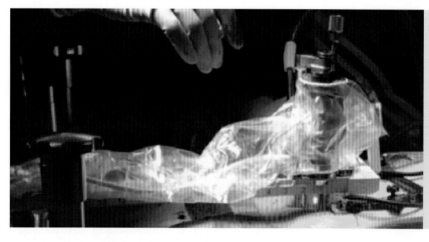

图 15.3　机器人装置（图中右侧的蓝色部分）安装在框架上，随时可以使用

移除套管，并通过套筒使用 Peteron 装置处理进钉点，使其变得更加平滑，从而尽量降低滑移风险。插入钻头导管，通过透视影像验证轨迹与计划是否一致。用钻头钻出置螺钉的骨性通道。取下钻头将复位管和安全导丝 / 钻头引导器置入，通过椎弓根至椎体后部。术者可以在钻入导丝过程中感到穿破松质骨的感觉，在到达皮质骨时消失。然后取出复位管，注意保护导丝。对其他 3 枚螺钉重复上述步骤。

7. 获取前后位（AP）和侧位透视影像，以确认所有 4 根导丝的位置正确。

8. 置入椎弓根螺钉并拔出导丝（图 15.4）。

9. 根据需要适当扩大切口，完成上棒和上帽操作。

10. 对切口进行冲洗并止血。根据需要用 1-0 Vicryl 缝合筋膜，用 2-0 Vicryl 缝合皮下组织，

用 3-0 Monocryl 皮下缝合皮肤。切口处用无菌敷料覆盖。

15.4.2　使用 Mazor 多向桥接装置进行机器人辅助经椎间孔入路椎间融合 + 皮质骨螺钉固定

此部分内容使用了基于皮质骨轨迹螺钉技术。这是我们的首选，因为它可以通过一个较小的切口完成，软组织剥离较少。虽然一项有限元计算机力学分析研究表明，与传统的椎弓根螺钉相比，皮质骨轨迹螺钉在通过峡部缺损时表现出较差的固定强度，但这并没有产生临床问题[3]。

传统开放的皮质骨轨迹螺钉置入技术遵循 Santoni 等描述的准则，进钉点大致在峡部中点，头倾 10°，外倾 25°[4]。采用这个方向的目的是最大限度地实现 Matsukawa 等描述的四点

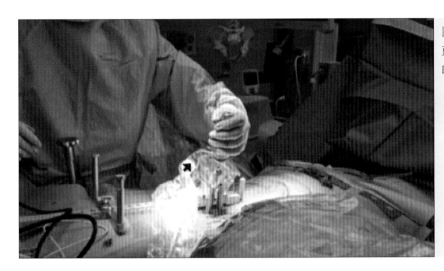

图 15.4 准备螺钉并置入。注意蓝色的 Mazor 机器人装置在丝攻的另一边（蓝色箭头的右边）

接触，包括峡部的椎板部分、背侧椎弓根内侧壁、腹侧椎弓根外侧壁和椎体外侧[5]。虽然使用 Mazor 系统的位置和解剖学准则相似，但机器人技术的优势在于它可以使置入螺钉最优化，减少神经损伤同时最大限度提高机械把持力，还可以适应患者个体化解剖结构的细微差别。例如，外科医生可以计划螺钉的位置，使 L5 螺钉避开 L4-5 关节突关节面，还可以决定是否需要在 L5 使用稍长的螺钉以方便棒的安装。

患者俯卧于 Jackson 手术台上，使用衬垫以最大限度地增加腰椎前凸，从而间接减轻脊椎滑脱。通过中线显露脊柱，双侧显露至峡部和小关节。此时应确保骨表面没有软组织覆盖，尽量降低钻头滑移的风险。如果还存在滑移风险，可在峡部进钉点预先钻孔，以减少钻头最初的滑移。此外，用钻头或骨刀去除任何可能导致套管、导丝或钻头套筒滑移的小关节周围骨组织。在钻钉道前，注意不要去除太多的骨，以防干扰注册和机器人的使用，或导致螺钉定位错误。

显露完成后，将所有金属牵引器从手术区移走，因为它们的存在可能会干扰登记过程。

然后进行以下步骤：

1. 连接头端固定点　在 L1 或 L2 棘突上置入头端固定针，见上文中的步骤 1。

2. 连接尾端固定点　使用参考支架（台钳）将 Condor 连接于手术台。支架与 Jackson 手术台的固定和 Condor 与参考支架的固定必须安全、可靠，可加用稳定器以进一步固定 Condors。这是一种圆形平面附件，可通过推压双侧大转子进一步限制患者的运动。之所以需要这个圆形附件，是因为皮质骨轨迹螺钉需要使用多向桥接装置，有几个位置选项可能需要手动调整。多向桥接装置与头端的棘突针和尾端的 Condors 相连。另一种选择是使用 Hover-T 平台，其尾端锚定于髂后上棘。作者多在桥接装置和皮肤切口之间留出 2~3 cm 的空间，以便在需要时使用手动牵拉器械（见第 5 步）。

3. 注册　将黄色的三维标记固定在手术区域的桥接装置上，获取 60° 和 90° 的影像并发送到 Mazor 工作站，将术前计划与患者的术中位置相匹配。

4. 选择一个椎体置入螺钉　桥接装置上有几个位置选项，术者根据工作站的指示将桥接装置正确定位。机器人装置被固定于桥接装置上；工作站向机器人发送螺钉轨迹和位置信息，机器人将自动移动到所需轨迹上。机器人设备也有几种连接方式，术者根据工作站指示完成机器人与桥接装置的连接。与上述设备相连的短臂代表了计划的螺钉轨迹和方向。

5. 如果需要，可以使用手动牵开器来观察和纠正套管、导丝或钻套在软组织内的偏移。必须注意不要大力向一个方向牵开，这会导致患者移位和螺钉错位。将套管和套筒穿过短臂附件固定于骨面。通过触觉和直接观察确保不存在骨面滑移的风险。如果存在滑移情况，则术者可先拔出套管，重复先前的步骤在峡部或关节突关节钻孔。如果偏移源于软组织，用手指或钩子对套管、插管或钻套施力可能就足够了。然后插入钻头导向器，并获得横向透视影像，以验证轨迹是否与计划一致。钻取置钉通道。然后将复位管和安全导丝一起穿过导向器置入骨内，经椎弓根至椎体后部。术者可以在钻入导丝过程中感受到穿破松质骨的感觉，在到达皮质骨时消失。然后取出复位管，注意保护导丝。对于 L5，攻丝后置入螺钉。对于 S1，我们更倾向于钻孔、攻丝、移除导丝，并在孔中放置骨蜡，但不急于置入螺钉，因为 S1 的螺钉可能会阻碍 TLIF 的操作。另一种方法是使用模块螺钉，单独插入螺钉柄部，然后在 TLIF 完成后再安装螺钉尾部。

6. 拆除框架，重新置入皮肤牵开器，并使用外科医生的首选技术进行 TLIF。

7. 置入 S1 螺钉。如果需要的话，拍摄 AP 位和侧位影像以确认螺钉位置。

8. 完成上棒和上帽。

9. 对切口进行冲洗，止血；如果需要，插入引流管，并在伤口内撒入万古霉素粉末。用 0-0 Vicryl 缝合筋膜，用 2-0 Vicryl 缝合皮下组织，用 3-0 Monocryl 缝合皮肤，切口用无菌敷料覆盖。

如果外科医生喜欢使用传统的椎弓根螺钉，也可以这样做。我们使用的椎弓根螺钉技术与"ALIF 和 TLIF 技术的细节"中描述的椎弓根螺钉置入技术相似，只是在螺钉置入后，我们用基于椎弓根的牵引系统来进行微创 TLIF。

15.5 案例示例

具体案例见图 15.5~15.7。

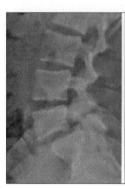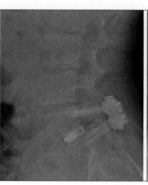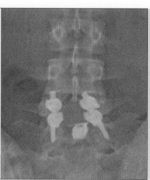

图 15.5 实际病例。I 级腰椎滑脱患者术前和术后影像学检查。行机器人辅助经椎间孔腰椎椎体间融合并置入皮质螺钉

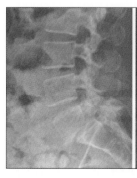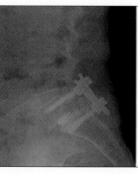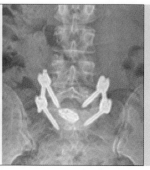

图 15.6 实际病例。II 级腰椎滑脱症患者术前和术后影像学检查。行机器人辅助经椎间孔腰椎椎体间融合并置入椎弓根螺钉

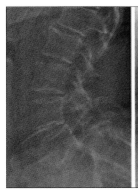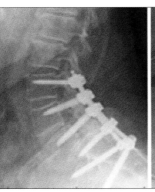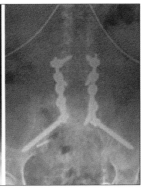

图 15.7　实际病例。Ⅳ级腰椎滑脱患者术前和术后影像学检查。对患者进行了部分复位和融合，并在机器人辅助下置入 L3–S1 椎弓根和 S2 髂骨螺钉，放弃了椎间融合器的置入

15.6　术后护理

我们不使用支具。根据需要提供静脉注射和口服止痛药。患者在术后当天接受物理治疗，通常在术后第二天出院。

15.7　难点和并发症

使用机器人时存在多种潜在的挑战。可以通过感觉和观察钻头导向器的位移来识别进钉点滑移。在钻头部位或附近塑造轮廓或移除部分骨，握住导向器以抵消滑移，可以帮助保持正确的进钉点。拥有良好的透视影像非常重要，质量差的透视影像将妨碍注册。注册匹配后患者的位置不应改变，因为这将完全改变解剖结构与桥接装置的相对位置。注册失败偶尔会发生，这时就需要进行传统椎弓根螺钉置钉操作，必须为此做好准备。

所有参与手术的人员，如外科医生、洗手护士、循环器技师、Mazor 机器人团队、内固定器

械代表，都必须有持续的良好沟通并充分参与。作者所在机构有一个严格的政策，即在整个手术过程中，所有的步骤都要进行重复口头确认。上述步骤的任何不足都可能导致内置物位置错误。

参考文献

［1］Wiltse LL, Newman PH, Macnab I. Classification of spondylolysis and spondylolisthesis. Clin Orthop Relat Res, 1976(117):23–29

［2］Hikata T, Iwanami A, Hosogane N, et al. High preoperative hemoglobin A1c is a risk factor for surgical site infection after posterior thoracic and lumbar spinal instrumentation surgery. J Orthop Sci, 2014, 19(2):223–228

［3］Matsukawa K, Yato Y, Imabayashi H, Hosogane N, Asazuma T, Chiba K. Biomechanical evaluation of lumbar pedicle screws in spondylolytic vertebrae:comparison of fixation strength between the traditional trajectory and a cortical bone trajectory. J Neurosurg Spine, 2016, 24(6):910–915

［4］Santoni BG, Hynes RA, McGilvray KC, et al. Cortical bone trajectory for lumbar pedicle screws. Spine J, 2009, 9(5):366–373

［5］Matsukawa K, Yato Y, Nemoto O, Imabayashi H, Asazuma T, Nemoto K. Morphometric measurement of cortical bone trajectory for lumbar pedicle screw insertion using computed tomography. J Spinal Disord Tech, 2013, 26(6):E248–E253

16 导航技术在原发性脊柱肿瘤切除术中的作用

Taolin Fang, Jian Dong, Stefano Boriani

摘 要

原发性脊柱肿瘤可通过整块切除（TES）进行有效治疗，实现肿瘤的阴性切缘切除。然而，脊柱肿瘤的整块切除是一种技术要求很高的手术。近20年来，虽然越来越多的外科医生开始进行整块切除术，但据报道其并发症发生率高达约35%，包括但不限于腔静脉损伤、晚期主动脉夹层、术中出血以及其他不太严重的并发症等。新兴的导航和机器人辅助技术主要集中于提高脊柱手术的精确性、减少手术失误、改善患者预后等方面。本章展示了一个处理起来比较困难的晚期脊柱肿瘤手术病例，从术前的手术计划到术中的精确截骨和重建，阐述了脊柱导航技术如何提供高水平的精确可视化，以促进有完整的阴性边缘的原发性脊柱肿瘤的整块切除。虽然整块切除术的并发症发生率仍然很高，但导航和机器人技术的应用可使其更加安全和高效。

关键词

原发性脊柱肿瘤，骨纤维瘤，3D打印，三维CT导航，整块切除术，术中锥形束CT。

16.1 简介

原发性脊柱肿瘤的治疗在过去的40年里有了很大的发展[1, 2]。脊柱肿瘤的肿瘤学分期系统的发展，使人们更好地了解此类肿瘤的生物学行为，进而实现了更先进的手术计划。

Stener[3]首先提出并发展了脊柱肿瘤整体切除的概念，Roy Camille[4]和Tomita[5]等随后通过后路使得手术步骤系统化。但是这些被称为全椎体整块切除术（total en bloc spondylectomy，

TES）的技术，只有当肿瘤位于椎体内部时，才能实现阴性切缘的肿瘤切除。如果肿瘤在椎体外生长，通常需要采用综合治疗方法来控制肿瘤边缘。随后根据肿瘤范围对治疗椎体肿瘤的技术进行改进，为肿瘤的适当切除提供机会，从而提高生存率[4, 5]。在 Boriani 等的系列报道中，约70.4%的患者术后中/长期无复发，约83.4%的患者病情缓解。

目前，肿瘤的整块切除更为普遍，相关研究已经发表了大量文献。然而，与手术相关的并发症发生率仍然很高，据报道发生率约为35%，包括术中因腔静脉损伤而死亡、晚期主动脉夹层形成、术中大出血，以及其他不太严重的并发症。据报道，单纯后路手术的并发症发生率约为10.6%，而前后联合入路切除术的并发症发生率更高[6]。

原发性脊柱肿瘤的手术决策是复杂而微妙的。肿瘤的切除范围需要根据相关模型由患者和医生共同商议后确定。有时，为了边缘宽泛而完整的整块肿瘤切除，需要牺牲包括神经根、硬膜或血管结构在内的重要结构。另外，基于肿瘤学原理的广泛切除可能对于临床结局并无好处[7]，反而可能会使患者面临更高的复发风险，但也可能会避免一些其他功能障碍（如神经系统）。在这种情况下，有时可以根据特定的肿瘤组织类型，通过多学科辅助治疗方法（如放/化疗）来补偿无法完整切除肿瘤的局限[8]。某些情况下[7]，肿瘤的侵犯范围超过解剖标准无法完成 TES 手术，此时也需要多学科辅助治疗。

我们要报告的病例肿瘤（纤维增生性骨纤维瘤，ICD-0 code 8823/0: 高度恶性局部侵袭性肿

瘤）呈浸润性生长并广泛进展，以至于不可能实现有阴性切缘的肿瘤整体切除。最主要的问题是肩胛骨下的胸内直接侵袭。因此，将巨大的肿瘤分成两个主要部分，是肿瘤切除手术的最佳选择。然而，在脊柱导航技术实现对肿瘤的高精度显示条件下，我们认为 TES 切除术成为可能，并能实现完整的环形阴性切缘。

首先，我们利用患者的影像数据创建了虚拟的三维（3D）脊柱模型，有助于在术前商讨手术计划。该技术特别适用于复杂脊柱手术，如脊柱肿瘤的整块切除。据报道，在过去的 10 年里，三维导航系统帮助外科医生以更安全的方式进行复杂的脊柱手术[9]，基于 CT 影像数据的导航技术是脊柱外科三维导航的最新进展之一。

术中锥形束 CT（O-arm. Medtronic, Minneapolis, MN）常与立体定向导航（sealth Station, Medtronic）相结合，在脊柱外科手术中的应用越来越广泛。该技术越来越受欢迎，因为它能够实现自动配准，术中 CT 扫描定位，理论上有利于提高手术的安全性和准确性[10, 11]。同时，它可以降低螺钉错置的概率。然而，采用 TES 手术治疗脊柱原发性肿瘤时，3D-CT 导航技术的作用还没有得到很好的研究[12]。在本章中，我们将介绍我们在 O 臂导航下进行脊柱肿瘤 TES 的经验。

16.2 相对适应证和禁忌证

Tomita 根据肿瘤侵犯的程度将脊柱肿瘤分为 7 种类型[5, 13, 14]，TES 主要适用于 Tomita 2~5 型病变，而 1、6 型病变只相对适用。随着手术技术的提高，越来越多的 Tomita 1、6 型病变被报道可以成功地进行全切除。近年来，有报道称一次手术可切除超过三个节段的脊柱肿瘤，虽然可能成功，但切除节段的数量增加已被证明是主要并发症的独立危险因素[6]。四节段切除的并发症发生率为 100%，而三节段切除约为 50%，两

节段切除约为 45.5%，单节段切除约为 34.9%[15]。

16.3 病例

46 岁女性，有 9 年的背痛和躯干下部麻木的病史，因"腰部周围进行性束带感 1 个月"入院，开始出现腰部疼痛和腰部周围轻度麻木，双下肢有疼痛、麻木和刺痛。MRI 显示多处脊柱溶骨性改变，从 T2、T3 通过横突扩展到右侧肋骨，并累及椎管和脊髓。体格检查显示 T2、T3 区域有背痛，胸椎活动度下降，有中至重度神经功能障碍，包括会阴区感觉减退、双侧下肢反射亢进、双侧髌骨和踝关节阵挛、感觉减退等。CT 扫描显示，T2-T3 水平有一个肿瘤，累及右侧第三肋，伴 T2、T3 滑脱（图 16.1）。

16.3.1 导航技术

术前准备

导航的准备工作在手术前几天开始。术前在 CT 引导下对脊柱旁肿块行针吸细胞学检查，显示为肌成纤维细胞肿瘤。PET-CT 和骨扫描未发现远处转移的证据。根据患者的 MRI 和 CT 数据，采用 3D 打印技术创建了肿瘤及其周围区域的 3D 模型。通过这个模型可以更好地了解肿瘤的确切位置，以及它与血管和神经的关系。计划对 T2~T4 进行整体切除，然后通过开胸手术进行第二阶段的胸内肿瘤切除术（图 16.2）。

手术室的准备工作

患者俯卧于 Jackson 手术台上。O 臂的设计使其能够与 Jackson 手术台完美配合，因为 Jackson 手术台没有会阻碍患者和手术台沿长轴移动的底座。Jackson 手术台使 O 臂可以在脊柱的任何水平沿其长轴移动[16]。该手术台是为实现术中成像的目的而设计的，其核心结构含的致密金属极少，因此在进行术中成像时的人工伪影

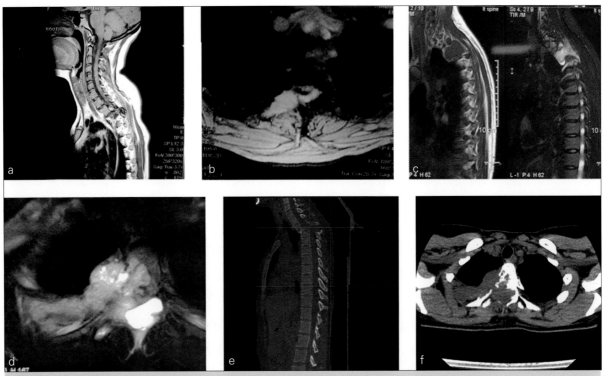

图 16.1 a.10 年前的 MRI 影像显示 T3 椎体破坏，T2 椎体滑脱。b.轴位 MRI 影像可见脊髓受压。c，d.目前的 MRI 可见 T3 椎体被破坏，鞘内和胸内肿瘤明显增大，并对脊髓造成进行性压迫。后部结构受累。e，f. 3D CT 显示脊柱严重溶骨性病变

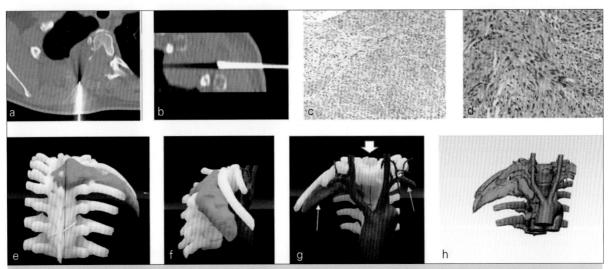

图 16.2 a,b.在 CT 引导下对肿瘤进行抽吸。c.肿瘤组织切片的 HE 染色（×20）。d.肿瘤组织切片的 HE 染色（×40）。病理诊断为增生性骨纤维瘤。e，f.术前 3D 打印的肿瘤模型，并据此制订手术计划。g.细白箭头所示绿色肿块是肿瘤，粗白箭头示脊髓，黄箭头示肿瘤周围的大血管

最少。

用三钉 Mayfield 头架固定头部并将患者固定于合适体位，确保所有受力点都衬垫良好。使用 O 臂拍摄前后位和侧位影像，以保证 T2、T3 椎体处于 O 臂的中心。固定参考框架，进行 CT 扫描，获得三维重建影像并传送到 StealthStation。移除 O 臂，手术部位按常规方式进行准备和铺单，应避免对无菌参考框架造成任何干扰。

O 臂技术

在手术过程中，无菌罩下的 O 臂也被用来拍摄术中三维 CT，辐射剂量为中等。O 臂的无菌罩往往很麻烦，常会被防护罩夹住[16]。以 360° 环形方式无菌铺单更有效，避免了上述问题，同时也方便了 O 臂的打开和关闭[16]。

将 O 臂影像与导航系统匹配，自动完成注册，此过程很少出现问题。术中成像与导航系统的自动注册，节省了大量的时间，也提高了导航的准确性。采集的影像被迅速传送到导航工作站，在那里生成解剖结构的多平面重建图。在这个阶段，导航已经准备就绪，手术可以继续进行。从影像采集开始到图像注册一般不到 2 分钟。考虑到潜在的运动或其他错误来源，有时需要多次验证和连续评估。此病例采用传统的开放式中线切口，在完成显露后进行影像采集和注册，以消除与运动有关的不准确性。

参考框架的放置

在术前计划中，正确放置参照框架至关重要。参考框架必须放置在通过相机可以看到的位置，离手术区域足够近，以保持准确性，但不应在手术工具的视线范围内。在整个手术过程中，必须不断通过锥形束 CT 注册保持导航的准确性[10]。我们认为，胸腰椎手术中最稳定的参考框架固定点在棘突上。参考支架的夹子上的固定钉应穿透棘突的皮质骨，以防止框架滑动。应避免在脊柱间放置参考框架。注册前可以轻轻地晃动参考框架，以确认固定安全牢固。在固定时，应特别注意防止棘突骨折。

在我们的病例中，参考框架被放置在 T8 的棘突上。理想情况下，应使用透光牵开器以避免成像伪影；但如果没有此类器械，则需要拆除牵开器，以获得不失真的清晰影像。

置入椎弓根螺钉

对于像本例这样的长节段固定，我们倾向于将参考框架置于显露范围最下方的棘突上，尽管有些手术团队提出置于最上方的棘突上。在本例中，我们从参考支架远端（C6~T1）向近端（T5~T7）置入器械。因为放置器械不可避免地会导致脊柱发生移动，而影像引导系统在参考框架最远端水平保持导航精度方面较差（图 16.3）。在置入每枚螺钉前确认导航的准确性是至关重要的，可以通过探针触碰脊柱的解剖结构和确认影像引导系统的准确性来轻松快速完成。锥形束 CT 注册后避免 Trendelenburg 体位和旋转移动，有助于限制脊柱相对于参考框架的移动，也有助于在脊柱骨肿瘤切除后的长节段重建手术中保持导航的准确性。

置入所有椎弓根螺钉后，进行了三维扫描（O 臂）以确认所有螺钉的位置。在本病例中，我们使用球头导航探针评估肿瘤病变的大小和位置，发现随着右肩胛骨牵开，肿瘤的胸内部分可以完全显露。因此，在与家属讨论后，我们进行了一期经胸肿瘤切除术（图 16.4）。

整块椎体切除术（TES）

TES 手术的手术野必须足够宽大，以便进行充分的解剖。在确认所有螺钉的位置后，导航有助于确定截骨的正确起始点和方向。本例实施的是 T2、T3 和 T4 椎体的截骨。对超声骨刀进行注册后进行截骨操作，先对受影响的 T2~14 水平的肋骨进行初步切割（图 16.5），在肋横突关节外侧 3~4 cm 处横断。此时，轻轻地将硬膜囊

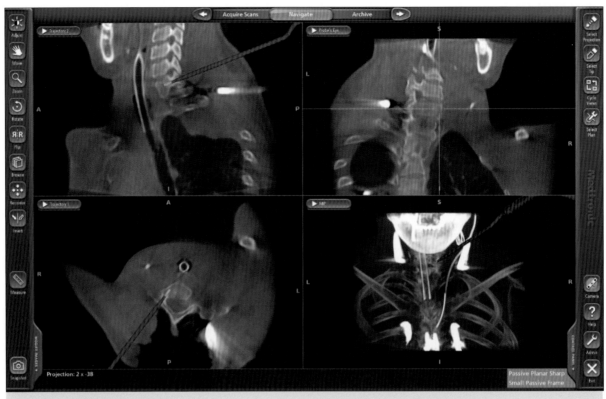

图 16.3 导航下置入椎弓根螺钉

向右牵拉，直到确定椎体肿瘤的内侧缘。从此位置的右侧开始截骨。切除 T1–T2 和 T4–T5 的棘上韧带，用超声骨刀进行椎体切除，显露肿瘤并可观察到椎体双侧的破坏。然后利用导航来确定截骨器切割的适当角度。一旦截骨手术开始，导航探针置于截骨刀形成的切口内，以确认切除手术准确地在肿瘤边缘外进行。在这部分手术中使用了 CT 窗口，以观察肿瘤对骨的影响。减压完成后应评估脊髓脉动的恢复情况。

根据我们的经验，在下胸椎，每节段截骨只需要切断一根肋骨；在上胸椎，每节段截骨需要切断两根肋骨。将胸膜仔细地从椎体上剥离，显露最上位椎体的上关节突[13]。邻近椎体的棘突和下关节突被截断，切除附着的软组织，包括黄韧带，为目标椎体后部结构的整块切除做好充分准备。然后确定节段性肋间动脉，用双极电灼法处理。顺着肋间血管的残端追踪到主动脉，将其与椎体游离。

在 T2–T3 水平的脊髓分支远端 0.5 cm 处切断两侧的肋间神经。于胸膜和椎体之间的平面在两侧进行钝性剥离，仔细地将重要结构如主动脉和食管从脊柱前方游离出来，直到指尖直接触及受累椎体前部而没有任何软组织干扰。之后，用超声截骨器和手术刀切除上（T1–2）、下（T4–5）两个节段的椎间盘。置入一对长的弯曲保护牵开器，其前部尖端位于病变椎体的前方。将 T2~T4 椎体推向前方，将整个椎体从左侧旋转出来，实现椎体肿瘤的全切除，并用钛网和两根棒进行最终的固定和重建（图 16.6）。术后第 5 天，患者在颈胸矫形支具（CTO）的保护下开始行走，下肢肌力完全恢复到 5 级，VAS 为 3 级（图 16.7）。

该病例最终的病理诊断是骨间质纤维瘤（ICD–O 编码 8823/0），是一种低级别的局部侵袭性肿瘤。两份标本的边缘都被报告为无肿瘤（宽 / 边缘）。

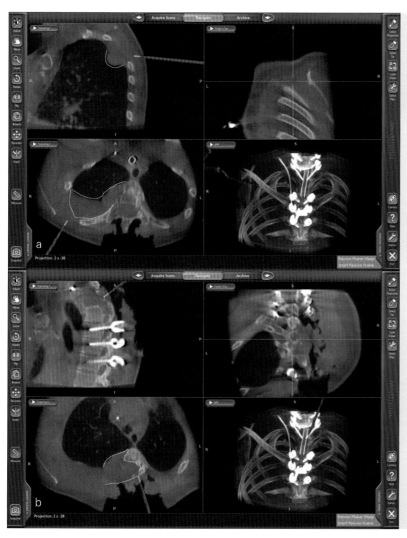

图 16.4 使用球头探针显示肿瘤与肩胛骨的关系。a. 确认肿瘤边缘和后部受累。b. 黄线示肿瘤边缘

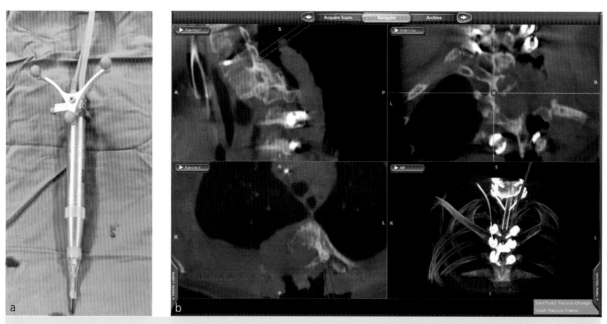

图 16.5 a. 超声刀的术中注册。b. 导航下行椎板和椎弓根的精确截骨，以保护神经血管结构和肿瘤组织

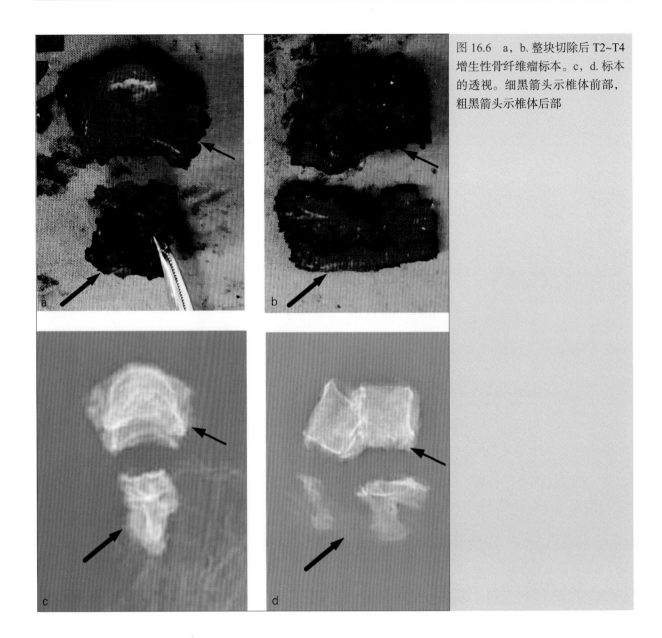

图 16.6　a，b. 整块切除后 T2~T4 增生性骨纤维瘤标本。c，d. 标本的透视。细黑箭头示椎体前部，粗黑箭头示椎体后部

16.4　导航在 TES 手术中的优势

16.4.1　验证计划中的切除或切除边际

肿瘤手术切缘的评估是至关重要的，传统上通过冰冻切片病理检查来确认。阳性结果可用于指导进一步的切除，而阴性结果不一定能提供有关肿瘤边缘距离的额外信息。通过将导航探针的球头定位于骨切除处，外科医生可以用导航探针的虚拟球头测量术前虚拟影像上的计划切除量和术中实现的实际切除量之间的差距[17]。

16.4.2　椎弓根螺钉置入的准确率

在术中导航（如 O 臂 /Stealth 系统）引导下置入椎弓根螺钉，可明显降低置钉错误的发生率[18]，置钉操作时间比 CT 导航报道的要短，但比传统技术要长。快速透视和 O 臂导航下置入螺钉存在潜在差异。Rivkin[19] 报道，在利用 O 臂成像系统和 StealthStation 导航进行胸腰椎椎弓根螺钉固定的患者中，椎弓根螺钉置钉时穿破

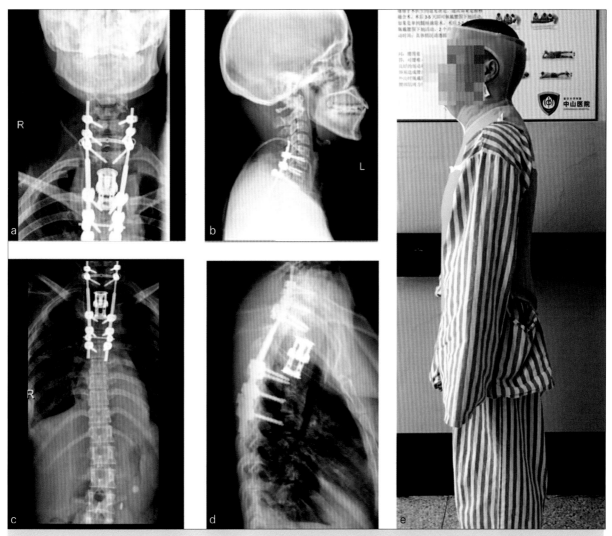

图 16.7　a~d. 脊柱内固定术后双平面 X 线片。e. 患者在术后第 5 天开始在颈胸矫形器的保护下行走,下肢肌力完全恢复,VAS 评分为 3

椎弓根内侧壁的发生率为 5.3%。置入颈椎椎根螺钉更具挑战性,因为即使是轻微的错位也会导致严重的神经血管损伤。此外,轴下型颈椎椎弓根通常在宽度和高度上都很狭窄,使得放置更加困难。使用 O 臂和导航有可能使螺钉置入更安全,同时 O 臂还允许测量若干重要参数,包括椎弓根螺钉的进入点、方向、角度、长度和直径。

16.4.3　提高截骨的准确性

在 TES 手术中,为了充分显露椎体的上关节突,必须切除上位椎体的下关节突和椎板,但截骨的程度不是恒定的。截骨过多可能会影响脊柱重建后上位椎体的稳定性,从而影响患者的康复;而截骨不足则可能需要进行多处较小的截骨,将大大延长手术时间。在导航和超声刀的帮助下,上位椎体下关节突的截骨变得更加精确,手术时间也缩短了。此外,导航帮助外科医生更容易找到目标椎间隙,可避免意外切入椎体。

16.4.4　术中计划

在 TES 手术中，实时的术中导航有助于外科医生在手术中研究肿瘤的解剖结构，并有可能在术中为特定患者更精确地制定手术策略。在脊柱重建中，O 臂辅助导航可以克服解剖挑战，扩大可用的选择。

其他优点包括保护手术团队不受累积的辐射暴露影响，以及保护患者不因内置物位置不当而重复手术。现有证据证实，与透视相比，使用基于 CT 的三维脊柱导航可以减少辐射暴露[11]。

16.5　局限性

对患者的辐射暴露可能会增加，这是采用术中三维影像的脊柱导航技术的局限性[20]。对于同一区域，用于 3D 图像数据采集的 O 臂所产生的辐射剂量，约为 64 层 CT 扫描的 1.5 倍。一项评估 O 臂在胸腰椎手术中的有效辐射剂量的研究发现，辐射暴露剂量取决于患者的体形[21]，1 次扫描可获取 4 个脊柱水平的影像。有人指出，体形较小的患者的 6 次扫描的辐射暴露剂量接近一次腹部 CT 扫描的剂量，而体形较大的患者的 3 次扫描的辐射暴露剂量有可能超过一次腹部 CT 扫描的剂量。在决定使用 O 臂以提高手术准确性和减少外科医生和工作人员的辐射量时，应权衡增加患者辐射暴露量的可能。

16.6　脊柱 TES 切除术中导航技术的未来发展

导航技术在骨科肿瘤学领域的应用扩展迅速，工作流程也日趋成熟。在不久的未来，该技术将使复杂的切除术和重建术更加精确。通过实时视觉反馈，术中导航使外科医生能够准确定位解剖和病理结构，但仍有一些障碍需要克服，包括：烦琐的导航设置，设置时间长，缺乏可靠的导航切割工具。因此，在得到更广泛的应用之前，

需要更多的研究来更好地确定导航技术应用于骨科肿瘤手术的可行性和临床效果。

未来，增强现实（AR）技术的整合可能为计算机辅助导航手术提供有价值的帮助[22]。已有关于 AR 手术应用实例的相关文献，如用于脊柱手术的增强现实混合跟踪方法[23]、整体视频系统[24]以及替代性活检指导。对 AR 技术的彻底描述超出了本章的范围。已有基于校准光学透视头戴式显示器（HMD）和光学透视系统的 AR 系统的文献报道，基于 AR 技术的手术导航系统也正在开发中[25]。与虚拟现实（VR）不同，AR 通过安装在头盔上的两个微型摄像机捕捉真实世界的影像，通过放置在用户眼前的半透明镜片可以看到真实世界，光学透视 HMD 投射在成像镜片上，因此人们可以同时看到真实世界和虚拟世界，视觉失真轻微。

AR 允许外科医生在看到真实视觉影像的同时，将术前计划和关键的三维解剖结构通过 HMD 显示出来。将已注册匹配的患者位置通过一系列空间数据转换为 HMD 合成影像的技术，可以确保虚拟模型的位置和方向在整个术中导航过程中与真实的解剖结构相匹配。AR 技术的优势在于提高手术的安全性、准确性和可靠性。不幸的是，到目前为止尚未有任何相关报道。最近，一项关于使用头戴式显示器和传统显示器作为导航系统的视觉输出方式的研究，结果显示两者似乎没有实质性区别[26]。

16.7　小结

脊柱肿瘤的 TES 手术技术上要求很高，要求术者对脊柱解剖学和生理学知识有深入的理解。虽然手术并发症较多，但由专业人员行 TES 手术的复发率是相当低的。随着导航和机器人技术的出现，TES 已经变得更为安全和高效。AR 等新技术在逐步引入，但到目前为止，尚未有证实其优势的文献报道。

参考文献

[1] Enneking WF, Spanier SS, Goodman MA. A system for the surgical staging of musculoskeletal sarcoma. Clin Orthop Relat Res, 1980(153):106–120

[2] Boriani S, Weinstein JN, Biagini R. Primary bone tumors of the spine: terminology and surgical staging. Spine, 1997, 22(9):1036–1044

[3] Stener B. Total spondylectomy in chondrosarcoma arising from the seventh thoracic vertebra. J Bone Joint Surg Br, 1971, 53(2):288–295

[4] Roy-Camille R, Mazel CH, Saillant G, Lapresle PH. Treatment of malignant tumors of the spine with posterior instrumentation. Tumors Spine Diagnosis Clin Manag 1990: 473–487

[5] Tomita K, Kawahara N, Baba H, Tsuchiya H, Nagata S, Toribatake Y. Total en bloc spondylectomy for solitary spinal metastases. Int Orthop, 1994, 18(5):291–298

[6] Boriani S, Bandiera S, Colangeli S, Ghermandi R, Gasbarrini A. En bloc resection of primary tumors of the thoracic spine: indications, planning, morbidity. Neurol Res, 2014, 36(6):566–576

[7] Fisher CG, Saravanja DD, Dvorak MF, et al. Surgical management of primary bone tumors of the spine: validation of an approach to enhance cure and reduce local recurrence. Spine, 2011, 36(10):830–836

[8] Demura S, Kawahara N, Murakami H, et al. Giant cell tumor expanded into the thoracic cavity with spinal involvement. Orthopedics, 2012, 35(3):e453–e456

[9] Bolger C, Wigfield C. Image-guided surgery: applications to the cervical and thoracic spine and a review of the first 120 procedures. J Neurosurg, 2000, 92(2) Suppl:175–180

[10] Attia W, Orief T, Almusrea K, Alfawareh M, Soualmi L, Orz Y. Role of the O-arm and computer-assisted navigation of safe screw fixation in children with traumatic rotatory atlantoaxial subluxation. Asian Spine J, 2012, 6(4):266–273

[11] Gelalis ID, Paschos NK, Pakos EE, et al. Accuracy of pedicle screw placement: a systematic review of prospective in vivo studies comparing free hand, fluoroscopy guidance and navigation techniques. Eur Spine J, 2012, 21(2):247–255

[12] Ammirati M, Salma A. Placement of thoracolumbar pedicle screws using Oarm-based navigation: technical note on controlling the operational accuracy of the navigation system. Neurosurg Rev, 2013, 36(1):157–162, discussion 162

[13] Guo C, Yan Z, Zhang J, et al. Modified total en bloc spondylectomy in thoracic vertebra tumour. Eur Spine J, 2011, 20(4):655–660

[14] Kawahara N, Tomita K, Murakami H, Demura S. Total en bloc spondylectomy for spinal tumors: surgical techniques and related basic background. Orthop Clin North Am, 2009, 40(1):47–63, vi

[15] Amendola L, Cappuccio M, De Iure F, Bandiera S, Gasbarrini A, Boriani S. En bloc resections for primary spinal tumors in 20 years of experience: effectiveness and safety. Spine J, 2014, 14(11):2608–2617

[16] Rahmathulla G, Nottmeier EW, Pirris SM, Deen HG, Pichelmann MA. Intraoperative image-guided spinal navigation: technical pitfalls and their avoidance. Neurosurg Focus, 2014, 36(3):E3

[17] Wong K-C, Kumta S-M. Use of computer navigation in orthopedic oncology. Curr Surg Rep, 2014, 2(4):47

[18] Patil S, Lindley EM, Burger EL, Yoshihara H, Patel VV. Pedicle screw placement with O-arm and stealth navigation. Orthopedics, 2012, 35(1):e61–e65

[19] Rivkin MA, Yocom SS. Thoracolumbar instrumentation with CT-guided navigation (O-arm) in 270 consecutive patients: accuracy rates and lessons learned. Neurosurg Focus, 2014, 36(3):E7

[20] Zhang J, Weir V, Fajardo L, Lin J, Hsiung H, Ritenour ER. Dosimetric characterization of a cone-beam O-arm imaging system. J XRay Sci Technol, 2009, 17(4):305–317

[21] Lange J, Karellas A, Street J, et al. Estimating the effective radiation dose imparted to patients by intraoperative cone-beam computed tomography in thoracolumbar spinal surgery. Spine, 2013, 38(5):E306–E312

[22] Chen X, Xu L, Wang Y, et al. Development of a surgical navigation system based on augmented reality using an optical see-through head-mounted display. J Biomed Inform, 2015, 55 Suppl C:124–131

[23] Elmi-Terander A, Nachabe R, Skulason H, et al. Feasibility and accuracy of thoracolumbar minimally invasive pedicle screw placement with augmented reality navigation technology. Spine (Phila Pa 1976), 2018, 43(14):1018–1023

[24] Suenaga H, Hoang Tran H, Liao H, et al. Real-time in situ three-dimensional integral videography and surgical navigation using augmented reality: a pilot study. Int J Oral Sci, 2013, 5(2):98–102

[25] Suzuki N, Hattori A, Iimura J, et al. Development of AR surgical navigation systems for multiple surgical regions. Stud Health Technol Inform, 2014, 196:404–408

[26] Vigh B, Müller S, Ristow O, et al. The use of a head-mounted display in oral implantology: a feasibility study. Int J CARS, 2014, 9(1):71–78

17 胸腰椎转移瘤的导航手术治疗

Zach Pennington, A. Karim Ahmed, Camilo A. Molina, Daniel M. Sciubba

摘要

鉴于许多脊柱转移瘤患者出现全身虚弱、乏力，人们越来越重视如何提高此类患者的生存率。实现这一目标的潜在方法之一是微创手术（MIS）技术，如采用经皮穿刺器械的小型开放入路。随着术中导航技术（如 CT 导航）的进步，有望减少术中失血量，加快术后恢复，也使得越来越多的外科医生力图掌握此类技术。这里我们描述了术中导航在脊柱转移瘤手术中的应用，并对开放技术和 MIS 技术在此类疾病中的作用进行了评估。

关键词

脊柱转移瘤，微创手术，术中导航，CT 导航，经皮穿刺器械，SINS 评分，手术并发症。

17.1 简介

美国每年约有 170 万人被诊断为癌症[1]，其中 40%~70% 的患者将经历单发或多发脊柱转移[2~7]。多数脊柱转移瘤患者无明显症状，但少数患者（每年 18 000~25 000 例）[8~14]会出现症状[5, 15~26]并需要手术治疗[8, 15, 27]。不论是神经功能障碍还是脊柱不稳，对于这些患者，手术治疗的效果已被证明比单纯放疗或化疗更好[8]。这一患者人群中的许多人因为特别虚弱，可能无法承受开放手术。因此，对这类患者越来越多地采用微创技术进行治疗。然而，微创技术具有技术挑战性，存在视野差 / 不理想等缺点。为了弥补微创技术的局限性，人们开始越来越多地使用术中透视和 CT 导航技术，后者可实现患者术前解剖与术中解剖的三维匹配，这对因肿瘤增殖导致正常解剖标志破坏的转移性肿瘤患者尤为有利。本章概述了目前脊柱转移肿瘤的手术治疗、术中导航技术，重点是术中 CT 导航技术，以及这些导航技术如何应用于脊柱转移瘤手术。

17.2 脊柱转移瘤治疗概述

脊柱原发瘤通常仅以局部疾病为特征，而所有脊柱转移瘤都属于第 Ⅳ 阶段全身性疾病。因此，脊柱转移瘤患者的手术目标与原发瘤患者的手术目标完全不同——减轻症状和改善患者生活质量，而不是治疗肿瘤本身。在一些罕见的病例中，如果患者被证实患有脊柱转移瘤，则可以接受转移肿瘤整块切除术，因为有文献表明这些患者会从中明显受益（生存）[16, 28]。然而这类患者只占极少数（2%~3%），因此本章对此不讨论[29]。

对于那些伴有全身性疾病，手术目的是减轻症状的脊柱转移瘤患者来说，在制订手术计划时需要考虑 4 个因素，这在神经 - 肿瘤 - 力学 - 系统评估表（NOMS）中得到了充分体现[30]。首先是预期生存率（系统评估）。由于手术目标是改善患者的生活质量，因此手术仅限于那些预期存活时间足够长，术后可康复并实现手术收益的患者。目前的共识是，如果考虑为此类患者进行手术，其剩余预期寿命必须在 3 个月以上，更保守的团队则建议预期寿命超过 6 个月才考虑手术治疗[8, 17, 19, 21, 22, 31~37]。由此可以看出，此类患者的手术考虑在很大程度上取决于外科医生和肿瘤治疗团队准确预测患者生存率的能力。之前的文献表明，患者的预后与男性[34, 38~40]、年龄大[5, 10, 22, 34]、肺[5, 34, 41, 42]或胃肠道原发性肿瘤[40]、多椎体转移[5, 18, 41~44]、内脏转移[5, 22, 38, 41, 42, 45, 46]、原发瘤与转移瘤诊断间隔时间短[47, 48]、术前神经功能损害[8, 34, 35, 38, 44, 47]或处于卧床状态[18, 43, 44, 48, 49]呈负相关。根据这些因素，已经创建了有助于确定手术可能性的相关预测量表，最流行的是 Tomita 量表[16]和改良的 Tokuhashi 量表[50]。然而，这些量表对患者生存率预估的准确性还不能令人完全满意[19, 31, 46, 50~52]，因此它们起决策辅助作用而不是确定的治疗指南[15, 21, 37, 53~57]。此外，也有证据表明通过身体形态计量学和脂肪分布评估出的术前恶病质，可能也对术后生存率产生负面影响。

对脊柱转移瘤患者做出手术决定需要深思熟虑，充分考虑手术的适应证、手术的潜在益处和风险、预后和手术明显获益的可能性，以及患者的期望[19~21]。手术适应证包括疼痛、脊柱不稳定和神经功能障碍[30]。估计 2.5%~14%脊柱转移瘤患者会出现伴有神经功能障碍的转移性硬膜外脊髓压迫[5, 6, 8, 18~20, 32, 44, 58~63]，这可能是手术减压最佳适应证。这些患者表现为各种神经系统功能障碍，最常见的是孤立性或根性疼痛（83%~95%）[18, 27, 32, 60, 63~65]、感觉障碍（50%~70%）[18, 48, 66, 67]和无力（35%~75%）[9, 18, 27, 31, 32, 48]，也可能表现为无法行走（11%~68%）[8, 18, 20, 43, 44, 60, 68, 69]、自主神经功能障碍和 / 或失禁（50%~60%）[18]。

从 20 世纪 70 年代末到 21 世纪初，对这些患者的标准治疗方法是放疗，因为至少在那时为止，Ⅲ级循证医学证据表明放疗的效果与手术减压相当，但相关并发症发生率较低[8, 18, 32, 70, 71, 72]。然而，在 2005 年，Patchell 等[8]提出了一级证据，表明与单独放疗相比，手术减压加辅助放疗患者有更好的神经系统结局和更高的生存率。因此，目前对脊柱转移瘤患者的标准治疗方法是手术减压，必要时稳定，并行辅助放疗来处理可能遗留的放射敏感型肿瘤残余。手术切缘很大程度上取决于肿瘤的放射敏感性（肿瘤学评估）[30]。

对放射敏感型肿瘤，如淋巴瘤、精原细胞瘤和骨髓瘤，可采用最小范围的减压手术，然后对残余肿瘤部位进行立体定向放疗（SRT）。最初的减压可以防止神经功能障碍的出现，而放疗则可导致肿瘤细胞的迅速死亡。这种较为有限的切除术被称为分离手术，常用于体质较弱和生存期相对有限的患者，因其手术并发症发生率较低[73~77]。反之，甲状腺恶性肿瘤、结肠直肠恶性肿瘤、肾脏恶性肿瘤、NSCLC、肉瘤、肝癌和黑色素瘤被认为对放疗不敏感，这类肿瘤发生脊柱转移时需要更广泛的手术减压[30]。

与脊髓压迫一样，脊柱转移瘤患者的脊柱机械不稳定可通过两种干预措施来处理：手术稳定或椎体成形术[78]。椎体成形术对于肿瘤浸润性强、预期寿命有限或不适合手术干预的多发性脊柱转移瘤患者可能是最有利的。然而，对于那些被认为健康状况可耐受手术的严重脊柱不稳定患者，手术稳定则是首选。此外，对于受累节段脊柱缺乏完整后皮质骨的患者，手术是唯一的选择，因为完整的椎体后方皮质骨是防止骨水泥外渗到椎管的必要条件。为了辅助决策，脊柱肿瘤学研究组建立了脊柱不稳定肿瘤评分系统（SINS），根据受累脊柱节段水平（交界性、部分活动、不活动或活动性脊柱节段）、疼痛（机械性、非机械性或无疼痛）、液性 / 囊性肿瘤性质、椎体塌陷程度和脊柱后柱附件受累程度等，对病变椎体的稳定性进行分类[79, 80]。对于出现明显椎体塌陷、机械性疼痛和三柱受累的病变，建议进行稳定治疗；而对于病情比较局限或无症状的患者，则建议进行药物治疗，并可能进行椎体成形术。

17.2.1 脊柱转移瘤的微创手术

对脊柱转移瘤患者进行手术干预的适应证包括：①患者的生存期足够长，可以享受手术收益；②患者的身体状况足以耐受手术。有全身性疾病的患者是一个复杂的群体，发生术后并发症（即肺部和肝脏功能障碍）的风险增高[81, 82]。目前得到广泛接受的风险分层方法包括 Charlson 合并症指数（CCI）[83, 84] 和美国麻醉师协会评分[85, 86]，两者都根据患者先前的医疗状况结合合并症情况进行评估。这两种指数的高分与脊柱转移瘤患者的术后并发症呈正相关[83-86]。然而，并不是所有用于这些系统评分的数据都被证明会影响手术效果，而且这两个系统都不是专门为脊柱转移瘤患者或一般脊柱肿瘤患者设计的。de la Garza–Ramos 等[87, 88] 最近发表了一种专为这一人群设计的评分系统（虚弱评分），专用于评估脊柱转移瘤患者的手术风险。他们发现，虚弱评分较高的患者并发症发生率较高，30 天死亡率约为 25%。这种明显的风险增高可使手术干预的风险收益发生倾斜，体弱的患者可能因此无法接受手术治疗。多数此类患者无疑会从手术治疗中获益，最好的选择可能是微创手术。

有两种微创脊柱手术（MISS）技术——视频辅助胸腔手术（VATS）与微开放 / 微创脊柱后路减压术，目前已广泛用于脊柱转移瘤的诊疗领域[89]。后者通过 2 cm 的后正中切口而不是更传统的 5 cm 切口进行手术。VATS 同样与胸腔手术有关，但不同的是使用间接和直接的可视化手段。由于这些技术仍然相对较新，多数研究结果都是在过去十年内发表的[20, 90-97]。关于微创和开放方法的比较的证据有限，但我们小组[98] 最近通过回顾研究发现，微创手术在神经系统功能恢复和疼痛改善方面的结果与开放手术相似，同时手术时间更短，并发症发生率更低，住院时间更短（表 17.1，17.2）。尽管有明显优点，微创技术也不是没有缺点的。首先，微创技术，尤其是 VATS，有陡峭的学习曲线；其次，这些技术由于采用了较小的切口和手术通道，因此脊柱病变的可视化程度下降。术中透视有助于间接评估手术器械的位置，也可用于协助内固定的置入。许多因脊柱转移瘤接受手术的患者以硬膜外压迫为主，手术的关键是对神经进行充分减压；这种减压通常需要较宽的视野，而这对微创方法来说

是个挑战。此外，压迫脊髓的软组织块在标准透视下是不可见的，因此在非导航 MIS 手术中，对充分减压的判断基于外科医生的经验。为了解决这个问题并获得更好的效果，CT 导航技术可有效地扩大 MIS 手术的可视区域，尤其是对复杂脊柱病变或解剖结构异常的患者。

17.3　导航模式和脊柱手术

术中导航包括所有将仪器与患者解剖结构进行关联的技术。在这些技术中，人们最熟悉的是二维透视，它利用连续低剂量 X 线影像来即时分析器械与患者的骨性解剖结构的空间关系，已经成功应用了五十多年。其首次应用于脊柱是由 Rabinov 等描述的，他们在二维透视指导下对椎体病变进行了活检[99]。从那时起，术中二维透视应用越来越广，关于其在经皮椎弓根螺钉置入[100, 101]、椎体成形术[102-105] 和腰椎间融合术中[106] 的应用已得到详尽描述。尽管有研究报告称二维透视下椎弓根螺钉的置钉准确性更高[107, 108]，但其他研究报告称，至少在解剖结构不那么复杂的患者中，徒手置钉和二维透视下置入螺钉的准确性没有显著差异[109, 110]。二维透视可提高解剖结构异常患者的置钉准确性，如脊柱转移瘤患者，而且它也是经皮椎弓根螺钉置入的标准方法，因为表层软组织使得正确椎弓根螺钉置入所需的解剖标志变得不明显。

二维透视最大的缺陷在于增加了手术人员和患者的辐射暴露[111, 112]。虽然没有关于二维透视引发恶性肿瘤的相对风险的纵向研究，但在采用透视的脊柱外科医生中，Perisinakis 等之前的报告估计致命性癌症和遗传缺陷的风险分别为每百万人 115 例和 4 例[113]。此外，大量文献记录了辐射暴露是多种恶性肿瘤发病的风险因素，表明使用透视的外科医生也有癌症发病率增高的风险。这些风险可以通过使用个人防护设备，如铅衣和甲状腺防护罩[114, 115]，以及使用间歇式与

表17.1 转移性脊柱肿瘤手术的微创和开放手术的直接比较研究

研究	技术	*n*	手术			临床		
			BL	OT	LOS	NI	PR	CR
Chou 与 Lu（2011）[90]	开放	5	3 120	408	—	100%	—	20%
	微创	5	1 320	468	—	100%	—	20%
Fang 等（2012）[91]	开放	17	1 721	403	—	76.5%	7.2	11.8%
	微创	24	1 058	175	—	91.7%	6.6	29.2%
Hansen-Algenstaedt 等（2017）[92]	开放	30	2 062	220	21.1	33.3%	5.6	40.0%
	微创	30	1 156	191	11.0	20%	5.2	23.3%
Hikata 等（2017）[93]	开放	25	714	189	—	56%	4.6	44%
	微创	25	340	205	—	56%	4.3	12%
Huang 等（2006）[94]	开放	17	1 162	180	—	70.8%	—	23.5%
	微创	29	1 100	179	—	69.2%	—	20.7%
Kumar 等（2017）[95]	开放	18	961	269	13	50.0%	3.5	16%
	微创	27	184	253	9	56%	5.2	3%
Lau 和 Chou（2015）[96]	开放	28	1 697	414	11.4	42.9%	—	21.4%
	微创	21	917	452	7.4	42.9%	—	9.5%
Miscusi 等（2015）[20]	开放	19	900	192	9.3	63%	—	0%
	微创	23	240	132	7.2	65%	—	4.3%
Stoker 等（2013）[97]	开放	4	1 250	518	24	—	—	100%
	微创	4	813	367	5.8	—	—	100%

缩写：BL，平均失血量（ml）；CR，并发症发生率；LOS，平均住院天数；MIS，微创手术；NI，术后 ASIA/Frankel 等级改善 1 个或更多的患者百分比；OT，以分钟为单位的平均手术时间；PR，数字疼痛评分量表上的平均疼痛缓解量

引自 Pennington 等（2018）[98]

表17.2 MIS 和开放手术治疗转移性脊柱肿瘤的直接比较研究的荟萃分析

手术结束时	微创		开放		结果	*P*
	n	*N*	*n*	*N*	δx̄	
BL (mL)	115	6	100	6	−608.3	<0.000 01
OT(min)	115	6	100	6	−69.6	<0.000 01
LOS(d)	61	3	52	3	−0.55	<0.000 1
PR (NRS pt)	106	4	90	4	0.12	0.66
终点	*n*	*N*	*n*	*N*	*OR*	*p*
NI	130	9	122	9	0.98	0.94
CR	188	9	164	9	0.58	0.05

缩写：BL，平均失血量（mL）；CR，并发症发生率；δx，开放手术组和 MIS 组之间的均值差异（δx̄=MIS− 开放）；LOS，平均住院天数；MIS，微创方法；n，组内患者人数；N，分组研究数；NI，术后 ASIA/Frankel 等级改善 1 个或更多的患者百分比；或优势比（>1=MIS 组更常见）；OT，以分钟为单位的平均手术时间；PR，数字疼痛评分量表上的平均疼痛缓解量

连续式透视，减少整体和敏感区域（特别是性腺、眼睛和手）的辐射剂量而得到降低。此外，至少有一项研究[116]表明，使用双平面透视可以减少手术人员的辐射暴露。据报道，与传统的二维透视相比[100]，这种替代性的三维透视技术还能提高椎弓根螺钉置入的准确性，表明它可能是术中导航的一个较好选择。

17.3.1　CT 影像导航

CT 影像导航也许是最有发展前途的术中导航技术，也是本节的重点，此类系统包括 Medtronic（SteathStation）、Brainlab（VectorVision）、Ziehm（Vision FD Vario 3D）和 Stryker（SpineMap 3D）。这些系统令人振奋，因为它们可以利用术前 CT 数据进行术中实时导航，从而消除了对术中透视的需要。此外，CT 数据可与 MRI 数据有效结合，从而实现硬组织和软组织的可视化，而后者是转移性硬膜外脊髓压迫（MESCC）最常见的原因。

所有术中 CT 影像导航平台的工作方式是一样的。术前使用高分辨率 CT 对患者进行成像，从而形成三维影像数据集，在手术时可对解剖结构进行注册和匹配。部分系统目前允许使用术前 MRI 数据，需要观察软组织的患者（如接受硬膜内肿瘤切除术、剥离术或肿瘤切除术的患者）可能会额外获益。但是，由于 CT 对骨的辨别更佳，所以它仍然是骨融合手术的金标准。获取影像数据后，对手术台上的患者进行麻醉，随后进行定位和铺单。参考框架固定于患者身上，使得导航系统能够将患者的解剖结构与影像数据中的特定位置相关联[117]。随后进行系统注册，即用探针接触患者身上的三个或更多的点以及参考框架上的标记，使患者的位置与成像数据相关联[118]。从理论上来说，任何解剖位置都可以用于注册，但最常见的是要置入器械水平的棘突。此时，也对参考框架、探针和其他工具进行注册。许多手术工具是可以被系统自动检测到的，因为它们的

尺寸是已知的，通过其本身的 3~4 个反射标记或发光二极管被光学追踪系统识别。这些标记使导航系统软件确定参考框架和手术工具之间，以及手术工具与患者解剖结构之间的相对方向成为可能[119]（图 17.1）。

对手术工具和参考框架的定位追踪是通过立体红外摄像机进行的。在反射标记物模式下，红外光从红外摄像机发射出来，遇到标记物后反射并被摄像机检测到；LED 标记物模式则是由标记物直接发射红外光并由摄像机捕捉到。完成系统注册后，手术工具及其长度、方向可在显示器上叠加显示于术前影像上。建议外科医生通过用手术工具接触已知解剖结构进行验证，以确认影像 – 患者结构注册匹配准确无误[117]。

在这两个系统中，反射器的位置必须处于探测器的直接视线上，视线的中断会扰乱工具和参考框架位置与术前影像数据的相关性，尽管这可以通过恢复视线迅速逆转。另外，至关重要的是进行系统操作时避免接触参考装置，因为这将改变患者解剖结构和参考框架的相对位置，导致影像数据和患者解剖结构之间失去匹配。如移动参考框架，则可以通过重新注册来解决。Stryker公司提供的 SpineMask 追踪器试图解决这个问题，利用直接贴在患者皮肤上的 31 个系列 LED标记器使参考框架随患者体位变动而移动。然而，该系统受限于切口大小，因为切口必须被参考框架所包围。此外，明显的皮肤张力或切口的广泛分离，如在较大的垂直切口中发生的回缩，会使基于皮肤的参考框架与深层解剖结构之间的关系发生扭曲，使得这项技术只能用于微创和小型开放手术。

尽管系统之间存在硬件差异，但在手术效果方面，它们之间似乎没有什么区别。Nooh等[120]最近进行的一项回顾性系统研究比较了使用 Medtronic StealthStation 系统和 Brainlab VectorVision 系统置入椎弓根螺钉的准确性，共纳入 26 项研究，报告了 1 641 例患者的 9 289 枚螺钉

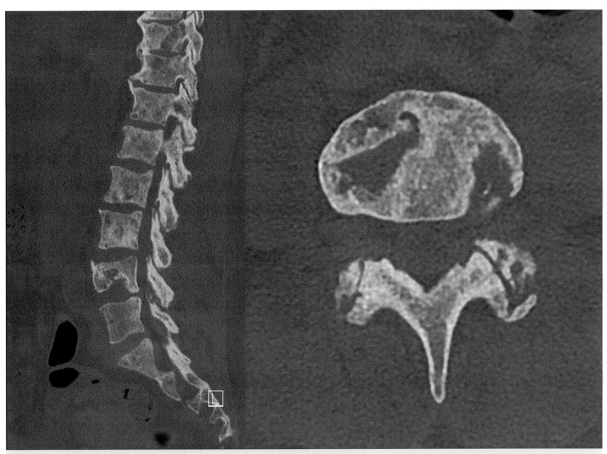

图 17.1 脊柱转移性瘤的术前影像学检查，可见 L4 椎体压缩性骨折

置入情况。研究发现，这两种系统在螺钉置入方面准确性非常高，与以前的文献一致[108, 121~124]，但在这两种系统之间没有发现临床差异，尽管 SteathStation 的置入准确率高出约 1%。原因可能是所有商用系统使用的技术基本相同，多数还配备了手术计划软件，让使用不同设备的医生经验相对一致。

除了具有类似功能外，多数系统都允许多种不同的仪器注册，包括各种探针、锥子、丝攻和螺丝刀，部分系统甚至加入了适配器，可以用来配准自身没有配备导航标记的器械，如骨刀等。这对脊柱转移瘤手术特别有利，可以在导航下使用各种设备进行减压。此外，导航技术还有助于在术中确定关键压迫位置从而提高手术效率。但是，CT 导航系统没有纳入手术过程中患者解剖结构的变化，无论是因为手术变化、手术团队与手术台的接触、患者的呼吸，还是其他任何原因导致的患者相对参考框架的位置改变。这对于接受畸形矫形手术和肿瘤切除的患者来说至关重要，因为这些手术目标本身就导致了解剖结构的改变。目前也有部分系统可以克服这一缺陷，如 O 臂，可在术中重新定位、重新评估并获取影像。使用这种术中成像技术可能会延长手术时间，但可以在整个手术过程中使导航系统保持高度准确性。

CT 导航系统的优缺点

使用 CT 导航系统有几个好处，包括更高的器械精确度、减少失血，以及减少患者的辐射[125~130]。在过去的十年中，已经发表了 5 篇大型系统综述，比较了 CT 导航辅助下置入椎弓根螺钉与徒手置钉的准确性（表 17.3）[108, 121, 122, 124, 131]。

第一项研究是由 Kosmopoulos 等[108] 报告的，对比较徒手置钉技术（共 12 299 枚螺钉）和导航辅助置钉技术（共 3 059 枚螺钉）的 53 项研究进行了分析。结果发现，对于胸、腰椎置钉患者，导航技术能显著提高置钉的准确性（91.4% ：79.2%），接受胸椎内固定治疗的患者的准确性提高最明显（85.1% ：63.1%）。

2010 年，Verma 等[124] 报告了类似结果，他们对 23 项研究进行了荟萃分析，比较了在 1 288 例患者中置入 5 992 枚螺钉的准确性。与 Kosmopoulos 不同的是，Verma 等直接比较了 CT 导航下置钉与徒手置钉。与先前的研究一样，导航下置钉明显更准确（93.3% ：84.7%；$P<0.000\ 01$）。此外，导航置钉的神经系统并发症发生率与徒手技术类似，提示使用导航辅助可在不增加不良事件风险的情况下实现生物力学结果的改善。

Gelalis[121] 和 Shin[131] 都在 2012 年报道了各自对相关文献的系统回顾研究结果。Gelalis 的报道主要是描述性的，总结了 26 项研究的结果，比较了徒手置钉、透视下置钉和 CT 导航下置钉的准确性。与先前的研究结果一致，他们发现 CT 导航下置钉技术的准确性更高。但与之前的研究不同的是，他们还比较了 CT 导航下置钉和透视下置钉的精确度，发现前者的精确度更高。他们还观察到，与徒手技术相比，在 CT 导航手术中，螺钉误置更倾向于外侧错位。尽管他们没有评估各组间的神经损伤风险，但之前关于螺钉内侧错位与神经系统并发症的相关的研究表明[132]，CT 导航可能会降低发生神经系统并发症的风险。

除了进行系统回顾外，Shin 等还对 20 篇直接比较 CT 导航下置入椎弓根螺钉和徒手置钉的文献进行了分析，发现 CT 导航技术使发生椎弓根破裂的风险降低了约 60%，其中胸椎的风险降低幅度最大，接近 70%。此后，Waschke 等的一项大型回顾性研究也证实了这一点[130]。与 Verma 一样，Shin 等也未能发现在神经系统并发症、手术时间或失血等方面的组间差异。

最后，Tang 等[122] 对 12 篇论文进行了荟萃分析，对徒手置入椎弓根螺钉和 CT 导航下置钉的准确性进行了比较，发现 CT 导航不仅与较高的理想螺钉置入率有关（OR=3.35；$P<0.000\ 1$），而且与较高的临床可接受置入率（OR=4.72；$P<0.000\ 1$）、较低的危险置入率（OR=0.09；$P<0.000\ 01$）以及较低的螺钉相关并发症发生率（OR=0.25；$P=0.008$）相关。使用 CT 导航系统的另一个重要好处是，与传统的透视导航相比，患者和手术团队的辐射暴露明显减少。在过去的十年中，有若干研究提出了这一观点，包括 Gebhard[133]、Kim[134] 和 Smith[135] 的研究。Gebhard 等进行了一项前瞻性非随机研究，比较了 CT 导航、C 臂透视和传统透视的患者辐射剂量，发现与传统透视相比，CT 导航使患者的辐射量减少约 60%；与 C 臂透视相比，辐射量可减少约 35%。Kim 和 Smith 使用尸体模型来测量腰椎融合手术中术者的辐射剂量，发现 CT 导航可使总辐射剂量明显减少，总透视时间明显缩短。Kim 等报道，导航组的辐射剂量几乎无法检测，总透视时间缩短约 61%；Smith 等报道总辐射量减少约 92%。此外，Kim 等发现导航组和透视组的总操作时间没有明显差异，而这一直是采用该技术的一个障碍[131]。

尽管有这些优点，术中导航也并非没有缺点。像任何新技术一样，术中导航存在学习曲线，因为外科医生必须积累经验，建立新的工作流程，定期使用导航。然而，这项技术的主要缺点包括有可能延长手术时间，系统的直接成本很高，以

表 17.3 采用徒手技术和导航技术置入椎弓根螺钉的准确性的系统评价和荟萃分析

研究	设计	结论
Gelalis 等（2012）[121]	· 通过 Gertzbein–Robbins 系统比较了采用徒手技术（2 412 枚螺钉，362 例患者）、透视导航技术（1 902 枚螺钉，323 例患者）和 CT 导航技术（668 枚螺钉，313 例患者）置入椎弓根螺钉的 26 项研究（共 1 105 例患者，6 617 枚螺钉）的置钉精度	· 相对徒手技术和透视导航技术，CT 导航的精度更高 · CT 导航下置钉容易出现螺钉外侧穿破，而徒手置钉容易发生椎弓根内壁破坏
Kosmopoulos 和 Schizas（2007）[108]	· 对 32 项采用徒手技术（12 299 枚螺钉）和 21 项采用导航技术（3 059 枚螺钉）置入椎弓根螺钉的在体研究进行系统评估，比较了两种技术的置钉准确性	· 导航仅在胸腰椎组具有更高的精确性（91.4% 比 79.2%） · 导航技术可明显提高置入胸椎椎弓根螺钉的准确性（85.1% 比 63.1%）
Shin 等（2012）[131]	· 对 20 项（共 8 539 枚螺钉）比较采用徒手技术和导航技术置入椎弓根螺钉的准确性的研究进行荟萃分析 · 比较在颈椎、胸椎和腰椎三个水平的置钉准确性	· 导航患者发生椎弓根损伤总体风险较低（OR=0.39；$P<0.001$）；差异在胸椎组最大（OR=0.32；$P<0.000\ 1$），在颈椎组最小（OR=0.38；$P<0.000\ 1$） · 与徒手置钉相比，采用导航技术置钉时，每置入 11.1 枚螺钉可减少 1 例椎弓根穿孔 · 在神经系统并发症、手术时间或失血方面没有明显组间差异
Tang 等（2014）[122]	· 对 12 篇（共 732 例患者，4 953 枚螺钉）比较采用徒手技术和导航技术置入椎弓根螺钉的准确性的文献进行荟萃分析	· 据报道，采用导航技术置钉时，螺钉位置的优良率（OR=3.36；$P<0.000\ 01$）和临床上可接受的比例（OR=4.72；$P<0.000\ 1$）更高 · 导航技术可明显降低潜在螺钉位置不良（OR=0.27；$P=0.01$）、绝对位置不良（OR=0.09；$P<0.000\ 01$），以及置钉相关并发症（OR=0.25；$P=0.008$）的发生率
Verma 等（2010）[124]	· 对采用徒手技术和导航技术置入椎弓根螺钉准确性进行评估的 23 篇文献（1 288 例患者，5 992 枚螺钉）进行荟萃分析 · 14 项研究比较了徒手置钉和导航下置钉的准确性	· 导航组的总体置钉精度更高（93.3% 比 84.7%；$P<0.000\ 01$） · 组间神经系统并发症发生率无明显不同

及有可能增加整个治疗过程的费用，这在日益普遍的以价值为基础的康复治疗模式下是一个重大的财务风险。无论是在回顾性队列研究[136~139]还是在荟萃分析中[131]，如 Shin 等所发表的文献，手术时间延长尚未得到证实。关于 CT 导航技术对手术成本的影响的文献还较少。

毫无疑问，采用这些技术会导致直接成本的明显增加，因为需要购买新的硬件和软件，并对手术室人员进行培训，但关于每种手术的成本增加的差异的数据尚不充分。Costa[136] 和 Dea[140] 对此进行了研究，前者报告了 499 例退行性腰椎滑脱症患者的回顾性队列的结果，发现使用术中 CT 导航可使每次手术费用减少约 3.80%；此外，他们还发现，使用配套的术中 O 臂技术，可以显著减少手术室外的 CT 检查次数，从而减少总的放射检查费用。Dea 等在其 502 例患者的队列研究中报告了类似的发现，但与 Costa 不同的是，他们的研究将使用导航技术所带来的再手术率的减少相关成本节约也包括在内。研究发现在低利用率的情况下，使用导航与总成本的增加有关，但对于每年常规进行 254 例以上融合手术的脊柱外科中心来说，这一技术反而能节约成本。

17.4　脊柱导航和微创手术治疗脊柱转移瘤

CT 导航在脊柱转移瘤的治疗方面最大的潜在应用是微创手术领域。微创技术受到手术视野不佳或受限的困扰，可能导致脊髓减压效果不理想，神经系统恢复较差。虽然目前的文献并没有证实这一点，但大部分已发表的微创研究都是三级证据等级研究，并且没有讨论导航的应用，提示导航技术在这些微创研究中并没有得到重视。

除了提高脊髓减压效果外[141]，导航也可以在置入椎弓根螺钉中发挥关键作用。正如上一节所讨论的，经皮置入螺钉通常依赖透视，而透视只能提供脊柱的二维视图，需要术者在脑中形成相关三维影像，因而有可能导致螺钉错置的潜在风险。CT 导航有助于克服这一弱点，可为外科医生提供完整的手术层面三维视图[142]。此外，使用 CT 导航有助于减少患者的总辐射量，促进伤口术后愈合。同时，术中 CT 导航不受体重影响，而由于皮下脂肪组织对信号的显著衰减，肥胖者通过透视获得的二维视图质量往往较差[117]。

在治疗脊柱转移瘤时，导航技术的另一优势是在正常解剖标志被破坏的情况下可实现对肿瘤的术中评估。在手术过程中，导航探针的作用类似椎弓根探针，可以规划椎弓根螺钉的置入轨迹，并可在置入螺钉后进行验证。同样，它可以用来识别肿瘤肿块所侵犯的重要结构，如在肿瘤有明显的椎前肿块情况下，识别下腔静脉或主动脉与肿块的关系，有助于外科医生在减压过程中保留这些结构，从而降低潜在的并发症发生率[117]。最后，术中导航探针还可以通过将减压后的区域与术前成像中的压迫区域相关联对比来评估减压的情况，有助于实现肿瘤环状减压（分离手术），因此也提高了获得最佳手术结果的概率。

17.5　现状

尽管 CT 导航技术用于脊柱转移瘤的治疗具有潜在优势，但自 2001 年 Kalfas 首次提出 CT 导航的相关应用以来，这一方面的研究不多[117]。

Arand 等于 2002 年发表了第一个介绍导航技术应用于治疗脊柱转移瘤的病例系列，报告了 8 例胸椎转移患者的结果[141]，发现脊柱导航技术的应用使 86.4% 的胸椎螺钉实现了完美置入，这一结果与之前二维透视下置入椎弓根螺钉的报道相当或更好[143]。此外，CT 显示所有这些患者都充分减压，表明导航技术可有效应用于此类患者的治疗。次年，该小组发表了一项后续研究，检查了另外 4 例接受导航辅助手术减压的患者，再次证明所有患者都得到了充分减压[144]。另外，研究注意到，由于若干椎体未能在导航系统中注册，在 6 个椎体上不得不徒手置钉。作者没有报告注册失败的原因，但可能是由于病变破坏了原始解剖结构。虽然这种问题在应用导航技术的病例中不太可能发生，因为术前 CT 能够区分软组织和骨，但这种情况确实发生在脊柱转移瘤病例中，因此在对此类患者进行手术干预时必须考虑因肿瘤切除而导致注册失败的情况。

Bandiera 等在小样本（7 例脊柱肿瘤）中对导航技术在脊柱肿瘤切除中的应用进行了研究，其中 3 例为实体瘤转移，1 例患者为原发性浆细胞瘤[145]。所有患者均未出现术中并发症，约 70% 的螺钉位置准确，约 95% 的螺钉位置可接受。研究结果表明，导航技术有助于安全、成功地切除脊柱肿瘤。

Nasser 等进行了关于导航技术应用于脊柱转移瘤患者的样本量最大和最新的研究，报告了导航下微创分离手术在尸体和活体联合队列研究的结果[75]。确认导航技术在尸体标本上的有效性后，作者将其应用于 17 例表现为转移性硬膜外脊髓压迫的患者，其中 3 例患者的手术水平的正常解剖结构被完全破坏。在所有病例中，CT 导航技术被用来在正常解剖标志物被破坏的区域进行导航，并评估减压情况。此外，导航技术还被用于协助经皮置入螺钉。结果显示，尽管失去了正常的解剖标志，但所有患者都实现了充分的环状减压。作者没有报告椎弓根螺钉置入的总体准确性，但指出成功减压使所有患者的神经系统功能稳定或改善，疼痛缓解。Nasser 等在 2016 年更新了他们的研究结果，对接受导航辅助手术减压的脊柱肿瘤患者进行了多中心队列回顾，其中 25 例脊柱转移瘤患者正在接受治疗[146]。他们再次报告了总体良好的结果，但未详细说明神经功能的恢复情况或器械置入的准确性。

现有文献描述了术中导航技术在脊柱肿瘤治疗中的应用，包括其在脊柱原发肿瘤和各种脊柱转移瘤中的应用及病例报告，表明导航技术在脊柱肿瘤手术中的重要性不断增加[146-150]，这在解剖标志异常、需要微创切除 / 置入螺钉、复杂肿瘤切除的病例中尤为明显。虽然还是缺乏高等级循证医学证据的文献，但考虑到导航技术在微创领域的广泛应用，在未来获得相关证据是完全可行的。然而我们必须意识到的是，像所有新的外科技术一样，术中 CT 导航技术有其自身的学习曲线，需要通过实践来实现其优越性。在表17.4 中，我们根据自己的经验，提供了在脊柱转移瘤手术中使用 CT 导航的要点和误区。

17.6　临床实际案例

47 岁女性，左侧乳腺浸润性导管癌病史。她出现了顽固的机械性背痛，相关功能和日常生活活动受限。通过影像学检查和活检确认为脊柱转移瘤，并导致 L4 病理性压缩骨折。此外，患者还有多发无症状的内脏转移、轴向扩散的多个脑转移灶，这些转移灶在不断进展，放化疗失败。考虑到全身情况、颅内转移引起的认知 / 视觉障碍以及以前失败的治疗，其整体预后不佳，L3~L5 节段的微创稳定术被确定为最合适的治疗方法，以最大限度地提高患者的生存期生活质量（图 17.1）。

手术时，患者俯卧于 Jackson 手术台上，并在右髂后上棘处做皮肤切口，以放置参考框架。通 过 O 臂（Medtronic，Minneapolis，MN）获得术中 CT 数据，用 StealthStation 手术导航系统（Medtronic，Minneapolis，MN）（图 17.2，17.3）注册校准。在导航引导下，经皮置入 L3和 L5 的双侧椎弓根螺钉。螺钉电生理刺激未见异常，脊髓监测在整个手术过程中保持稳定。上棒和上帽完成后，再次于术中行 CT 扫描确认所有内置物放置正确（图 17.4）。

患者在术后 10 个月前因病去世，其背痛在此期间明显缓解。

表 17.4　术中 CT 导航的要点和技巧

时期	考虑	结果
术前		
	肥胖患者	·术前 CT 组织穿透不足或导致术中失败
	机器历史	·对机器不太熟悉的外科医生效果会较差 ·对视频游戏经验丰富人来说，机器学习曲线适中
	手术台	·手术床必须足够窄，以方便术中 CT 成像（实时）；Jackson 手术床比较理想 ·手术台必须可透射 X 线，以便进行术中成像
	注册	·在建立手术入路过程中患者的解剖结构会发生变化，因此如果采用开放入路，应在建立手术入路后进行术中 CT 成像，然后进行系统注册 ·图像采集过程中应移开暖身器，以减少伪影 ·使用配对点与表面匹配技术进行注册，不会影响导航精度，并可缩短手术时间 ·颈椎病例：图像采集期间嘱患者屏气
术中		
	手术床位置	·外科医生应避免改变工作台位置，因为这会导致系统错位 ·手术人员应避免接触手术台，以防止手术台 – 影像匹配的丢失
	参考架范围放置	·颈椎病例：参考架连接于 Mayfield 夹 ·胸腔病例：参考架连于棘突，或改用透视 ·腰椎病例：参考架连于髂后嵴（特别是 LLIF/XLIF） ·对于开放手术，将参考架置于暴露最上端的脊椎处，床头放摄像头 ·外科医生必须时刻注意参考架的位置，以避免在手术过程中发生碰撞 ·烧灼用的绳／线／管及吸盘等不应接触参考框架，以免术中信号丢失
	手术室设置	·设置必须保证外科医生与探测器之间不被遮挡 ·必须定位参考架以避免过度曝光，防止偏移 ·手术开始前注册所有要使用的手术器械
	术中成像	·成像体积应始终包含参考架 ·如果需要术中 CT 成像（如 O 臂），那么切口处应用抗生素冲洗，然后无菌包裹以避免与 O 臂接触；O 臂罩很难用
	器械置入	·应在术中图像采集后立即进行，因为此时导航精度最高 ·对于长结构，从距离参考架最远的部分开始，因其受导航精度变化影响最大
	手术改变	·椎体切除和畸形矫正会明显影响参考架的准确性，应避免使用，直到所有椎弓根螺钉器械都已置入

引自 Holly et al. J Neurosurg Spine 2006;4(4): 323–328; Rahmathulla et al. Neurosurg Focus 2014;36(3):E3.

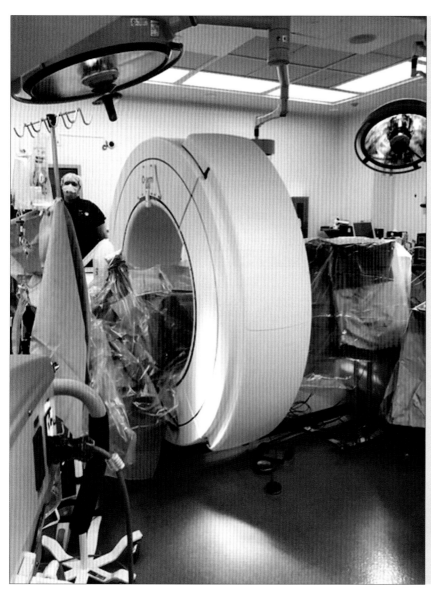

图 17.2 术中 CT 扫描（O 臂，Medtronic, Minneapolis, MN）

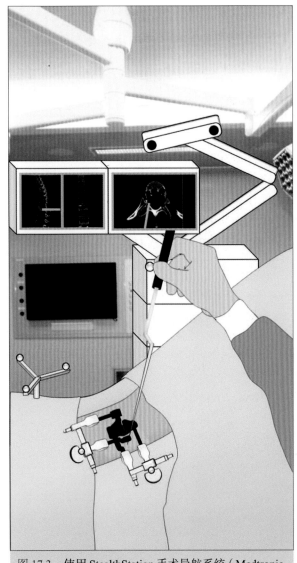

图 17.3　使用 StealthStation 手术导航系统（Medtronic, Minneapolis, MN）置入椎弓根螺钉

17.7　小结

尽管支持导航技术用于治疗脊柱转移瘤的证据不多，但在过去的 15 年中，已经发表了若干病例系列报道描述了该技术在此领域的应用。综合来看，证据表明接受微创手术的患者从中获益最大。与开放手术相比，微创手术的可视性较差，再加上肿瘤导致的正常解剖标志破坏，在没有导航辅助的情况下，可能无法实现环形减压。随着微创手术的应用更加广泛，未来导航技术在脊柱转移瘤的治疗中将发挥更大的作用。

17.8　要点

- CT 导航技术提高了螺钉置入的准确性，减少了辐射暴露，同时未明显增加手术时间。
- CT 导航技术最适用于脊柱转移瘤病例，因其有助于克服肿瘤对正常解剖标志的破坏。
- 在 CT 导航的辅助下，外科医生能够实现环形减压，从而使神经功能的恢复更佳。
- 由于微创手术所提供的视野有限，因此接受微创手术的患者从术中导航技术中获益最大。

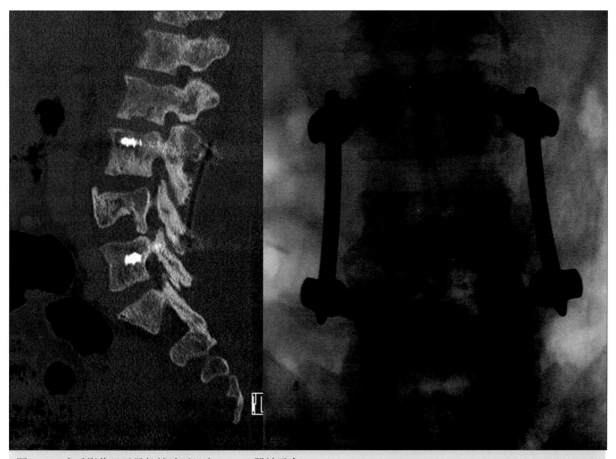

图 17.4　术后影像显示导航辅助下经皮 L3~L5 器械融合

参考文献

［1］American Cancer Society. Cancer facts & figures 2017. 2017

［2］Arguello F, Baggs RB, Duerst RE, Johnstone L, McQueen K, Frantz CN. Pathogenesis of vertebral metastasis and epidural spinal cord compression. Cancer, 1990, 65(1):98–106

［3］Fornasier VL, Horne JG. Metastases to the vertebral column. Cancer, 1975, 36(2):590–594

［4］Gezercan Y, Çavuş G, Ökten AI, et al. Single-stage posterolateral transpedicular approach with 360-degree stabilization and vertebrectomy in primary and metastatic tumors of the spine.World Neurosurg, 2016, 95:214–221

［5］Klimo P, Jr, Thompson CJ, Kestle JRW, Schmidt MH. A meta-analysis of surgery versus conventional radiotherapy for the treatment of metastatic spinal epidural disease. Neuro-oncology, 2005, 7(1):64–76

［6］Molina CA, Gokaslan ZL, Sciubba DM. A systematic review of the current role of minimally invasive spine surgery in the management of metastatic spine disease. Int J Surg Oncol, 2011, 2011:598148

［7］Wiggins GC, Mirza S, Bellabarba C, West GA, Chapman JR, Shaffrey CI. Perioperative complications with costotrans-versectomy and anterior approaches to thoracic and thoraco-lumbar tumors. Neurosurg Focus, 2001, 11(6):e4

［8］Patchell RA, Tibbs PA, Regine WF, et al. Direct decompressive surgical resection in the treatment of spinal cord compression caused by metastatic cancer: a randomised trial. Lancet, 2005, 366(9486):643–648

［9］Chi JH, Bydon A, Hsieh P, Witham T, Wolinsky JP, Gokaslan ZL. Epidemiology and demographics for primary vertebral tumors. Neurosurg Clin N Am, 2008, 19(1):1–4

［10］Goodwin CR, Khattab MH, Sankey EW, et al. Factors associated with life expectancy in patients with metastatic spine disease from adenocarcinoma of the lung. Global Spine J, 2015, 5(5):417–424

［11］Kan P, Schmidt MH. Minimally invasive thoracoscopic approach for anterior decompression and stabilization of metastatic spine disease. Neurosurg Focus, 2008, 25(2):E8

［12］Patil CG, Lad SP, Santarelli J, Boakye M. National inpatient complications and outcomes after surgery for spinal metastasis from 1993–2002. Cancer, 2007,110(3):625–630

［13］Ravindra VM, Brock A, Awad AW, Kalra R, Schmidt MH. The role of the miniopen thoracoscopic-assisted approach in the management of metastatic spine disease at the thoracolumbar junction. Neurosurg Focus, 2016, 41(2):E16

[14] Ryken TC, Eichholz KM, Gerszten PC, Welch WC, Gokaslan ZL, Resnick DK. Evidence-based review of the surgical management of vertebral column metastatic disease. Neurosurg Focus, 2003, 15(5):E11

[15] Pointillart V, Vital JM, Salmi R, Diallo A, Quan GMY. Survival prognostic factors and clinical outcomes in patients with spinal metastases. J Cancer Res Clin Oncol, 2011, 137(5):849–856

[16] Tomita K, Kawahara N, Kobayashi T, Yoshida A, Murakami H, Akamaru T. Surgical strategy for spinal metastases. Spine, 2001, 26(3):298–306

[17] Yang SB, Cho W, Chang UK. Analysis of prognostic factors relating to postoperative survival in spinal metastases. J Korean Neurosurg Soc, 2012, 51(3):127–134

[18] Cole JS, Patchell RA. Metastatic epidural spinal cord compression. Lancet Neurol, 2008, 7(5):459–466

[19] Kaloostian PE, Yurter A, Zadnik PL, Sciubba DM, Gokaslan ZL. Current paradigms for metastatic spinal disease: an evidence-based review. Ann Surg Oncol, 2014, 21(1):248–262

[20] Miscusi M, Polli FM, Forcato S, et al. Comparison of minimally invasive surgery with standard open surgery for vertebral thoracic metastases causing acute myelopathy in patients with short- or mid-term life expectancy: surgical technique and early clinical results. J Neurosurg Spine, 2015, 22(5):518–525

[21] Sciubba DM, Gokaslan ZL, Suk I, et al. Positive and negative prognostic variables for patients undergoing spine surgery for metastatic breast disease. Eur Spine J, 2007, 16(10):1659–1667

[22] Sciubba DM, Goodwin CR, Yurter A, et al. A systematic review of clinical outcomes and prognostic factors for patients undergoing surgery for spinal metastases secondary to breast cancer. Global Spine J, 2016, 6(5):482–496

[23] Eleraky M, Papanastassiou I, Vrionis FD. Management of metastatic spine disease. Curr Opin Support Palliat Care, 2010, 4(3):182–188

[24] Ju DG, Zadnik PL, Groves ML, et al. Factors associated with improved outcomes following decompressive surgery for prostate cancer metastatic to the spine. Neurosurgery, 2013, 73(4):657–666, discussion 666

[25] Katagiri H, Okada R, Takagi T, et al. New prognostic factors and scoring system for patients with skeletal metastasis. Cancer Med, 2014, 3(5):1359–1367

[26] Quraishi NA, Rajagopal TS, Manoharan SR, Elsayed S, Edwards KL, Boszczyk BM. Effect of timing of surgery on neurological outcome and survival in metastatic spinal cord compression. Eur Spine J, 2013, 22(6):1383–1388

[27] North RB, LaRocca VR, Schwartz J, et al. Surgical management of spinal metastases: analysis of prognostic factors during a 10-year experience. J Neurosurg Spine, 2005, 2(5):564–573

[28] Yao KC, Boriani S, Gokaslan ZL, Sundaresan N. En bloc spondylectomy for spinal metastases: a review of techniques.

[29] Rubin P, Brasacchio R, Katz A. Solitary metastases: illusion versus reality. Semin Radiat Oncol, 2006, 16(2):120–130

[30] Laufer I, Rubin DG, Lis E, et al. The NOMS framework: approach to the treatment of spinal metastatic tumors. Oncologist, 2013, 18(6):744–751

[31] Tokuhashi Y, Ajiro Y, Umezawa N. Outcome of treatment for spinal metastases using scoring system for preoperative evaluation of prognosis. Spine, 2009, 34(1):69–73

[32] Quraishi NA, Gokaslan ZL, Boriani S. The surgical management of metastatic epidural compression of the spinal cord. J Bone Joint Surg Br, 2010, 92(8):1054–1060

[33] Smith ZA, Yang I, Gorgulho A, Raphael D, De Salles AA, Khoo LT. Emerging techniques in the minimally invasive treatment and management of thoracic spine tumors. J Neurooncol, 2012, 107(3):443–455

[34] Finkelstein JA, Zaveri G, Wai E, Vidmar M, Kreder H, Chow E. A populationbased study of surgery for spinal metastases: survival rates and complications. J Bone Joint Surg Br, 2003, 85(7):1045–1050

[35] Hosono N, Ueda T, Tamura D, Aoki Y, Yoshikawa H. Prognostic relevance of clinical symptoms in patients with spinal metastases. Clin Orthop Relat Res, 2005(436):196–201

[36] Laufer I, Sciubba DM, Madera M, et al. Surgical management of metastatic spinal tumors. Cancer Contr, 2012, 19(2):122–128

[37] Zadnik PL, Hwang L, Ju DG, et al. Prolonged survival following aggressive treatment for metastatic breast cancer in the spine. Clin Exp Metastasis, 2014, 31(1):47–55

[38] Batista N, Tee J, Sciubba D, et al. Emerging and established clinical, histopathological and molecular parametric prognostic factors for metastatic spine disease secondary to lung cancer: helping surgeons make decisions. J Clin Neurosci, 2016, 34(12):15–22

[39] Moon KY, Chung CK, Jahng TA, Kim HJ, Kim CH. Postoperative survival and ambulatory outcome in metastatic spinal tumors: prognostic factor analysis. J Korean Neurosurg Soc, 2011, 50(3):216–223

[40] Sohn S, Kim J, Chung CK, et al. A nationwide epidemiological study of newly diagnosed spine metastasis in the adult Korean population. Spine J, 2016, 16(8):937–945

[41] Bauer HCF, Wedin R. Survival after surgery for spinal and extremity metastases:prognostication in 241 patients. Acta Orthop Scand, 1995, 66(2):143–146

[42] Tokuhashi Y, Matsuzaki H, Toriyama S, Kawano H, Ohsaka S. Scoring system for the preoperative evaluation of metastatic spine tumor prognosis. Spine, 1990, 15(11):1110–1113

[43] Jansson KA, Bauer HCF. Survival, complications and outcome in 282 patients operated for neurological deficit due to thoracic or lumbar spinal metastases. Eur Spine J, 2006, 15(2):196–202

[44] Sioutos PJ, Arbit E, Meshulam CF, G alicich JH. Spinal metastases from solid tumors: analysis of factors affecting survival. Cancer, 1995, 76(8):1453–1459

Neurosurg Focus, 2003, 15(5):E6

[45] van der Linden YM, Dijkstra SP, Vonk EJ, Marijnen CA, Leer JW, Dutch Bone Metastasis Study Group. Prediction of survival in patients with metastases in the spinal column: results based on a randomized trial of radiotherapy. Cancer, 2005, 103(2):320–328

[46] Wibmer C, Leithner A, Hofmann G, et al. Survival analysis of 254 patients after manifestation of spinal metastases: evaluation of seven preoperative scoring systems. Spine, 2011, 36(23):1977–1986

[47] Goodwin CR, Sankey EW, Liu A, et al. A systematic review of clinical outcomes for patients diagnosed with skin cancer spinal metastases. J Neurosurg Spine, 2016, 24(5):837–849

[48] Helweg-Larsen S, Sørensen PS, Kreiner S. Prognostic factors in metastatic spinal cord compression: a prospective study using multivariate analysis of variables influencing survival and gait function in 153 patients. Int J Radiat Oncol Biol Phys, 2000, 46(5):1163–1169

[49] Vanek P, Bradac O, Trebicky F, Saur K, de Lacy P, Benes V. Influence of the preoperative neurological status on survival after the surgical treatment of symptomatic spinal metastases with spinal cord compression. Spine, 2015,40(23):1824–1830

[50] Tokuhashi Y, Matsuzaki H, Oda H, Oshima M, Ryu J. A revised scoring system for preoperative evaluation of metastatic spine tumor prognosis. Spine, 2005, 30(19):2186–2191

[51] Chen H, Xiao J, Yang X, Zhang F, Yuan W. Preoperative scoring systems and prognostic factors for patients with spinal metastases from hepatocellular carcinoma. Spine, 2010, 35(23):E1339–E1346

[52] Schoenfeld AJ, Leonard DA, Saadat E, Bono CM, Harris MB, Ferrone ML. Predictors of 30- and 90-day survival following surgical intervention for spinal metastases: a prognostic study conducted at four academic centers. Spine, 2016, 41(8):E503–E509

[53] Leithner A, Radl R, Gruber G, et al. Predictive value of seven preoperative prognostic scoring systems for spinal metastases. Eur Spine J, 2008, 17(11):1488–1495

[54] Liang T, Wan Y, Zou X, Peng X, Liu S. Is surgery for spine metastasis reasonable in patients older than 60 years? Clin Orthop Relat Res, 2013, 471(2):628–639

[55] Majeed H, Kumar S, Bommireddy R, Klezl Z, Calthorpe D. Accuracy of prognostic scores in decision making and predicting outcomes in metastatic spine disease. Ann R Coll Surg Engl, 2012, 94(1):28–33

[56] Meng T, Chen R, Zhong N, et al. Factors associated with improved survival following surgical treatment for metastatic prostate cancer in the spine: retrospective analysis of 29 patients in a single center. World J Surg Oncol, 2016, 14(1):200

[57] Papastefanou S, Alpantaki K, Akra G, Katonis P. Predictive value of Tokuhashi and Tomita scores in patients with metastatic spine disease. Acta Orthop Traumatol Turc, 2012, 46(1):50–56

[58] Fürstenberg CH, Wiedenhöfer B, Gerner HJ, Putz C. The effect of early surgical treatment on recovery in patients with metastatic compression of the spinal cord. J Bone Joint Surg Br, 2009, 91(2):240–244

[59] Loblaw DA, Laperriere NJ, Mackillop WJ. A population-based study of malignant spinal cord compression in Ontario. Clin Oncol (R Coll Radiol), 2003, 15(4):211–217

[60] Loblaw DA, Perry J, Chambers A, Laperriere NJ. Systematic review of the diagnosis and management of malignant extradural spinal cord compression: the Cancer Care Ontario Practice Guidelines Initiative's Neuro-Oncology Disease Site Group. J Clin Oncol, 2005, 23(9):2028–2037

[61] Mak KS, Lee LK, Mak RH, et al. Incidence and treatment patterns in hospitalizations for malignant spinal cord compression in the United States, 1998–2006. Int J Radiat Oncol Biol Phys, 2011, 80(3):824–831

[62] Tomycz ND, Gerszten PC. Minimally invasive treatments for metastatic spine tumors: vertebroplasty, kyphoplasty, and radiosurgery. Neurosurg Q, 2008,18(2):104–108

[63] Witham TF, Khavkin YA, Gallia GL,Wolinsky JP, Gokaslan ZL. Surgery insight: current management of epidural spinal cord compression from metastatic spine disease. Nat Clin Pract Neurol, 2006, 2(2):87–94, quiz 116

[64] Holman PJ, Suki D, McCutcheon I, Wolinsky JP, Rhines LD, Gokaslan ZL. Surgical management of metastatic disease of the lumbar spine: experience with 139 patients. J Neurosurg Spine, 2005, 2(5):550–563

[65] Levack P, Graham J, Collie D, et al. Scottish Cord Compression Study Group. Don't wait for a sensory level—listen to the symptoms: a prospective audit of the delays in diagnosis of malignant cord compression. Clin Oncol (R Coll Radiol), 2002, 14(6):472–480

[66] Abrahm JL, Banffy MB, Harris MB. Spinal cord compression in patients with advanced metastatic cancer: "all I care about is walking and living my life".JAMA, 2008, 299(8):937–946

[67] Zaikova O, Giercksky KE, Fosså SD, Kvaløy S, Johannesen TB, Skjeldal S. A population-based study of spinal metastatic disease in South-East Norway. Clin Oncol (R Coll Radiol), 2009, 21(10):753–759

[68] Arrigo RT, Kalanithi P, Cheng I, et al. Predictors of survival after surgical treatment of spinal metastasis. Neurosurgery, 2011, 68(3):674–681, discussion 681

[69] White BD, Stirling AJ, Paterson E, Asquith-Coe K, Melder A, Guideline Development Group. Diagnosis and management of patients at risk of or with metastatic spinal cord compression: summary of NICE guidance. BMJ, 2008, 337:a2538

[70] Chi JH, Gokaslan ZL. Vertebroplasty and kyphoplasty for spinal metastases. Curr Opin Support Palliat Care, 2008, 2(1):9–13

[71] Findlay GF. Adverse effects of the management of malignant spinal cord compression. J Neurol Neurosurg Psychiatry, 1984, 47(8):761–768

[72] Niazi TN, Sauri-Barraza J, Schmidt MH. Minimally invasive treatment of spinal tumors. Semin Spine Surg, 2011, 23(1): 51–59

［73］Laufer I, Iorgulescu JB, Chapman T, et al. Local disease control for spinal metastases following "separation surgery" and adjuvant hypofractionated or high-dose single-fraction stereotactic radiosurgery: outcome analysis in 186 patients. J Neurosurg Spine, 2013, 18(3):207–214

［74］Turel MK, Kerolus MG, O'Toole JE. Minimally invasive "separation surgery" plus adjuvant stereotactic radiotherapy in the management of spinal epidural metastases. J Craniovertebr Junction Spine, 2017, 8(2):119–126

［75］Nasser R, Nakhla J, Echt M, et al. Minimally invasive separation surgery with intraoperative stereotactic guidance: a feasibility study. World Neurosurg, 2018, 109:68–76

［76］Moussazadeh N, Laufer I, Yamada Y, Bilsky MH. Separation surgery for spinal metastases: effect of spinal radiosurgery on surgical treatment goals. Cancer Contr, 2014, 21(2):168–174

［77］Zuckerman SL, Laufer I, Sahgal A, et al. When less is more: the indications for MIS techniques and separation surgery in metastatic spine disease. Spine, 2016, 41 Suppl 20:S246–S253

［78］Choi MH, Oh SN, Lee IK, Oh ST, Won DD. Sarcopenia is negatively associated with long-term outcomes in locally advanced rectal cancer. J Cachexia Sarcopenia Muscle, 2018, 9(1):53–59

［79］Fisher CG, DiPaola CP, Ryken TC, et al. A novel classification system for spinal instability in neoplastic disease: an evidence-based approach and expert consensus from the Spine Oncology Study Group. Spine, 2010, 35(22):E1221–E1229

［80］Fourney DR, Frangou EM, Ryken TC, et al. Spinal instability neoplastic score: an analysis of reliability and validity from the spine oncology study group. J Clin Oncol, 2011, 29(22):3072–3077

［81］Ethun CG, Bilen MA, Jani AB, Maithel SK, Ogan K, Master VA. Frailty and cancer: implications for oncology surgery, medical oncology, and radiation oncology. CA Cancer J Clin, 2017, 67(5):362–377

［82］Handforth C, Clegg A, Young C, et al. The prevalence and outcomes of frailty in older cancer patients: a systematic review. Ann Oncol, 2015, 26(6):1091–1101

［83］Luksanapruksa P, Buchowski JM, Zebala LP, Kepler CK, Singhatanadgige W, Bumpass DB. Perioperative complications of spinal metastases surgery. Clin Spine Surg, 2017, 30(1):4–13

［84］Arrigo RT, Kalanithi P, Cheng I, et al. Charlson score is a robust predictor of 30-day complications following spinal metastasis surgery. Spine, 2011, 36(19):E1274–E1280

［85］Sebaaly A, Shedid D, Boubez G, et al. Surgical site infection in spinal metastasis: incidence and risk factors. Spine J, 2018, 18(8):1382–1387

［86］Atkinson RA, Davies B, Jones A, van Popta D, Ousey K, Stephenson J. Survival of patients undergoing surgery for metastatic spinal tumours and the impact of surgical site infection. J Hosp Infect, 2016, 94(1):80–85

［87］De la Garza Ramos R, Goodwin CR, Jain A, et al. Development of a metastatic spinal tumor frailty index (MSTFI) using a nationwide database and its association with inpatient morbidity, mortality, and length of stay after spine surgery.World Neurosurg, 2016, 95:555.e4

［88］Ahmed AK, Goodwin CR, De la Garza-Ramos R, et al. Predicting short-term outcome after surgery for primary spinal tumors based on patient frailty. World Neurosurg, 2017, 108:393–398

［89］Donnelly DJ, Abd-El-Barr MM, Lu Y. Minimally invasive muscle sparing posterior-only approach for lumbar circumferential decompression and stabilization to treat spine metastasis—technical report. World Neurosurg, 2015, 84(5):1484–1490

［90］Chou D, Lu DC. Mini-open transpedicular corpectomies with expandable cage reconstruction: technical note. J Neurosurg Spine, 2011, 14(1):71–77

［91］Fang T, Dong J, Zhou X, McGuire RA, Jr, Li X. Comparison of mini-open anterior corpectomy and posterior total en bloc spondylectomy for solitary metastases of the thoracolumbar spine. J Neurosurg Spine, 2012, 17(4):271–279

［92］Hansen-Algenstaedt N, Kwan MK, Algenstaedt P, et al. Comparison between minimally invasive surgery and conventional open surgery for patients with spinal metastasis: a prospective propensity score-matched study. Spine, 2017, 42(10):789–797

［93］Hikata T, Isogai N, Shiono Y, et al. A retrospective cohort study comparing the safety and efficacy of minimally invasive versus open surgical techniques in the treatment of spinal metastases. Clin Spine Surg, 2017, 30(8):E1082–E1087

［94］Huang TJ, Hsu RW, Li YY, Cheng CC. Minimal access spinal surgery (MASS) in treating thoracic spine metastasis. Spine, 2006, 31(16):1860–1863

［95］Kumar N, Malhotra R, Maharajan K, et al. Metastatic spine tumor surgery: a comparative study of minimally invasive approach using percutaneous pedicle screws fixation versus open approach. Clin Spine Surg, 2017, 30(8):E1015–E1021

［96］Lau D, Chou D. Posterior thoracic corpectomy with cage reconstruction for metastatic spinal tumors: comparing the mini-open approach to the open approach. J Neurosurg Spine, 2015, 23(2):217–227

［97］Stoker GE, Buchowski JM, Kelly MP, Meyers BF, Patterson GA. Videoassisted thoracoscopic surgery with posterior spinal reconstruction for the resection of upper lobe lung tumors involving the spine. Spine J, 2013, 13(1):68–76

［98］Pennington Z, Ahmed AK, Molina CA, Ehresman J, Laufer I, Sciubba DM. Minimally invasive versus conventional spine surgery for vertebral metastases: a systematic review of the evidence. Ann Transl Med, 2018, 6(6):103

［99］Rabinov K, Goldman H, Rosbash H, Simon M. The role of aspiration biopsy of focal lesions in lung and bone by simple needle and fluoroscopy. Am J Roentgenol Radium Ther Nucl Med, 1967, 101(4):932–938

［100］Koktekir E, Ceylan D, Tatarli N, Karabagli H, Recber F, Akdemir G. Accuracy of fluoroscopically-assisted pedicle screw placement: analysis of 1,218 screws in 198 patients. Spine J, 2014, 14(8):1702–1708

［101］Saarenpää I, Laine T, Hirvonen J, et al. Accuracy of 837 pedicle screw positions in degenerative lumbar spine with conventional open surgery evaluated by computed tomography. Acta Neurochir (Wien), 2017, 159(10):2011–2017

［102］Corcos G, Dbjay J, Mastier C, et al. Cement leakage in percutaneous vertebroplasty for spinal metastases: a retrospective evaluation of incidence and risk factors. Spine, 2014, 39(5):E332–E338

［103］Fu TS, Li YD. Fluoroscopy-guided percutaneous vertebroplasty for symptomatic loosened pedicle screw and instrumentation-associated vertebral fracture: an evaluation of initial experiences and technical note. J Neurosurg Spine, 2018, 28(4):364–371

［104］Papp Z, Marosfői M, Szikora I, Banczerowski P. Treatment of C-2 metastatic tumors with intraoperative transoral or transpedicular vertebroplasty and occipitocervical posterior fixation. J Neurosurg Spine, 2014, 21(6):886–891

［105］Yang JS, Chu L, Xiao FT, et al. Anterior retropharyngeal approach to C1 for percutaneous vertebroplasty under C-arm fluoroscopy. Spine J, 2015, 15(3):539–545

［106］Arnold PM, Anderson KK, McGuire RA, Jr. The lateral transpsoas approach to the lumbar and thoracic spine: a review. Surg Neurol Int, 2012, 3 Suppl 3:S198–S215

［107］Agarwal A, Chauhan V, Singh D, Shailendra R, Maheshwari R, Juyal A. A comparative study of pedicle screw fixation in dorsolumbar spine by freehand versus image-assisted technique: a cadaveric study. Indian J Orthop, 2016, 50(3):243–249

［108］Kosmopoulos V, Schizas C. Pedicle screw placement accuracy: a meta-analysis. Spine, 2007, 32(3):E111–E120

［109］Schizas C, Theumann N, Kosmopoulos V. Inserting pedicle screws in the upper thoracic spine without the use of fluoroscopy or image guidance: is it safe? Eur Spine J, 2007, 16(5):625–629

［110］Odgers CJ, IV, Vaccaro AR, Pollack ME, Cotler JM. Accuracy of pedicle screw placement with the assistance of lateral plain radiography. J Spinal Disord, 1996, 9(4):334–338

［111］Mariscalco MW, Yamashita T, Steinmetz MP, Krishnaney AA, Lieberman IH, Mroz TE. Radiation exposure to the surgeon during open lumbar microdiscectomy and minimally invasive microdiscectomy: a prospective, controlled trial. Spine, 2011, 36(3):255–260

［112］Mulconrey DS. Fluoroscopic radiation exposure in spinal surgery: in vivo evaluation for operating room personnel. Clin Spine Surg, 2016, 29(7):E331–E335

［113］Perisinakis K, Theocharopoulos N, Damilakis J, et al. Estimation of patient dose and associated radiogenic risks from fluoroscopically guided pedicle screw insertion. Spine, 2004, 29(14):1555–1560

［114］Bindal RK, Glaze S, Ognoskie M, Tunner V, Malone R, Ghosh S. Surgeon and patient radiation exposure in minimally invasive transforaminal lumbar interbody fusion. J Neurosurg Spine, 2008, 9(6):570–573

［115］Hyun SJ, Kim KJ, Jahng TA, Kim HJ. Efficiency of lead aprons in blocking radiation: how protective are they? Heliyon, 2016, 2(5):e00117

［116］Nascimento A, Carlos Fernando Pereira da Silva H, Helton Luiz Aparecido D, Marina Silva Magalhães V, João de A, Ronaldo Lavôr F. Comparison of exposure to radiation during percutaneous transpedicular procedures, using three fluoroscopic techniques. Coluna/Columna, 2007, 16(2):141–144

［117］Kalfas IH. Image-guided spinal navigation: application to spinal metastases. Neurosurg Focus, 2001, 11(6):e5

［118］Holly LT, Bloch O, Johnson JP. Evaluation of registration techniques for spinal image guidance. J Neurosurg Spine, 2006, 4(4):323–328

［119］Overley SC, Cho SK, Mehta AI, Arnold PM. Navigation and robotics in spinal surgery: where are we now? Neurosurgery, 2017, 80 3S:S86–S99

［120］Nooh A, Lubov J, Aoude A, et al. Differences between manufacturers of computed tomography-based computer-assisted surgery systems do exist: a systematic literature review. Global Spine J, 2017, 7(1):83–94

［121］Gelalis ID, Paschos NK, Pakos EE, et al. Accuracy of pedicle screw placement: a systematic review of prospective in vivo studies comparing free hand, fluoroscopy guidance and navigation techniques. Eur Spine J, 2012, 21(2):247–255

［122］Tang J, Zhu Z, Sui T, Kong D, Cao X. Position and complications of pedicle screw insertion with or without image-navigation techniques in the thoracolumbar spine: a meta-analysis of comparative studies. J Biomed Res, 2014, 28(3):228–239

［123］Shin MH, Ryu KS, Park CK. Accuracy and safety in pedicle screw placement in the thoracic and lumbar spines: comparison study between conventional C-arm fluoroscopy and navigation coupled with O-arm® guided methods. J Korean Neurosurg Soc, 2012, 52(3):204–209

［124］Verma R, Krishan S, Haendlmayer K, Mohsen A. Functional outcome of computer-assisted spinal pedicle screw placement: a systematic review and meta-analysis of 23 studies including 5,992 pedicle screws. Eur Spine J, 2010, 19(3):370–375

［125］Innocenzi G, Bistazzoni S, D'Ercole M, Cardarelli G, Ricciardi F. Does navigation improve pedicle screw placement accuracy? Comparison between navigated and non-navigated percutaneous and open fixations. Acta Neurochir Suppl (Wien), 2017, 124:289–295

［126］Meng XT, Guan XF, Zhang HL, He SS. Computer navigation versus fluoroscopy-guided navigation for thoracic pedicle screw placement: a meta-analysis. Neurosurg Rev, 2016, 39(3):385–391

［127］Shin MH, Hur JW, Ryu KS, Park CK. Prospective comparison study between the fluoroscopy-guided and navigation coupled with O-arm-guided pedicle screw placement in the thoracic and lumbosacral spines. J Spinal Disord Tech, 2015, 28(6):E347–E351

[128] Tian NF, Xu HZ. Image-guided pedicle screw insertion accuracy: a metaanalysis. Int Orthop, 2009, 33(4):895–903

[129] Tian NF, Huang QS, Zhou P, et al. Pedicle screw insertion accuracy with different assisted methods: a systematic review and meta-analysis of comparative studies. Eur Spine J, 2011, 20(6):846–859

[130] Waschke A, Walter J, Duenisch P, Reichart R, Kalff R, Ewald C. CT-navigation versus fluoroscopy-guided placement of pedicle screws at the thoracolumbar spine: single center experience of 4,500 screws. Eur Spine J, 2013, 22(3):654–660

[131] Shin BJ, James AR, Njoku IU, Härtl R. Pedicle screw navigation: a systematic review and meta-analysis of perforation risk for computer-navigated versus freehand insertion. J Neurosurg Spine, 2012, 17(2):113–122

[132] Lonstein JE, Denis F, Perra JH, Pinto MR, Smith MD, Winter RB. Complications associated with pedicle screws. J Bone Joint Surg Am, 1999, 81(11):1519–1528

[133] Gebhard FT, Kraus MD, Schneider E, Liener UC, Kinzl L, Arand M. Does computer-assisted spine surgery reduce intraoperative radiation doses? Spine, 2006, 31(17):2024–2027, discussion 2028

[134] Kim CW, Lee YP, Taylor W, Oygar A, Kim WK. Use of navigation-assisted fluoroscopy to decrease radiation exposure during minimally invasive spine surgery. Spine J, 2008, 8(4):584–590

[135] Smith HE, Welsch MD, Sasso RC, Vaccaro AR. Comparison of radiation exposure in lumbar pedicle screw placement with fluoroscopy vs computerassisted image guidance with intraoperative three-dimensional imaging. J Spinal Cord Med, 2008, 31(5):532–537

[136] Costa F, Porazzi E, Restelli U, et al. Economic study: a cost-effectiveness analysis of an intraoperative compared with a preoperative image-guided system in lumbar pedicle screw fixation in patients with degenerative spondylolisthesis. Spine J, 2014, 14(8):1790–1796

[137] Khanna AR, Yanamadala V, Coumans JV. Effect of intraoperative navigation on operative time in 1-level lumbar fusion surgery. J Clin Neurosci, 2016, 32:72–76

[138] Wu MH, Dubey NK, Li YY, et al. Comparison of minimally invasive spine surgery using intraoperative computed tomography integrated navigation, fluoroscopy, and conventional open surgery for lumbar spondylolisthesis: a prospective registry-based cohort study. Spine J, 2017, 17(8):1082–1090

[139] Yu X, Xu L, Bi LY. Spinal navigation with intra-operative 3D-imaging modality in lumbar pedicle screw fixation. Zhonghua Yi Xue Za Zhi, 2008, 88(27):1905–1908

[140] Dea N, Fisher CG, Batke J, et al. Economic evaluation comparing intraoperative cone beam CT-based navigation and conventional fluoroscopy for the placement of spinal pedicle screws: a patient-level data cost-effectiveness analysis. Spine J, 2016, 16(1):23–31

[141] Arand M, Hartwig E, Kinzl L, Gebhard F. Spinal navigation in tumor surgery of the thoracic spine: first clinical results. Clin Orthop Relat Res, 2002(399):211–218

[142] Itshayek E, Yamada J, Bilsky M, et al. Timing of surgery and radiotherapy in the management of metastatic spine disease: a systematic review. Int J Oncol, 2010, 36(3):533–544

[143] Nevzati E, Marbacher S, Soleman J, et al. Accuracy of pedicle screw placement in the thoracic and lumbosacral spine using a conventional intraoperative fluoroscopy-guided technique: a national neurosurgical education and training center analysis of 1236 consecutive screws. World Neurosurg, 2014,82(5):866–871.e1, 2

[144] Gebhard F, Kinzl L, Hartwig E, Arand M. Navigation von tumoren und metastasen im bereich der thorakolumbalen wirbelsäule. Unfallchirurg, 2003,106(11):949–955

[145] Bandiera S, Ghermandi R, Gasbarrini A, Barbanti Bròdano G, Colangeli S, Boriani S. Navigation-assisted surgery for tumors of the spine. Eur Spine J, 2013, 22 Suppl 6:S919–S924

[146] Nasser R, Drazin D, Nakhla J, et al. Resection of spinal column tumors utilizing image-guided navigation: a multicenter analysis. Neurosurg Focus, 2016, 41(2):E15

[147] Rajasekaran S, Kamath V, Shetty AP. Intraoperative Iso-C three-dimensional navigation in excision of spinal osteoid osteomas. Spine, 2008, 33(1):E25–E29

[148] Van Royen BJ, Baayen JC, Pijpers R, Noske DP, Schakenraad D, Wuisman PI. Osteoid osteoma of the spine: a novel technique using combined computerassisted and gamma probe-guided high-speed intralesional drill excision. Spine, 2005, 30(3):369–373

[149] Neo M, Asato R, Fujibayashi S, Ito H, Takemoto M, Nakamura T. Navigated anterior approach to the upper cervical spine after occipitocervical fusion. Spine, 2009, 34(22):E800–E805

[150] Jin B, Su YB, Zhao JZ. Three-dimensional fluoroscopy-based navigation for the pedicle screw placement in patients with primary invasive spinal tumors. Chin Med J (Engl), 2016, 129(21):2552–2558

18 导航下骨盆固定

Haruki Funao, Brian J. Neuman, Khaled M. Kebaish

摘 要

在各种腰骶部脊柱手术中，如脊柱畸形、假关节、肿瘤和感染源，骨盆固定是远端的刚性力学基础。在这些情况下，安全的骨盆内固定对于维持矫形效果和提高融合率是至关重要的。在需要长节段固定的脊柱畸形矫形手术中，髂骨螺钉和 S2 髂骨翼（S2AI）螺钉是最常用的，并且融合率较高。然而，骨盆固定可能会引起严重的并发症，如神经、血管或肠道损伤，多是由骨盆螺钉的错位造成的。骨盆螺钉可采用徒手技术或者在术中透视、CT 导航下置入。CT 导航可对手术显露不佳的解剖结构实现三维（3D）可视化。其他优点包括实时三维显示螺钉轨迹和术中透视需求的减少。存在脊柱畸形时，异常的腰骶部形态会使螺钉置入更具挑战性，也就更能体现出其优势。CT 导航骨盆固定术无须暴露解剖标志，可以使微创骨盆螺钉置入更安全、更容易。本章主要描述导航下骨盆固定技术。

关键词

骨盆固定，髂骨螺钉，S2 髂骨翼螺钉，透视，导航。

18.1 简介

在各种腰骶脊柱手术中，如脊柱畸形、假关节、肿瘤和感染等的手术[1~4]，骨盆固定是远端力学基础。骶骨主要由松质骨构成，因此单独使用 S1 螺钉可能无法实现充分固定，尤其是对于骨质疏松患者。用骨盆器械来牢固固定远端，对于保持矫正和提高融合率至关重要，特别是在假性关节发生率高、需要长节段固定的脊柱畸形中[5, 6]。骶骨 – 骨盆固定有助于抵抗腰骶交界处的强大屈曲力矩和悬臂力，防止固定失败。

到目前为止，骨盆固定技术得到了快速发展。Allen 和 Ferguson 报道了 Galveston 髂骨固定术的优点是在髂骨中有一个锚定点来抵抗屈曲力矩[7]。髂骨螺钉和 S2AI 螺钉是目前最常用的高融合率螺钉[2, 8]。Mccord 等描述了"腰骶支点"（图 18.1）的概念，该点位于腰骶关节的中间骨韧带柱和腰骶椎间盘的交叉处，并证明了与 Galveston 技术相比，于该点置入的髂骨螺钉在抵抗屈曲力矩方面具有生物力学优势[9]。因此，骨盆螺钉应止于枢轴点前方以增加抗拔出强度，降低 S1 椎弓根螺钉的张力，使整个腰骶连接处的融合率更高。虽然髂骨螺钉具有可靠的远端基础，但其缺点为需要在髂后上棘处广泛剥离周围软组织和器械突出。最近，髂骨翼螺钉技术已经被开发用于骨盆固定，优点是能够减少软组织破坏、器械轻便和直接的近端钉棒系统连接（图 18.2）[2]。目前，可以通过徒手技术或在术中透视、CT 导航下置入骨盆螺钉。骨盆螺钉的错位会导致严重的并发症，如神经、血管或肠道损伤。当解剖不清时，导航下置入骨盆螺钉的效果较好。

18.2 导航下骨盆固定

当存在为了避免穿破骶骨外皮质或其他螺钉位置不当而导致的螺钉长度不足时，螺钉无法跨越先前提到的"腰骶支点"，相应的生物力学优势也将无法实现，最终会导致内固定失败。此外，相关严重并发症，如神经、血管或肠道损伤，可

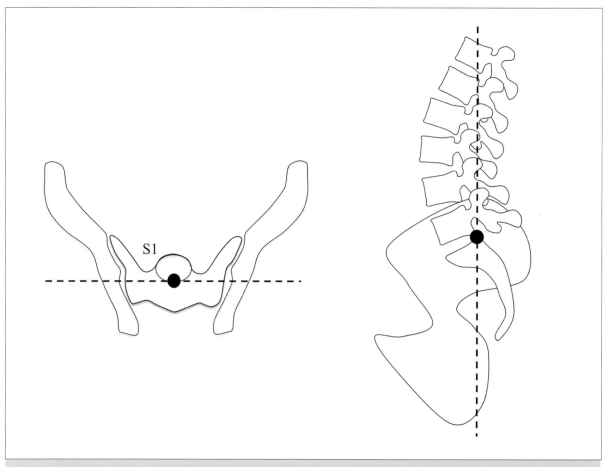

图 18.1　腰骶轴点（黑点）位于腰骶关节骨韧带中间柱与腰骶椎间盘交界处。骨盆螺钉应止于轴点前，以防止 S1 椎弓根螺钉拔出，在抵抗屈曲力矩方面具有生物力学优势

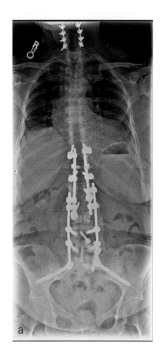
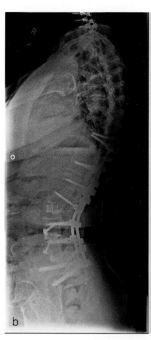

图 18.2　68 岁女性患者，有多次脊柱手术史，腰痛恶化。她接受了从 T10 到骨盆的后路脊柱融合术，同时置入了双侧 S2 翼髂螺钉进行固定。术后 1 年的影像学检查没有发现明显的关节间隙塌陷或骨不连

因骨盆螺钉错位而导致髋臼或坐骨切迹的内、外皮质破裂而发生[10-12]，原因可能是视野不佳或不熟悉骨盆的解剖。目前，已有若干降低骨盆螺钉错位风险的技术，包括髂骨外侧软组织切除、术中透视[3]和CT导航[14-16]等（图18.3）。影像引导可以为术者提供比单纯手术显露更多的信息。

虽然骨盆螺钉可以徒手或在影像引导下置入[14]，但腰骶部解剖复杂，因而导航技术可能更加有效。虽然术中透视检查是有效的，但辐射暴露存在潜在的危险[17]。此外，透视只能提供骨盆三维结构的二维信息[18]。

术中CT导航是脊柱外科的一项创新技术，不仅安全，还能实时三维反馈，可以减少术者的辐射暴露，缩短手术时间，尤其是无法在直视下进行或存在解剖异常的情况下[19-21]。其他优点是能够准确实施MIS，并能获得理想的螺钉长度和直径。荟萃分析表明，三维导航下置入椎弓根螺钉的准确率约为95%[22]。

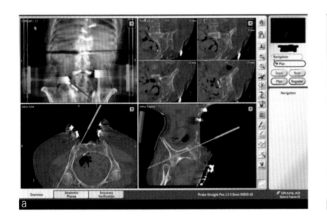
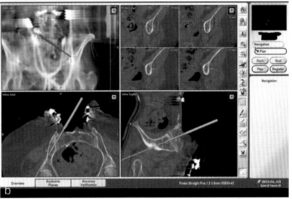
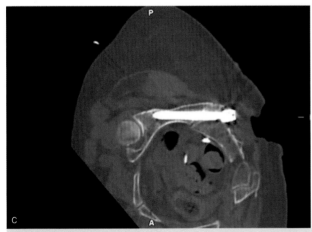
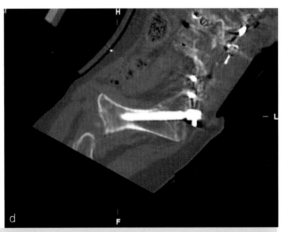

图18.3　Brainlab 的屏幕截图。在计算机屏幕（a）上，将导航探头置于S2翼髂螺钉的理想入钉点，并按预定轨迹在计算机屏幕（a）上进行三维可视化。通过"探头视角"，即通过螺钉的视图，即使在骨盆最狭窄的部分也能够确认导航探头的位置（b）。螺钉长度可通过三维影像测量测量。c，d. 成功置入S2髂骨翼螺钉，未导致骶骨和骨盆骨折

18.3　手术技术

患者取俯卧位，通过术中获得的CT影像进行注册。S2-AI螺钉的起点通常位于S1背侧骶孔下2~4 mm和外侧2~4 mm。将导航探针置于理想的S2-AI螺钉起点处，在计算机屏幕上以三维可视化形式显示预定轨迹（图18.3a），并用磨钻在起点处打一个小孔。探头向髂前上棘倾斜，角度多为向足端倾斜20°~40°、外倾40°~50°。根据重建影像调整S2-AI螺钉的轨迹。"探针之眼"，即通过螺钉的视角，使术者能实时确认导航探针的位置，包括骨盆最狭窄处（图18.3b）。计划轨迹可以通过实时的三维反馈来确认和调整。调整完毕后，从进钉点缓慢敲击开路至骶髂关节，然后置入S2-AI螺钉（图18.3c，d）。研究建议使用直径8~10 mm、长80~100 mm的螺钉，以避免螺钉断裂或内固定失败[23]。对侧螺钉置入方法同上。导航下置入S2-AI螺钉的好处是可以在减少术者的辐射暴露、最大限度地减少软组织损伤、尽量少破坏骶骨和髂骨皮质的情况下准确置入螺钉。

18.4　结果

Garrido和Wood报告了采用CT导航置入髂骨螺钉的结果[14]。他们使用O臂系统（Medtronic公司）对接受腰骶部非融合手术、骶骨骨折内固定的患者在导航下置入髂骨螺钉（宽7.5~8.5 mm，长85~100 mm）进行多节段融合，作为退行性脊柱侧凸的辅助治疗，可在最小的软组织暴露下经皮置入参考支架而无须触诊坐骨切迹。髂骨螺钉置于距坐骨切迹2 cm内，通过术中CT扫描确认螺钉位置正确。他们总结认为，CT导航有助于将髂骨螺钉准确、安全地置于距坐骨切迹2 cm的范围内，而且可以减少辐射暴露。此外，由于不需要直接触摸坐骨切迹而减少了软组织剥离。

Ray等报告了CT导航下置入S2-AI螺钉的结果[15]，将18例接受T3或L4到髂骨的后路脊柱融合术患者纳入研究，在O臂导航下置入S2螺钉。所有患者都在术中再次进行了CT扫描，以评估S2螺钉的位置。其中1例患者通过术中CT扫描发现1枚螺钉穿破髂骨前皮质，需要调整位置，调整螺钉后术中确认位置正确。在他们的研究中，所有螺钉的置入都没有引起任何血管或神经系统并发症。他们总结认为，3D影像导航适用于在各种情况下安全地进行S2-AI螺钉固定，并能确保足够的螺钉长度。

Nottmeier等也描述了在CT导航下置入S2-AI螺钉的情况[16]。20例患者进行了32次S2-AI螺钉置入，没有出现并发症。有5枚螺钉穿透了骶骨前皮质，但无任何临床症状。在最后的随访中，16例患者中有15例在腰骶交界处实现了稳固融合。他们总结认为，3D影像导航有助于安全置入更大的S2-AI螺钉，为腰骶部结构提供额外的生物力学稳定，或者在无法置入S1椎体螺钉时作为骶骨固定的替代点。

18.5　其他技术

近来也有关于置入骨盆螺钉的其他技术的报道。Jost等报告使用惯性测量单元（IMU）来重现S2-AI螺钉轨迹的矢状面和轴状面倾角[24]。IMU本是一种驱动手机或平板电脑中运动敏感元件的电子系统。他们在研究中对IMU的数据输出进行处理，以追踪安装了IMU的开路器和攻丝器在轴位面和矢状面的倾斜角度，发现使用配备IMU的手术工具重现术前定义的轨迹倾斜角度，可以安全、准确地置入S2-AI螺钉。IMU的精度在单轴慢动作中为0.5°以内，在多轴慢动作中为1°以内。与三维导航相比，IMU导航更简单和轻便。IMU的价格低于100美元，因此可以作为一种廉价和方便的工具来协助确定S2-AI螺钉的置入角度。IMU在临床上还应用于全膝关节和全髋关节置换[25]，以及腰骶椎弓根螺钉的经皮置入[26]。但是，IMU 在本书出版时的版本还不能用于经皮置入螺钉，其在实际调零操作过程中可能会出现误差。

Guarino 等[27]报道了采用快速成型技术（RP）打印模型在 13 例多节段脊柱或骨盆畸形患者中的应用。RP 模型是一种根据 CT 影像数据建立的 3D 物理模型，被证明在制订术前计划、术中参考、与患者沟通以及提高手术安全性等方面均十分有效。在矫正先天性脊柱侧凸和后凸畸形的手术中，RP 模型还显著缩短了手术时间。他们总结认为，在小儿脊柱和骨盆复杂手术中，使用 RP 模型可以在术前规划、术中导航、与患者的沟通以及减少手术时间等方面明显获益。

18.6 导航技术的局限

CT 导航有许多优点，但其广泛采用受到成本和手术室工作流程的限制，包括训练有素的工作人员，以及有适当设备和规模的手术室。其他缺点包括不可避免地存在学习曲线，手术时间、患者定位时间和手术器械的注册时间的增加，并且如果动态参考阵列在注册后移位或距离手术区域太远，则注册可能失败。因此，作者不建议完全依赖导航系统，外科医生应该始终熟练掌握徒手操作技术，并对解剖有深刻的理解。最后，尽管导航系统可以明显减少手术团队的辐射暴露，但由于可能使用多种术前和术中 CT 扫描，与标准技术相比，患者的辐射暴露实际上可能会增加。因此，在广泛使用导航技术之前，还需要进一步深入研究。

18.7 小结

髂骨螺钉和 S2-AI 螺钉是最常用的骶髂骨盆固定方法，融合率高。同时，螺钉错位可能导致严重的并发症，包括神经系统、血管或消化

系统损伤，原因可能是缺乏足够可视化手段或外科医生对骨盆构造不熟悉。目前已经报道了若干导航下骨盆固定技术。CT 导航有若干优点，如螺钉轨迹的三维可视化和减少术中的辐射暴露，但也存在局限性，相关研究报道较少。未来需要实现导航技术和机器人技术的结合。

参考文献

[1] Farcy JP, Rawlins BA, Glassman SD. Technique and results of fixation to the sacrum with iliosacral screws. Spine, 1992, 17(6) Suppl:S190–S195

[2] Chang TL, Sponseller PD, Kebaish KM, Fishman EK. Low profile pelvic fixation:anatomic parameters for sacral alar-iliac fixation versus traditional iliac fixation. Spine, 2009, 34(5):436–440

[3] Martin CT, Witham TF, Kebaish KM. Sacropelvic fixation: two case reports of a new percutaneous technique. Spine, 2011, 36(9):E618–E621

[4] Funao H, Kebaish KM, Isogai N, Koyanagi T, Matsumoto M, Ishii K. Utilization of a technique of percutaneous S2-alar-iliac fixation in immunocompromised patients with spondylodiscitis. World Neurosurg, 2017, 97:757.e11–757.e18

[5] Kostuik JP, Musha Y. Fusion to the sacrum in adult idiopathic scoliosis using C-D instrumentation (1986–1990). Paper presented at the Scoliosis Research Society Annual meeting: Portland, OR, USA; 1994

[6] Boachie-Adjei O, Dendrinos GK, Ogilvie JW, Bradford DS. Management of adult spinal deformity with combined anterior-posterior arthrodesis and Luque-Galveston instrumentation. J Spinal Disord, 1991, 4(2):131–141

[7] Allen BL, Jr, Ferguson RL. The Galveston technique for L rod instrumentation of the scoliotic spine. Spine, 1982, 7(3):276–284

[8] Kuklo TR, Bridwell KH, Lewis SJ, et al. Minimum 2-year analysis of sacropelvic fixation and L5-S1 fusion using S1 and iliac screws. Spine, 2001, 26(18):1976–1983

[9] McCord DH, Cunningham BW, Shono Y, Myers JJ, McAfee PC. Biomechanical analysis of lumbosacral fixation. Spine, 1992, 17(8) Suppl:S235–S243

[10] Kasten MD, Rao LA, Priest B. Long-term results of iliac wing fixation below extensive fusions in ambulatory adult patients with spinal disorders. J Spinal Disord Tech, 2010, 23(7):e37–e42

[11] Miller F, Moseley C, Koreska J. Pelvic anatomy relative to lumbosacral instrumentation. J Spinal Disord, 1990, 3(2):169–173

[12] Altman DT, Jones CB, Routt ML, Jr. Superior gluteal artery injury during iliosacral screw placement. J Orthop Trauma, 1999, 13(3):220–227

[13] Gressot LV, Patel AJ, Hwang SW, Fulkerson DH, Jea A. Iliac screw placement in neuromuscular scoliosis using

anatomical landmarks and uniplanar anteroposterior fluoroscopic imaging with postoperative CT confirmation. J Neurosurg Pediatr, 2014, 13(1):54–61

[14] Garrido BJ, Wood KE. Navigated placement of iliac bolts: description of a new technique. Spine J, 2011, 11(4):331–335

[15] Ray WZ, Ravindra VM, Schmidt MH, Dailey AT. Stereotactic navigation with the O-arm for placement of S-2 alar iliac screws in pelvic lumbar fixation. J Neurosurg Spine, 2013, 18(5):490–495

[16] Nottmeier EW, Pirris SM, Balseiro S, Fenton D. Three-dimensional imageguided placement of S2 alar screws to adjunct or salvage lumbosacral fixation. Spine J, 2010, 10(7):595–601

[17] Funao H, Ishii K, Momoshima S, et al. Surgeons' exposure to radiation in single-and multi-level minimally invasive transforaminal lumbar interbody fusion; a prospective study. PLoS One, 2014, 9(4):e95233

[18] Wang MY, Ludwig SC, Anderson DG, Mummaneni PV. Percutaneous iliac screw placement: description of a new minimally invasive technique. Neurosurg Focus, 2008, 25(2):E17

[19] Rajasekaran S, Vidyadhara S, Ramesh P, Shetty AP. Randomized clinical study to compare the accuracy of navigated and non-navigated thoracic pedicle screws in deformity correction surgeries. Spine, 2007, 32(2):E56–E64

[20] Best NM, Sasso RC, Garrido BJ. Computer-assisted spinal navigation using a percutaneous dynamic reference frame for posterior fusions of the lumbar spine. Am J Orthop, 2009, 38(8):387–391

[21] Smith HE, Welsch MD, Sasso RC, Vaccaro AR. Comparison of radiation exposure in lumbar pedicle screw placement with fluoroscopy vs computerassisted image guidance with intraoperative three-dimensional imaging. J Spinal Cord Med, 2008, 31(5):532–537

[22] Kosmopoulos V, Schizas C. Pedicle screw placement accuracy: a meta-analysis. Spine, 2007, 32(3):E111–E120

[23] Strike S, Hassanzadeh H, Naef F, Sponseller PD, Kebaish KM. Sacro-pelvic fixation using the S2 alar-iliac (S2AI) screws in adult deformity surgery: a prospective study with minimum five-year follow-up. Presented at Scoliosis Research Society 48th Annual Meeting and Course 2013; Lyon, France

[24] Jost GF, Walti J, Mariani L, Cattin P. A novel approach to navigated implantation of S-2 alar iliac screws using inertial measurement units. J Neurosurg Spine, 2016, 24(3):447–453

[25] Nam D, Weeks KD, Reinhardt KR, Nawabi DH, Cross MB, Mayman DJ. Accelerometer-based, portable navigation vs imageless, large-console computerassisted navigation in total knee arthroplasty: a comparison of radiographic results. J Arthroplasty, 2013, 28(2):255–261

[26] Idler C, Rolfe KW, Gorek JE. Accuracy of percutaneous lumbar pedicle screw placement using the oblique or "owl's-eye" view and novel guidance technology. J Neurosurg Spine, 2010, 13(4):509–515

[27] Guarino J, Tennyson S, McCain G, Bond L, Shea K, King H. Rapid prototyping technology for surgeries of the pediatric spine and pelvis: benefits analysis. J Pediatr Orthop, 2007, 27(8):955–960

19 导航下骶髂关节融合术

Wesley H. Bronson, Joshua E. Heller

摘 要

导航辅助骶髂关节（SIJ）融合术是一种能够安全可靠地缓解骶髂关节疼痛的新方法。SIJ是腰背痛的常见原因，近来受到越来越多的关注。微创骶髂关节（MIS-SIJ）融合是一种有效且效果持久的手术方式，可为患有骶髂关节炎和SI功能障碍的患者提供持久的疼痛缓解。虽然目前存在多种相关技术，但使用透视技术的微创手术，可安全地将融合内置物和（或）器械穿过SIJ关节，是现在普遍的做法。三维导航技术的应用使外科医生能够在存在SI解剖异常（变形或过渡）的情况下安全有效地进行MIS-SIJ融合，并减少患者和工作人员的辐射。本章描述了导航SIJ融合的适应证、技术和初步结果，还提供了若干临床实例来说明其在复杂场景中的实用性。

关键词

骶髂关节，骶髂关节炎，骶髂关节功能障碍，骶骨畸形，微创手术，骶髂融合。

19.1 简介

骶髂关节（SIJ）是腰背痛的常见病因，近来受到越来越多的关注。一项包括200例腰背痛患者的研究发现，仅有65例患者的疼痛源于脊柱，5%的患者的疼痛来自骶髂关节，15%的患者则同时涉及脊柱和骶髂关节[1]。导致骶髂关节痛和功能障碍的原因包括创伤、骨关节炎、炎性关节炎、感染和肿瘤等。腰骶段脊柱融合术后的退变也很常见[2]。事实上，约75%的患者在腰椎融合术后5年内SIJ会发生退变[3]。

SIJ病变对患者预后的影响也很大。在最近的一项分析中，SIJ疼痛被认为和其他常见的骨科疾病一样会使人衰弱，包括髋/膝关节骨关节炎、椎管狭窄和脊椎滑脱[4]。此外，这些患者的照护负担也非常大：采用非手术治疗时每年每例患者花费约5 259美元，而腰椎融合术后SIJ功能障碍患者的非手术治疗费用则高达约30 000美元。医疗保险受益人的5年成本约为2.7亿美元，每10万份商业生命保险的3年成本约为16亿美元[5, 6]。

SIJ病变的初始治疗多采用非手术治疗，包括物理治疗、使用非甾体抗炎药和止痛药、关节内注射和射频消融术。不幸的是，几乎没有证据表明非手术治疗能长期、可靠地缓解SIJ疼痛。唯一的例外是骶神经根外侧支的射频消融术，它在短期内显示出了缓解疼痛的效果，可持续12个月[7~9]。

虽然SIJ融合最初是通过开放式入路进行的，但会导致并发症和与入路相关的发病率的增高，以及患者报告的不良结果[10~12]。目前，无论是从后方还是侧方，SIJ融合的治疗标准包括对SIJ进行微创治疗，植入自体/同种异体骨，或置入FDA批准的多孔金属内置物，都可以增加脊柱稳定性和促进骨生长。钛制三角形内置物是我们的首选方法。多数外科医生在透视下进行微创手术，但随着术中CT导航技术的应用，同样的手术可以以微创方式进行而无须术中透视。

19.2 适应证

MIS-SIJ融合的适应证包括SIJ功能障碍引起的疼痛，严重影响生活质量，并经至少6个月的非手术治疗无效。外科医生必须详细采集病史并进行全面的体格检查，以确保疼痛无其他来源。SIJ 源性疼痛应该通过至少 3 次针对 SIJ 的查体来确认。关节内注射后疼痛减轻是一个很好的预后标志，可用于确定 SIJ 是疼痛的来源。

虽然与透视导航技术相比，CT 导航下 SIJ 融合没有绝对的适应证，但在某些情况下它是有优势的。其中，最重要的是对于有骶骨畸形的患者，他们的骶骨形态异常可能会使安全置入内置物变得十分复杂。在影像学上可通过多种特征对骶骨解剖异常进行鉴别，如髂嵴在 L5-S1 椎间盘间隙的水平面更突出、出现骶骨不规则孔、骶骨间盘残留间隙，以及在骶骨侧切面上与髂骨皮质不共线的陡峭髂骨翼等。在这些患者中，较陡的髂骨翼使得只有很小的骨表面积来放置内置物。此外，骶骨前部可能还有一条较深的沟，其中有 L5 神经根走行，进一步限制了穿过 SIJ 进入骶骨的安全骨通道。虽然之前认为很罕见，但骶骨畸形和上骶骨异常实际上是相当常见的，约 50% 的人存在某种程度的解剖异常[13, 14]。在这种情况下，在导航下置入个体化内置物更安全和可靠。

导航技术的应用不仅局限于存在解剖异常的患者，因为即使对解剖结构正常的患者进行此类手术也可能会面临挑战。传统的 MIS 技术依赖骨盆入口位、出口位和骶骨侧位影像，要求外科医生不仅要对解剖学和 X 线影像有深入理解，而且还必须能够在术中获取这些视角的影像。研究表明，虽然脊柱外科医生对解剖结构很熟悉，但并不总是很直观[15, 16]。体形较大或有大量肠道气体的患者可能会使放射学导航变得困难，因为它限制了对骶骨孔的观察。三维（3D）导航可以避免对低质量 C 臂影像的依赖。

翻修病例特别具有挑战性，可能需要置入新的内置物，而用于放置内置物的骨量有限。在这种情况下，导航有助于在受损的解剖结构中最大限度地合理规划手术方案。

19.3 技术

患者俯卧于 Jackson 脊柱手术台上。术前准备区比较宽，应包括尽可能多的臀外侧部，包括股骨大转子。先在髂后上棘（PSIS）处做一个小切口，通常是在术者对侧，将固定针置入髂骨并连接参考阵列。行 O 臂扫描获取患者的位置数据。

用参考探针在侧面标记皮肤切口，以确保置钉轨迹位置正确。然后继续用参考探针来确定第一枚 S1 螺钉的理想轨迹。用导丝钻过髂骨和 SIJ，在导航下进入骶骨。在导丝上放置软组织扩张器和组织保护器，然后移除扩张器。用导航确定内置物的大小。沿导丝钻孔，扩大骨性通道，置入第一枚内固定螺钉。然后用导向器沿与第一根导丝平行的方向于其下方置入第二根导丝。如果有更好的位置，特别是在存在解剖结构异常的情况下，第二根导丝也可以在导航下徒手置入。

采用同样的技术置入第二和第三个内置物。行术中 CT 扫描，通过导航检查内置物的位置。另外，还可以通过透视在骨盆入口位、出口位和侧位确认内置物的位置。对伤口进行冲洗，有明显出血时应行止血。深层的伤口用 Vicryl 封闭，皮肤用 Monocryl 封闭。术后 3 周内限制负重，3 周后完全负重。

19.4 结果

目前，专门评估导航辅助下 MIS-SIJ 融合术后患者结果的文献非常少。Kleck 等使用 O 臂和 StealthStation（Medtronic, Minneapolis, MN）导航，对 47 例患者在导航下置入 iFuse 内置物（SI-Bone, San Jose, CA）进行 SIJ 融合术[17]。术前平均 Oswestry 残疾指数（ODI）为 23.5，而术后 1 年为 16.2。视觉模拟量表（VAS）得分术前平均为 6.3 分，术后 1 年为 2.8 分。在手术过程中发生 2 例导针断裂，其中一根被移除，另一根保留于原位。1 年后随访患者内置物稳定，影像学显示骨融合牢固。

对 MIS-SIJ 融合术后患者的研究一般都显示成功的结果。Polly 等对 148 例 SIJ 功能障碍患者进行了随机对照试验，将其分成非手术组或手术组（进行 MIS-SIJ 融合术）[18]。6 个月后，手术组患者的成功率较高，ODI 改善明显。这些改善在 12 个月后仍然保持，表明 MIS-SIJ 融合术比非手术治疗更有优势。Vanaclocha 等对 137 例因 SIJ 疼痛而接受保守治疗、SIJ 去神经支配或 MIS-SIJ 融合的患者进行了回顾性研究[19]，结果显示，接受保守治疗的患者没有表现长期改善，而 SIJ 融合组的患者在疼痛、残疾、减少阿片类药物的使用和良好的工作状态方面都有改善。

Duhon 等在美国 26 个地点对 172 例接受 MIS-SIJ 融合术的患者进行了一项多中心前瞻性研究[20]，结果发现，24 个月后阿片类药物的使用量减少，健康相关的生活质量指标（SF-36 和 EQ-5D）得到改善。此外，1 年后进行的 CT 扫描显示，至少 2 个内物的骨融合率达到 97%。一项包括 144 例接受 MIS-SIJ 融合术的患者的研究对患者进行了长达 16 个月的随访[21]，平均手术时间只有 73 分钟，失血量极少，住院时间少于 1 天；术后 VAS 评分改善了 6 分，90% 以上的患者获得了临床益处，96% 的患者表示他们会再次接受手术。

文献显示，使用导航进行 MIS-SIJ 融合有若干优势。一项经皮置入骶髂关节螺钉的随机多中心研究发现，三维 CT 导航显示了更高的准确性，尤其是在骶骨存在解剖结构改变的情况下。该研究分析了 130 例因骨盆创伤而接受经皮骶髂关节固定的患者，58 例患者在透视下行传统的螺钉置入术，18 例患者在二维（2D）透视导航下置入螺钉，54 例患者在 CT 三维导航下置入螺钉。109 例患者的骶骨是正常的，21 例患者的骶骨存在畸形。在这 21 例患者中先置入 37 枚螺钉。传统组的 22 枚螺钉中有 7 枚发生错位，二维导航组有 2/3 的螺钉错位，而三维导航组没有螺钉错位。包括非畸形骶骨在内，二维组的 18 例患者中有 3 例出现螺钉错位，透视组的 58 例患者中有 10 例出现螺钉错位，三维组没有螺钉错位。因此，3D 导航技术似乎为置入髂骶骨内置物提供了一种安全的方法，特别是在解剖结构存在异常时。这些研究结果有助于 SIJ 融合技术的进一步发展，因为置入内置物的通道几乎是相同的。

术中导航技术也可减少外科医生和手术团队的辐射暴露，使用二维导航时甚至可能减少对患者的辐射。计算机导航技术的应用减少了职业性辐射。多项腰椎手术研究表明，医生的辐射暴露剂量很高，特别是站在 C 臂同侧时[22-24]。取消术中透视，可以有效减少辐射暴露。在骨盆手术方面，多项关于骶髂关节螺钉置入的研究显示，2D 导航的使用大大降低了术中患者的辐射剂量，同时也减少了外科医生的辐射暴露[25, 26]。Peng 等[27] 在 CT 导航下置入骶髂关节螺钉，发现在导航下置入螺钉的精确度很高，而且外科医生的辐射剂量明显降低，但患者的有效辐射剂量高于采用二维透视技术时。

19.5 并发症

MIS-SIJ 融合术后的并发症相对不常见。Zaidi 等对 SIJ 融合术的文献进行系统回顾，分析了 299 例接受 MIS-SIJ 融合术的患者[28]。最常见的并发症是新发关节疼痛（2.7%）、转子滑囊炎（2.3%）、深部伤口感染（1.7%）、背部痛情况恶化（1.7%）和膝部疼痛（1.7%）。有趣的是，只有约 1% 的患者出现了神经根性症状。相比之下，作者在自己的患者中发现，最常见的并发症是与内置物位置有关的神经痛，而使用导航技术可以预防这种情况。Kleck 等对接受导航下 MIS-SIJ 融合术的患者群进行了研究，只有 2 例与导针断裂有关的并发症[17]，没有发生神经损伤，所有内置物都成功置入。

19.6　临床案例

案例 1：37 岁女性，既往体健，因左腰部 PSIS 周围的疼痛就诊。体检发现 SIJ 试验呈阳性。对其左侧骶髂关节行关节内注射后，疼痛明显缓解，但效果不持久。患者接受了多种非手术方式，包括物理治疗。她被建议行 MIS- 左骶髂关节融合术（图 19.1）。术后又出现明显的左下肢神经痛。CT 扫描显示，最近端的内置物在髂骨翼前方，可能激惹 L5 神经根；同时，髂骨翼可能存在先天畸形。因其特有的解剖结构，无法实现标准的外侧 – 内侧内置物轨迹（图 19.2）。患者被送回手术室，取出近端内置物。她的症状在术后有所改善，临床表现良好，左侧 SIJ 疼痛得到缓解。

该患者术后约 1.5 年因右侧 SIJ 疼痛就诊。在非手术治疗无效后，她被建议进行右侧 SIJ 融合术。鉴于她在首次手术时发现了解剖学异常，她接受了 CT 导航下的 SIJ 融合术，成功置入 3 个内置物，没有发生并发症（图 19.3）。此病例显示，导航技术有助于安全、准确地置入内置物。

案例 2：80 岁女性，几年前在外院接受了左侧 MIS-SIJ 融合手术，最初表现良好，但近来左侧 SIJ 疼痛复发。

检查发现她的左侧 SIJ 未融合，CT 扫描甚至显示一个内置物没有跨越 SIJ。非手术治疗失败后，确定她需要重新进行左骶髂关节融合术（图 19.4）。由于存在多个内置物，因此选择了导航技术来帮助处理有限的可用骨性空间，于其现有内置物的腹侧分别放置了三个内置物（图 19.5）。患者术后恢复良好，术前疼痛几乎完全消失。对此病例，如果不使用导航技术，就不可能有这样的结果，因为考虑到之前内置物的存在，置入新的内置物几乎没有容错空间。

19.7　小结

导航下 MIS-SIJ 融合术对于 SIJ 痛患者来说是一种安全和可靠的手术，目前的文献已经证明了其长期效果良好，并发症发生率较低。虽然可在透视下进行融合，但导航技术可提供额外的收益。如外科医生和手术室工作人员受到的辐射较少，特别是在存在解剖结构异常的情况下，可以安全、准确地置入内置物。

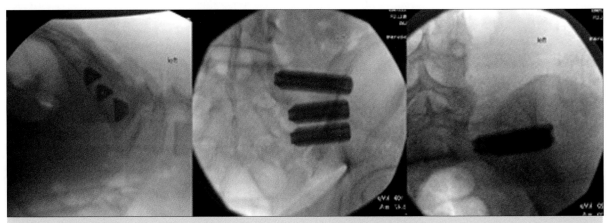

图 19.1　术中最终侧位、出口位和入口位透视影像，显示 3 个内置物横跨左骶髂关节

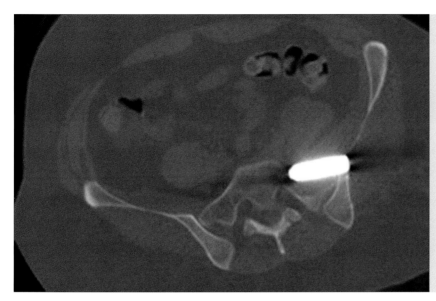

图 19.2 术后 CT 扫描显示近端内置物前置，骶骨解剖异常

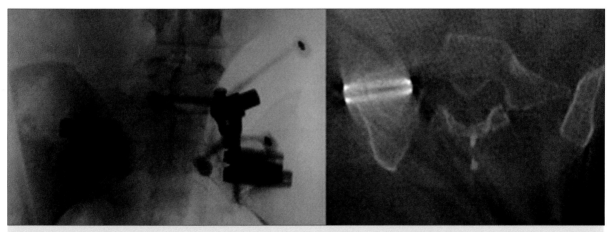

图 19.3 术中影像显示右骶髂关节有 3 个内置物，术后 CT 扫描显示成功置入近端内置物

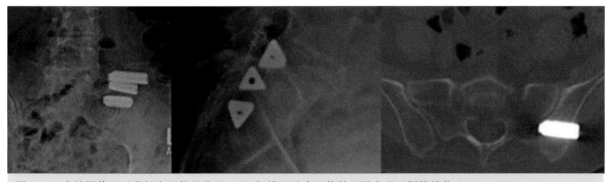

图 19.4 术前影像显示背侧内置物的位置。CT 扫描显示内置物甚至没有通过骶髂关节

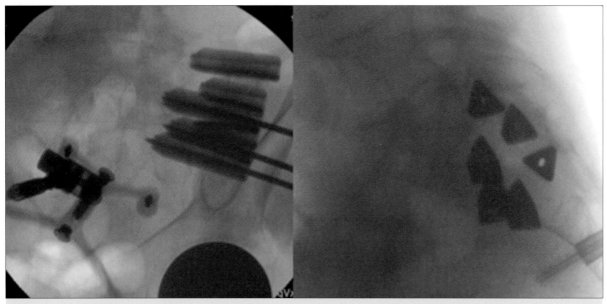

图 19.5　术中正侧位片显示成功置入 3 个新内置物

参考文献

［1］Sembrano JN, Polly DW, Jr. How often is low back pain not coming from the back? Spine, 2009, 34(1):E27–E32

［2］Katz V, Schofferman J, Reynolds J. The sacroiliac joint: a potential cause of pain after lumbar fusion to the sacrum. J Spinal Disord Tech, 2003, 16(1):96–99

［3］Ha KY, Lee JS, Kim KW. Degeneration of sacroiliac joint after instrumented lumbar or lumbosacral fusion: a prospective cohort study over five-year follow-up. Spine, 2008, 33(11):1192–1198

［4］Cher D, Polly D, Berven S. Sacroiliac joint pain: burden of disease. Med Devices (Auckl), 2014, 7(12):73–81

［5］Ackerman SJ, Polly DW, Jr, Knight T, Holt T, Cummings J. Management of sacroiliac joint disruption and degenerative sacroiliitis with nonoperative care is medical resource-intensive and costly in a United States commercial payer population. Clinicoecon Outcomes Res, 2014, 6(6):63–74

［6］Ackerman SJ, Polly DW, Jr, Knight T, Holt T, Cummings J, Jr. Nonoperative care to manage sacroiliac joint disruption and degenerative sacroiliitis: high costs and medical resource utilization in the United States Medicare population. J Neurosurg Spine, 2014, 20(4):354–363

［7］Cohen SP, Hurley RW, Buckenmaier CC, III, Kurihara C, Morlando B, Dragovich A. Randomized placebo-controlled study evaluating lateral branch radiofrequency denervation for sacroiliac joint pain. Anesthesiology, 2008, 109(2):279–288

［8］Patel N, Gross A, Brown L, Gekht G. A randomized, placebo-controlled study to assess the efficacy of lateral branch neurotomy for chronic sacroiliac joint pain. Pain Med, 2012, 13(3):383–398

［9］Patel N. Twelve-month follow-up of a randomized trial assessing cooled radiofrequency denervation as a treatment for sacroiliac region pain. Pain Pract, 2016, 16(2):154–167

［10］Goldstein A, Phillips T, Sclafani SJ, et al. Early open reduction and internal fixation of the disrupted pelvic ring. J Trauma, 1986, 26(4):325–333

［11］Kellam JF, McMurtry RY, Paley D, Tile M. The unstable pelvic fracture. Operative treatment. Orthop Clin North Am, 1987, 18(1):25–41

［12］Painter CF. Excision of the os innominatum. Arthrodesis of the sacroiliac synchrondrosis. Boston Med Surg J, 1908, 159(7):205–208

［13］Wu LP, Li YK, Li YM, Zhang YQ, Zhong SZ. Variable morphology of the sacrum in a Chinese population. Clin Anat, 2009, 22(5):619–626

［14］Gardner MJ, Morshed S, Nork SE, Ricci WM, Chip Routt ML, Jr. Quantification of the upper and second sacral segment safe zones in normal and dysmorphic sacra. J Orthop Trauma, 2010, 24(10):622–629

［15］Routt ML, Jr, Simonian PT, Mills WJ. Iliosacral screw fixation: early complications of the percutaneous technique. J Orthop Trauma, 1997, 11(8):584–589

［16］Tonetti J, Carrat L, Lavalleé S, Pittet L, Merloz P, Chirossel JP. Percutaneous iliosacral screw placement using image guided techniques. Clin Orthop Relat Res. 1998(354):103–110

［17］Kleck CJ, Perry JM, Burger EL, Cain CM, Milligan

K, Patel VV. Sacroiliac joint treatment personalized to individual patient anatomy using 3-dimensional navigation. Orthopedics, 2016, 39(2):89–94

[18] Polly DW, Cher DJ, Wine KD, et al. INSITE Study Group. Randomized controlled trial of minimally invasive sacroiliac joint fusion using triangular titanium implants vs nonsurgical management for sacroiliac joint dysfunction: 12-month outcomes. Neurosurgery, 2015, 77(5):674–690, discussion 690–691

[19] Vanaclocha V, Herrera JM, Sáiz-Sapena N, Rivera-Paz M, Verdú-López F. Minimally invasive sacroiliac joint fusion, radiofrequency denervation, and conservative management for sacroiliac joint pain: 6-year comparative case series. Neurosurgery, 2018, 82(1):48–55

[20] Duhon BS, Bitan F, Lockstadt H, Kovalsky D, Cher D, Hillen T, SIFI Study Group. Triangular titanium implants for minimally invasive sacroiliac joint fusion: 2-year follow-up from a prospective multicenter trial. Int J Spine Surg, 2016, 10(10):13

[21] Sachs D, Capobianco R, Cher D, et al. One-year outcomes after minimally invasive sacroiliac joint fusion with a series of triangular implants: a multicenter, patient-level analysis. Med Devices (Auckl), 2014, 7(7):299–304

[22] Gebhard FT, Kraus MD, Schneider E, Liener UC, Kinzl L, Arand M. Does computer-assisted spine surgery reduce intraoperative radiation doses? Spine, 2006, 31(17):2024–2027, discussion 2028

[23] Izadpanah K, Konrad G, Südkamp NP, Oberst M. Computer navigation in balloon kyphoplasty reduces the intraoperative radiation exposure. Spine, 2009, 34(12):1325–1329

[24] Kim CW, Lee YP, Taylor W, Oygar A, Kim WK. Use of navigation-assisted fluoroscopy to decrease radiation exposure during minimally invasive spine surgery. Spine J, 2008, 8(4):584–590

[25] Schep NW, Haverlag R, van Vugt AB. Computer-assisted versus conventional surgery for insertion of 96 cannulated iliosacral screws in patients with postpartum pelvic pain. J Trauma, 2004, 57(6):1299–1302

[26] Zwingmann J, Konrad G, Kotter E, Südkamp NP, Oberst M. Computer-navigated iliosacral screw insertion reduces malposition rate and radiation exposure. Clin Orthop Relat Res, 2009, 467(7):1833–1838

[27] Peng KT, Li YY, Hsu WH, et al. Intraoperative computed tomography with integrated navigation in percutaneous iliosacral screwing. Injury, 2013, 44(2):203–208

[28] Zaidi HA, Montoure AJ, Dickman CA. Surgical and clinical efficacy of sacroiliac joint fusion: a systematic review of the literature. J Neurosurg Spine, 2015,23(1):59–66

20　导航下经皮球囊撑开后凸成形术

Richard M. McEntee, Kaitlyn Votta, I. David Kaye

摘　要

椎体成形术常用于治疗椎体压缩骨折，目的是控制疼痛、减轻脊柱畸形、减少骨折复发及提高健康质量。在椎体成形手术中，用导航定位系统取代传统的透视影像引导，减少了辐射暴露，并允许外科医生在手术过程中实时观察椎弓根的完整程度，降低误置率。与传统的透视引导相比，采用导航技术的椎体成形术并没有显示任何额外的风险。

关键词

椎体成形术，导航，压缩骨折，X线透视，椎体扩张术。

20.1　简介

后凸成形术是椎体增强手术的一种，用于治疗椎体压缩骨折，目的是减轻疼痛并消除骨折后的脊柱后凸[1]。后凸成形术作为一种微创手术技术，于1988年首次被用于治疗椎体压缩骨折。美国骨科医师学会2010年的"指南"指出，现阶段后凸成形术对那些神经系统完好但患有骨质疏松性脊柱压缩骨折的患者是一种可选择的治疗方案[2]。

椎体压缩骨折通常由两种原因引发：存在骨质疏松时，即便微小创伤也可能引发椎体压缩骨折[3-5]；也可能是由恶性肿瘤引起的病理性椎体压缩骨折[3, 6-8]。此类骨折通常伴有脊柱畸形、疼痛增加、肺功能受损等症状，可降低健康质量，甚至引起死亡[9~12]。后凸成形术可以有效地减轻由此种骨折引起的疼痛并改善脊柱矢状面平衡[13, 14]。

椎体压缩骨折的手术治疗可通过椎体成形术或椎体后凸成形术来实现椎体的充填与扩张。通过与非手术治疗对比，这两种手术都被证明可以减轻压缩骨折的疼痛[15]。虽然手术方式相似，但后凸成形术侧重于治疗由于椎体压缩而导致的驼背[16]，是在影像引导下，将骨水泥以经皮注射的方式注入被压缩的椎体。在填充骨水泥之前，将可充气的球囊放入椎体，形成一个负压腔，然后再填充骨水泥，以此来改善脊柱后凸畸形。在骨科门诊配置一台用于成像引导的设备即可进行此手术[17]。

20.2　导航辅助椎体后凸成形术

近来，导航辅助椎体后凸成形术已经取代了传统的荧光透视辅助手术，具备更精确的探针移动控制能力，同时可以减少患者和术者的辐射暴露[1, 18, 19]。导航技术是一种相对较新的技术，旨在在多个不同领域实现更安全、创伤更小的应用，已应用于神经外科、耳鼻喉科和整形外科等领域。在这些领域中，导航系统以患者的解剖为参考，将器械的位置和方向数字化，从而让医生能够更精准地控制并操作器械[20]。有些手术，特别是神经外科手术，需要术前进行MRI扫描，然后在术中将MRI影像与患者进行注册匹配。然而，大部分骨科手术不需要特殊的术前扫描，因为该软件可以在术中进行扫描，通过已确定的解剖标志建立患者个体化的解剖学模型。对于这两种手术，外科医生都可从导航定位系统获得手术器械的相关位置信息[20]。与传统透视技术相比，在脊柱外科手术中使用导航系统可实现更高

的安全性，并发症更少，还可以增强外科医生的
手术信心[20-22]。

20.3　技巧

进行计算机导航辅助椎体后凸成形术时，
首先让患者俯卧位于手术台上，无菌消毒铺
单。手术器械可以在麻醉和准备过程中进行校
准。椎体骨折通过侧位和前后位透视来定位。
在骨折节段头端一个椎体处做切口，将参考支
架固定于棘突（骨折上一个节段）[1]，用于后
期进行导航注册（CT 或透视）（图 20.1）。
我 们 使 用 Siremobil Iso-c3d（Simens Medical
Solutions，Erlangen，Germany），一种基于透
视的设备，在平均 2 分钟的时间里来获取术中
多轴位断层扫描影像[1]。这些影像将会自动上
传 至 像 VectorVisionENT（Brainlab，Munich，

Germany）这样的导航定位系统中[1]，并由该
工作站进行数据处理，数据处理后得到的 3D 立
体模型会被传到控制平台（图 20.2）。在后凸
成形手术中，控制平台通过 3D 模型来实时引导
Jamshidi 针，使其精准进入脊柱（图 20.3）。采
用导航技术后，基本无须在置入导针操作时重
复透视。将导针插入骨折椎体的后三分之一，将
3 mm 工作套管顺导针置入椎体，移除导针，用
3 mm 钻头开路。钻入骨后会形成一个狭窄的空
间，向这个空间插入球囊，将装有压力监测器的
注射装置与球囊相连。拔出钻头，将球囊插入至
预先钻好的通道的最前端，在那里慢慢充气扩张。
取出球囊，然后用一个 3 mm 填充器将骨水泥缓
慢注入空腔内，通过透视或 O 臂影像来确保填
充充分（图 20.4）。注射完成后，取出器械，分
层关闭切口[1, 16]。

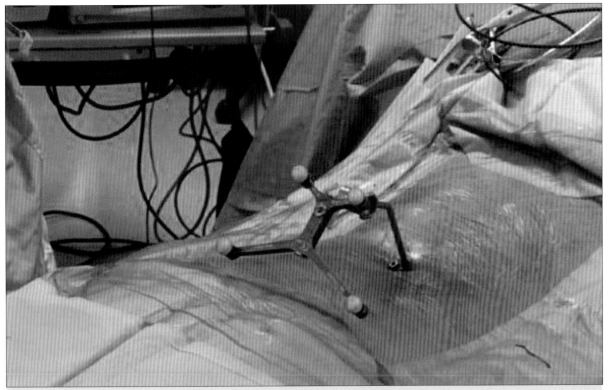

图 20.1　分离向头端延伸一个节段，参考架固定于向头端一个节段的棘突平面

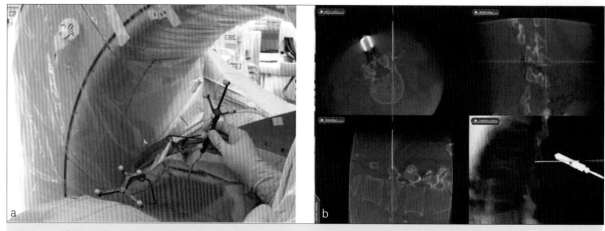

图 20.2 旋转 O 臂，用探针和切口确定适当起点的定位，然后做切口以进行脊柱后凸成形术

20.4 结果

在许多情况下，采用椎体成形术治疗椎体压缩骨折的效果要优于非手术治疗[15]。与非手术治疗相比，球囊撑开椎体后凸成形术能更大程度地缓解疼痛，减轻后凸，减少骨折复发[5, 15]。对于有骨质疏松的椎体压缩骨折患者来说，椎体后凸成形术是一种比椎体成形术更安全、更有效的治疗选择[23]。与椎体成形术相比，椎体后凸成形术与较低的骨水泥外渗风险和整体生活质量的改善有关[15]。

与传统的透视下椎体成形术相比，导航辅助椎体成形术已被证明探针定位错误率较低[18]。除了提高准确性外，与非导航椎体成形术相比，导航辅助椎体成形术已被证明可以减少患者和外科医生的辐射暴露[1]。

20.5 并发症

尽管一般认为椎体成形术是安全的，但也存在几种潜在的并发症。短期并发症包括注射部位的骨水泥渗漏，这种情况可能不明显，也可能导致灾难性的后果，已有关于骨水泥渗漏导致神经系统损伤，如行走困难和顽固的背痛，以及有 / 无症状的骨水泥肺栓塞等的报道[24-26]。与传统的透视下手术相比，使用导航技术并没有被证明可以降低骨水泥渗漏的发生率（似乎只与注射时的骨水泥黏度、骨水泥量和骨折形态等因素有关）[18]。

在这两种椎体成形术中，球囊撑开后凸成形术的骨水泥渗漏发生率低于椎体成形术。Hulme 等的一项系统综述显示，椎体成形术的骨水泥渗漏发生率高达 41%，而后凸成形术则只有 9%[27, 28]。骨水泥渗漏可能会导致疼痛以及脊髓和神经根的损伤。目前已有骨水泥渗漏引起偏瘫、脊髓病变和血肿的报道[29, 30]。Sembrano 等报告了 1 例在导航下进行椎体成形术时发生神经根压迫的患者，但导航在其中的作用并不明确[31]。可能的长期并发症包括邻近椎体再骨折的风险，以及由于骨水泥反应导致的骨吸收加速[24]。尽管需要更多的数据来进一步阐明这些并发症，但与传统的透视引导下的椎体成形术相比，人们普遍认为导航的使用并不会带来额外的风险[27, 28]。

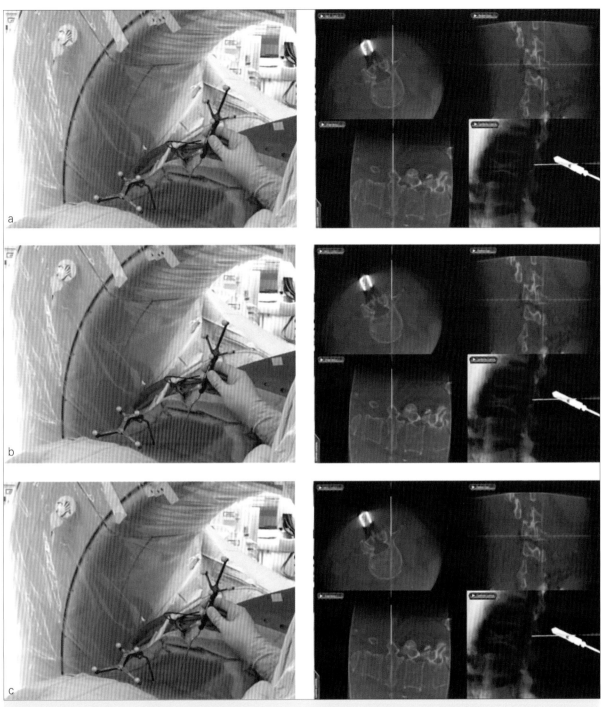

图 20.3　后凸成形术中，放置椎弓根器械的轴位（a）、矢状位（b）和冠状位（c）轨迹定位

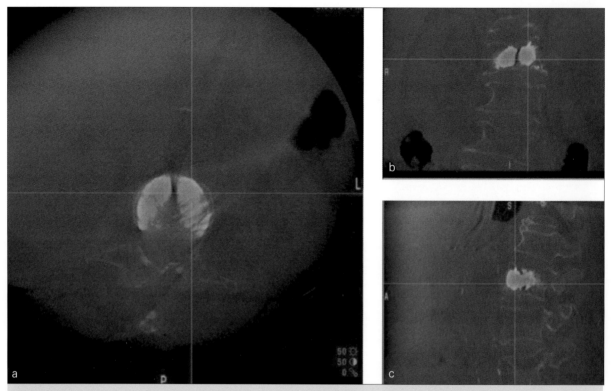

图 20.4　术后轴位（a）、矢状位（b）和冠状位（c）O 臂影像重建，可见椎体高度和排列得到了改善，并具有骨水泥填充良好

参考文献

［1］Izadpanah K, Konrad G, Südkamp NP, Oberst M. Computer navigation in balloon kyphoplasty reduces the intraoperative radiation exposure. Spine, 2009,34(12):1325–1329

［2］AAOS Guidelines on the treatment of osteoporotic spinal compression fractures:summary of recommendations. Available at: http://www.aaos.org/research/guidelines/SCFsummary. pdf. Accessed June 27, 2019

［3］Ledlie JT, Renfro MB. Kyphoplasty treatment of vertebral fractures: 2-year outcomes show sustained benefits. Spine, 2006, 31(1):57–64

［4］Schmelzer-Schmied N, Cartens C, Meeder PJ, Dafonseca K. Comparison of kyphoplasty with use of a calcium phosphate cement and non-operative therapy in patients with traumatic non-osteoporotic vertebral fractures. Eur Spine J, 2009, 18(5):624–629

［5］Lieberman IH, Dudeney S, Reinhardt MK, Bell G. Initial outcome and efficacy of "kyphoplasty" in the treatment of painful osteoporotic vertebral compression fractures. Spine, 2001, 26(14):1631–1638

［6］Dudeney S, Lieberman IH, Reinhardt MK, Hussein M. Kyphoplasty in the treatment of osteolytic vertebral compression fractures as a result of multiple myeloma. J Clin Oncol, 2002, 20(9):2382–2387

［7］Fourney DR, Schomer DF, Nader R, et al. Percutaneous vertebroplasty and kyphoplasty for painful vertebral body fractures in cancer patients. J Neurosurg, 2003, 98(1) Suppl: 21–30

［8］Lane JM, Hong R, Koob J, et al. Kyphoplasty enhances function and structural alignment in multiple myeloma. Clin Orthop Relat Res, 2004(426):49–53

［9］Lyles KW, Gold DT, Shipp KM, Pieper CF, Martinez S, Mulhausen PL. Association of osteoporotic vertebral compression fractures with impaired functional status. Am J Med, 1993, 94(6):595–601

［10］Kado DM, Duong T, Stone KL, et al. Incident vertebral fractures and mortality in older women: a prospective study. Osteoporos Int, 2003, 14(7):589–594

［11］Silverman SL. The clinical consequences of vertebral compression fracture. Bone, 1992, 13 Suppl 2:S27–S31

［12］Schlaich C, Minne HW, Bruckner T, et al. Reduced pulmonary function in patients with spinal osteoporotic fractures. Osteoporos Int, 1998, 8(3):261–267

［13］Yu CW, Hsieh MK, Chen LH, et al. Percutaneous balloon kyphoplasty for the treatment of vertebral compression fractures. BMC Surg, 2014, 14:3

［14］de Falco R, Bocchetti A. Balloon kyphoplasty for pure

traumatic thoracolumbar fractures: retrospective analysis of 61 cases focusing on restoration of vertebral height. Eur Spine J, 2014, 23 Suppl 6:664–670

[15] Papanastassiou ID, Phillips FM, Van Meirhaeghe J, et al. Comparing effects of kyphoplasty, vertebroplasty, and non-surgical management in a systematic review of randomized and non-randomized controlled studies. Eur Spine J, 2012, 21(9):1826–1843

[16] Theodorou DJ, Theodorou SJ, Duncan TD, Garfin SR, Wong WH. Percutaneous balloon kyphoplasty for the correction of spinal deformity in painful vertebral body compression fractures. Clin Imaging, 2002, 26(1):1–5

[17] Wang H, Zhang Z, Liu Y, Jiang W. Percutaneous kyphoplasty for the treatment of very severe osteoporotic vertebral compression fractures with spinal canal compromise. J Orthop Surg Res, 2018, 13(1):13

[18] Sembrano JN, Yson SC, Polly DW, Jr, Ledonio CG, Nuckley DJ, Santos ER. Comparison of nonnavigated and 3-dimensional image-based computer navigated balloon kyphoplasty. Orthopedics, 2015, 38(1):17–23

[19] Schils F. O-arm guided balloon kyphoplasty: preliminary experience of 16 consecutive patients. Acta Neurochir Suppl (Wien), 2011, 109:175–178

[20] Mezger U, Jendrewski C, Bartels M. Navigation in surgery. Langenbecks Arch Surg, 2013, 398(4):501–514

[21] Enchev Y. Neuronavigation: geneology, reality, and prospects. Neurosurg Focus, 2009, 27(3):E11

[22] Meng XT, Guan XF, Zhang HL, He SS. Computer navigation versus fluoroscopy-guided navigation for thoracic pedicle screw placement: a meta-analysis. Neurosurg Rev, 2016, 39(3):385–391

[23] Yang H, Liu T, Zhou J, Meng B, Wang G, Zhu X. Kyphoplasty versus vertebroplasty for painful osteoporotic vertebral compression fractures: which one is better? A systematic review and meta-analysis. Int J Spine Surg, 2013, 7:e45–e57

[24] Watts NB, Harris ST, Genant HK. Treatment of painful osteoporotic vertebral fractures with percutaneous vertebroplasty or kyphoplasty. Osteoporos Int, 2001, 12(6):429–437

[25] Choe DH, Marom EM, Ahrar K, Truong MT, Madewell JE. Pulmonary embolism of polymethyl methacrylate during percutaneous vertebroplasty and kyphoplasty. AJR Am J Roentgenol, 2004, 183(4):1097–1102

[26] Park SY, Modi HN, Suh SW, Hong JY, Noh W, Yang JH. Epidural cement leakage through pedicle violation after balloon kyphoplasty causing paraparesis in osteoporotic vertebral compression fractures: a report of two cases. J Orthop Surg Res, 2010, 5:54

[27] Tarukado K, Tono O, Harimaya K, Doi T. Balloon kyphoplasty and vertebroplasty for vertebral compression fractures: a comparative systematic review of efficacy and safety. J Orthop, 2017, 14(4):480–483

[28] Hulme PA, Krebs J, Ferguson SJ, Berlemann U. Vertebroplasty and kyphoplasty: a systematic review of 69 clinical studies. Spine, 2006, 31(17):1983–2001

[29] Röllinghoff M, Siewe J, Zarghooni K, et al. Effectiveness, security and height restoration on fresh compression fractures: a comparative prospective study of vertebroplasty and kyphoplasty. Minim Invasive Neurosurg, 2009, 52(5–6):233–237

[30] Lovi A, Teli M, Ortolina A, Costa F, Fornari M, Brayda-Bruno M. Vertebroplasty and kyphoplasty: complementary techniques for the treatment of painful osteoporotic vertebral compression fractures. A prospective non-randomised study on 154 patients. Eur Spine J, 2009, 18(01) Suppl 1:95–101

[31] Abdelrahman H, Siam AE, Shawky A, Ezzati A, Boehm H. Infection after vertebroplasty or kyphoplasty: a series of nine cases and review of literature. Spine J, 2013, 13(12):1809–1817

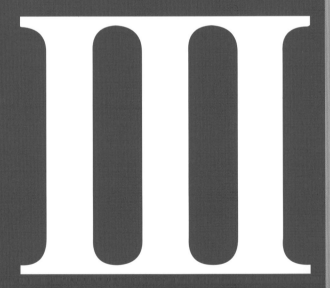

第三篇

脊柱外科机器人
手术技术

III

21　机器人辅助脊柱手术的效果评估

Glenn S. Russo, Christopher M. Bono, James D. Kang

摘　要

本章将回顾机器人辅助脊柱手术中椎弓根螺钉置入的效果。已有若干研究评估了机器人辅助置入椎弓根螺钉的准确性，认为其是一种安全、可行的技术。

关键词

机器人脊柱外科手术，计算机辅助导航，椎弓根螺钉置入，椎弓根螺钉准确性。

21.1　简介

为了提高手术精准度，人们开发了计算机辅助导航（CAN）椎弓根螺钉置入技术以取代传统的徒手置钉技术。虽然这项技术已经被证明是安全和有效的，但仍然给手术医生带来了挑战，追踪系统与器械之间必须无视觉遮挡，参考架与患者之间的相对位置需保持固定，术中患者位置可能会变化，仍存在学习曲线以及其他一系列技术问题尚待解决。机器人辅助脊柱手术技术的发展可以弥补计算机辅助导航技术的部分缺点，因其通常建立在相同的计算机辅助导航软件平台上。

目前，在脊柱手术中用的两种主要机器人辅助手术装置是 SpineAssist/Renaissance 机器人（MAZOR Robotics Inc., Orlando, FL）和 ROSA 机器人（Medtech S.A., Montpellier, France）。达·芬奇机器人（Intuitive Surgical, Sunnyvale, CA）的应用在脊柱外科领域还处于尝试阶段。

21.2　Mazor 手术机器人系统

目前，Mazor 系统是机器人辅助手术技术中研究最多、最深入的。Mazor 机器人工作于通过 CT 生成的预定（术前或术中）脊柱虚拟影像中。通过该影像，外科医生创建手术模板以确定每枚椎弓根螺钉的预期位置和方向。然后，机器人软件系统根据术中透视影像对患者进行定位，机械臂根据手术模板定义的每个椎弓根定位对操作通道进行引导。外科医生通过操作通道进行穿刺和适当准备，并按术前计划置入螺钉。

21.2.1　椎弓根螺钉置入准确性的评估

Sukovich 等对采用 Mazor 机器人置入椎弓根螺钉的准确性进行了初步评估。他们对 14 例患者的 98 枚螺钉进行了回顾性研究，发现 96% 的螺钉在其计划轨迹的 1~2 mm 范围内，未出现因螺钉位置不当造成椎弓根皮质破裂的情况[1]。

为了更系统地对椎弓根螺钉位置进行分类，后续的多项研究采用了基于 CT 的 Gertzbein-Robbins 分类系统（GRS）[2]。在该系统中，螺钉位置被分为 A~E 级：A 级，椎弓根螺钉位于椎弓根内，皮质无破损；B 级，椎弓根螺钉穿破椎弓根皮质 ≤ 2 mm；C 级，穿破椎弓根皮质 >2 mm 且 ≤ 4 mm；D 级，穿破皮质 >4 mm 且 ≤ 6 mm；E 级，>6 mm。为了帮助指导外科医生的决策，A 级与 B 级被视为准确置钉。

在一项基于 GRS 分类系统的回顾性研究中，Onen 等对 27 例患者采用机器人辅助技术置入了 136 枚椎弓根螺钉。他们指出[3]，有 91.2% 的螺钉为 A 级，7.4% 的螺钉为 B 级。此外，Schatlo 等和 van Dijk 等分别对 1 265 例和 494 例机器人辅助置入椎弓根螺钉的患者进行了类似的回顾性研究。两项研究均显示，超过 96% 的螺钉成功置入（GRS A 或 B 级）[4, 5]。另外，还使用 GRS 分级对 Mazor 系统在接受后路腰椎椎间融合术（PLIF）[6] 的患者中置入椎弓根螺钉的作用进行了前瞻性研究，共包括 39 例患者、122 枚螺钉，发现 99% 以上的螺钉为 GRS A 级或 B 级。

Devito 等进行了迄今为止样本最大的回顾性研究。他们计划在 682 例患者中置入 3 912 枚螺钉，最终在完全机器人引导下置入 3 271 枚螺钉（83.6%）；其余的螺钉通过徒手技术置入，机器人系统参与了起始定位[7]。最初的透视评估确定，98% 的螺钉位置可接受。后续对 646 枚螺钉进行了 CT 扫描，超过 98.3% 为 GRS A 级或 B 级；在被评为 C 级或更低等级的螺钉中，1.4% 的螺钉穿破椎弓根壁 2~4 mm，只有 2 枚螺钉（0.3%）穿破了椎弓根外壁超过 4 mm。4 例患者出现了相关神经系统症状；在翻修手术后，没有出现永久性神经功能障碍。

为了优化 Mazor 机器人的使用，Kuo 等通过二次配准开发了机器人置钉术中评估方案[8]。作者使用 Mazor 机器人置入克氏针，随后进行正、侧位透视来重新检查其位置。该方案证实二次配准可提高机器人椎弓根螺钉置入的准确率[8]。在研究中共放置了 317 枚克氏针，仅有 6%（19 根）的错位超过 3 mm；重新定位后，19 枚中有 15 枚位置得到改善；最后 4 枚克氏针需要徒手置入，最终准确率为 98.7%。

21.2.2 与相似技术平台的横向对比研究

除了评估 Mazor 系统外，若干团队还试图通过将其与传统的徒手置钉和 / 或计算机辅助导航置钉技术进行比较，以便对机器人导航技术的实用性进行分析。

也许关于这个主题的最完善的研究是 Ringel 等进行的一项单中心前瞻性随机对照研究。有趣的是，据我们所知，该研究得出的唯一结论是与徒手技术相比，SpineAssist/Mazor 机器人辅助椎弓根螺钉置入术存在劣势[9]。在这项研究中，60 例患者被随机分配到经皮机器人辅助置钉组或开放、徒手置钉组中。在机器人辅助置钉组中，85% 的螺钉位置可接受（共置入螺钉 146 次）；在徒手置钉组中，93% 的螺钉位置可接受。此外，他们还注意到，徒手置钉组手术时间更短（84 min ：95 min）。该团队还发现，当机器人辅助置钉定位出现错误时，其位置往往更偏外侧。作者认为这是由于导引套筒从侧面滑落，从而使机器人定位容易发生侧向偏差。

在另一项随机对照试验中，Hyun 等将 60 例患者随机分为接受机器人辅助置钉组和徒手置钉组，结果发现机器人辅助置钉组的准确率为 100%，而徒手置钉组的准确率为 98.6%[10]。他们指出，徒手置钉组患者的近端小关节被破坏，而机器人组则没有出现这种情况。

Kim 等进行了随机对照研究，比较了在接受微创 PLIF 的患者中分别采用机器人辅助置钉技术和徒手置钉技术的结果[11]，发现两组的准确率均为 99.4%；然而，徒手置钉组有 15.9%（13 枚螺钉）存在近端小关节破坏，但机器人辅助置钉组没有。

Kantelhardt 等通过一项非随机的回顾性研究发现，使用 SpineAssist/Mazor 的置钉准确率为 94.5%，而透视下徒手置钉技术则为 91.5%[12]。他们还指出，与传统的置钉技术相比，接受机器人辅助手术的患者术后对阿片类药物的需求更少，住院时间更短，不良事件发生率更低。

Schizas 等在一项前瞻性研究中报告了机器人辅助置入椎弓根螺钉（11 例患者，64 枚螺钉）的准确率为 95%，而透视下徒手置钉的准确率为 92%（23 例患者，64 枚螺钉）[13]。另一项研究（一篇机器人脊柱手术综述的一部分）的初步结果建立了一个前瞻性数据集，显示在机器人辅助下置入腰骶椎椎弓根螺钉的准确率为 99%，而透视引导技术的准确率为 98%；计算机辅助的置钉成功率为 92%[14]。

Schatlo 等进行了一项回顾性病例匹配研究，发现分别使用 Mazor 系统（91.4%）和传统的徒手技术（87.1%）置入椎弓根螺钉[15]，螺钉位置可接受的比例差异不明显。值得注意的是，在他们的研究中，1 枚徒手置入的螺钉由于医源性神经根损伤而需要进行翻修。Keric 等对椎间盘炎患者进行了另一项回顾性队列研究，表明在机器人辅助下置入椎弓根螺钉的准确性更高，因螺钉位置不良或松动而需要翻修的可能性较小[16]。

Roser 等进行了一项随机对照研究，将接受椎弓根螺钉置入的患者分为三组：传统的徒手置钉组、标准导航下置钉组和机器人辅助置钉组[14]。与多数文献中将 GRS A 和 B 级都视为"准确"不同，在这项研究中，"准确"被定义螺钉的位置为 GRS A 级。研究发现，使用 Mazor 机器人的置钉准确率（99%）优于徒手技术（97.5%）和神经导航技术（92%）；将 GRS B 级螺钉包括在"可接受的"范围内时，准确率增高：机器人组为 99%，徒手技术组为 100%，神经导航组为 97.2%。

21.2.3　Mazor 机器人在脊柱手术中的其他应用

在脊柱肿瘤手术中，Hu 等利用 Mazor 系统对 9 例患者进行了后路内固定，没有出现螺钉错位[17]。此外，还在 4 例患者中成功用机器人技术辅助对椎体进行骨水泥强化。在随后的一项研究中，102 例患者中的 95 例于机器人辅助下成功置入椎弓根螺钉。在这 95 例患者（960 枚螺钉）中，尽管因有明显畸形和翻修的病例而大大增加了置钉难度，但仍有 98.9% 的螺钉被准确置入[18]。

Dreval 等在 4 种不同的情况下研究了 Mazor 机器人手术辅助功能：采用斜外侧腰椎椎间融合技术（GO-LIF）的经皮经椎弓根椎体间融合，应用经椎弓根内固定处理椎体创伤，椎体成形术和未知病变的活检[19]。共置入 72 枚螺钉（36 例患者），1 例患者因螺钉把持力不足而需要翻修。在椎体成形术组，Mazor 机器人系统在所有 16 例患者中都取得了良好的效果。在活检组，机器人辅助技术使所有 11 例患者的取样过程安全、可靠。

Macke 等研究了 Mazor 机器人在青少年特发性脊柱侧凸的病例中的效用[20]，发现在置入的 662 枚螺钉（48 例患者）中，92.7% 的螺钉位置是可接受的。在 48 枚位置不佳的螺钉中，30 枚为 GRS C 级，10 枚为 GRS D 级，8 枚为 GRS E 级。

Bederman 等在 14 例患者（3 枚螺钉）中研究了 S2- 髂骨螺钉（S2-AI）的置入情况[21]。显示使用 Mazor 机器人的置钉准确率为 100%，没有出现骶骨前方骨质破坏。

21.3　ROSA 手术机器人系统的效果评估

ROSA 机器人与 Mazor 机器人系统类似，其独特之处在于，它是一个独立的装置，有一只刚性臂，通过实时摄像监测与患者同步移动。摄像机通过跟踪经皮放置的定位针来跟踪患者。因此，这项技术避免了 Mazor 系统对所需的钻套必须牢固固定于骨性结构上的要求。

虽然关于 ROSA 系统的文献远不如 Mazor 机器人的文献可靠，但有一项关于 ROSA 机器人的前瞻性病例对照研究，比较了机器人辅助置钉技术与开放徒手技术置钉技术[22]。在 ROSA 机器人辅助下置入 36 枚螺钉，准确率为 97.2%；采用徒手置钉技术置入 50 枚螺钉，准确率为 92%。需要注意的是，由于系统存在技术困难，4 枚计划用于机器人辅助下置入的螺钉未成功。

21.4　Da Vinci 手术机器人系统

Da Vinci 手术机器人（Intuitive Surgical）多用于普通外科、妇产科和泌尿外科领域，其在脊柱外科的应用正处于起步阶段，目前已用于内镜下经前方入路腰椎椎间融合术（ALIF）。Da Vinci 手术机器人是外科医生的延伸，术者通过远程手术控制台操控机器人系统进行手术。然而，在住院时间、失血量和发病率方面，研究并没有显示出使用 Da Vinci 手术机器人与传统开放手术相比有任何优势[23~26]。此外，内镜 ALIF 手术中逆行射精和中转开腹的发生率仍然较高，因此该技术一度被搁置。但随着机器人手术技术的日益成熟，Da Vinci 手术机器人在脊柱外科领域的应用又重获重视。

21.5　小结

手术机器人系统是目前脊柱外科医生的最新武器。虽然已有了不少早期文献，但仍然需要持续的评估，以保证在合适的时间，以合适的方式，在保证患者最大利益前提下广泛应用此技术。

参考文献

［1］ Sukovich W, Brink-Danan S, Hardenbrook M. Miniature robotic guidance for pedicle screw placement in posterior spinal fusion: early clinical experience with the SpineAssist. Int J Med Robot, 2006, 2(2):114–122

［2］ Gertzbein SD, Robbins SE. Accuracy of pedicular screw placement in vivo. Spine, 1990, 15(1):11–14

［3］ Onen MR, Simsek M, Naderi S. Robotic spine surgery: a preliminary report. Turk Neurosurg, 2014, 24(4):512–518

［4］ Schatlo B, Martinez R, Alaid A, et al. Unskilled unawareness and the learning curve in robotic spine surgery. Acta Neurochir (Wien), 2015, 157(10):1819–1823, discussion 1823

［5］ van Dijk JD, van den Ende RP, Stramigioli S, Köchling M, Höss N. Clinical pedicle screw accuracy and deviation from planning in robot-guided spine surgery: robot-guided pedicle screw accuracy. Spine, 2015, 40(17):E986–E991

［6］ Pechlivanis I, Kiriyanthan G, Engelhardt M, et al. Percutaneous placement of pedicle screws in the lumbar spine using a bone mounted miniature robotic system: first experiences and accuracy of screw placement. Spine, 2009, 34(4):392–398

［7］ Devito DP, Kaplan L, Dietl R, et al. Clinical acceptance and accuracy assessment of spinal implants guided with SpineAssist surgical robot: retrospective study. Spine, 2010, 35(24):2109–2115

［8］ Kuo KL, Su YF, Wu CH, et al. Assessing the intraoperative accuracy of pedicle screw placement by using a bone-mounted miniature robot system through secondary registration. PLoS One, 2016, 11(4):e0153235

［9］ Ringel F, Stüer C, Reinke A, et al. Accuracy of robot-assisted placement of lumbar and sacral pedicle screws: a prospective randomized comparison to conventional freehand screw implantation. Spine, 2012, 37(8):E496–E501

［10］ Hyun SJ, Kim KJ, Jahng TA, Kim HJ. Minimally invasive robotic versus open fluoroscopic-guided spinal instrumented fusions: a randomized controlled trial. Spine, 2017, 42(6):353–358

［11］ Kim HJ, et al. A prospective, randomized, controlled trial of robot-assisted vs freehand pedicle screw fixation in spine surgery. Int J Med Robot, 2017, 13(3):Epub September 27, 2016

［12］ Kantelhardt SR, Martinez R, Baerwinkel S, Burger R, Giese A, Rohde V. Perioperative course and accuracy of screw positioning in conventional, open robotic-guided and percutaneous robotic-guided, pedicle screw placement. Eur Spine J, 2011, 20(6):860–868

［13］ Schizas C, Thein E, Kwiatkowski B, Kulik G. Pedicle screw insertion: robotic assistance versus conventional C-arm fluoroscopy. Acta Orthop Belg, 2012,78(2):240–245

［14］ Roser F, Tatagiba M, Maier G. Spinal robotics: current applications and future perspectives. Neurosurgery, 2013, 72 Suppl 1:12–18

[15] Schatlo B, Molliqaj G, Cuvinciuc V, Kotowski M, Schaller K, Tessitore E. Safety and accuracy of robot-assisted versus fluoroscopy-guided pedicle screw insertion for degenerative diseases of the lumbar spine: a matched cohort comparison. J Neurosurg Spine, 2014, 20(6):636–643

[16] Keric N, Eum DJ, Afghanyar F, et al. Evaluation of surgical strategy of conventional vs. percutaneous robot-assisted spinal trans-pedicular instrumentation in spondylodiscitis. J Robot Surg, 2017, 11(1):17–25

[17] Hu X, Scharschmidt TJ, Ohnmeiss DD, Lieberman IH. Robotic assisted surgeries for the treatment of spine tumors. Int J Spine Surg, 2015, 9:9

[18] Hu X, Ohnmeiss DD, Lieberman IH. Robotic-assisted pedicle screw placement: lessons learned from the first 102 patients. Eur Spine J, 2013, 22(3):661–666

[19] Dreval ON, et al. Results of using Spine Assist Mazor in surgical treatment of spine disorders. Vopr Neirokhir, 2014, 78(3):14–20

[20] Macke JJ, Woo R, Varich L. Accuracy of robot-assisted pedicle screw placement for adolescent idiopathic scoliosis in the pediatric population. J Robot Surg, 2016, 10(2):145–150

[21] Bederman SS, Hahn P, Colin V, Kiester PD, Bhatia NN. Robotic guidance for S2-alar-iliac screws in spinal deformity correction. Clin Spine Surg, 2017, 30(1):E49–E53

[22] Lonjon N, Chan-Seng E, Costalat V, Bonnafoux B, Vassal M, Boetto J. Robotassisted spine surgery: feasibility study through a prospective case-matched analysis. Eur Spine J, 2016, 25(3):947–955

[23] Inamasu J, Guiot BH. Laparoscopic anterior lumbar interbody fusion: a review of outcome studies. Minim Invasive Neurosurg, 2005, 48(6):340–347

[24] Liu JC, Ondra SL, Angelos P, Ganju A, Landers ML. Is laparoscopic anterior lumbar interbody fusion a useful minimally invasive procedure? Neurosurgery, 2002, 51(5) Suppl:S155–S158

[25] Chung SK, Lee SH, Lim SR, et al. Comparative study of laparoscopic L5-S1 fusion versus open mini-ALIF, with a minimum 2-year follow-up. Eur Spine J, 2003, 12(6):613–617

[26] Kaiser MG, Haid RW, Jr, Subach BR, Miller JS, Smith CD, Rodts GE, Jr. Comparison of the mini-open versus laparoscopic approach for anterior lumbar interbody fusion: a retrospective review. Neurosurgery, 2002, 51(1):97–103, discussion 103–105

22 机器人辅助下颈椎椎弓根螺钉内固定术

Wei Tian, Mingxing Fan, Jingwei Zhao, Yajun Liu

摘 要

本章将描述手术机器人辅助下颈椎手术的挑战、适应证、技术和病例。由于下颈椎解剖复杂，置入颈椎椎弓根螺钉进行固定的手术难度较大，导航技术未必能解决下颈椎手术的所有问题。随着手术机器人技术在骨科的应用越来越广泛，为了克服导航的部分缺点，采用导航技术与手术机器人技术结合的方法可以使复杂的手术变得简单、安全、准确。

关键词

颈椎，椎弓根螺钉，机器人，实时导航，学习曲线。

22.1 简介

下颈椎由 C3~C7 组成，C3~C6 椎体的解剖结构相对一致。颈椎椎体承受的重量较小，与各自的椎弓和椎间孔的大小相比，颈椎椎体相对较小、较薄。

颈椎椎弓根位于椎体与后弓的交界处，椎动脉从横突孔中穿过。自 C2 向下椎弓根变小，C3~C4 水平最小[1]。由于个体的解剖学差异，颈椎弓根直径有明显的差异。颈椎椎弓根高 5.1~9.5 mm，宽 3~7.5 mm[2, 3]。在 C3~C4，75% 的椎弓根的平均直径小于 4 mm[4]。

1991 年，Panjabi 发表了一项关于下颈椎立体解剖学研究[5]，提出颈椎解剖存在着很大的差异，患者之间，甚至某一患者不同颈椎之间，椎弓根的高度和宽度、轴线投影点和轴线角几乎不存在一致性。除了椎弓根较小的特征外，颈椎椎弓根的内侧与椎管 / 脊髓相邻，外侧与椎动脉相邻，上方和下方分别有颈神经根走行。这种具有挑战性的解剖结构使得准确置入椎弓根螺钉十分具有挑战性。螺钉位置错误不仅可能导致内固定失败和稳定性不足，还可能导致神经、血管或内脏的损伤。

22.2 计算机导航和手术机器人辅助下颈椎椎弓根螺钉的置入

基于影像数据的计算机辅助导航技术已应用于脊柱手术，以提高置入颈椎椎弓根螺钉的准确性，使手术更安全、更有效。导航系统使用 CT 扫描数据注册，可以显示患者的相关解剖结构，使邻近的脊髓、椎动脉、神经根等平时无法看到的重要结构在手术中得以展示。

虽然近期的若干研究表明，导航技术的应用使胸[6-8]、腰椎的椎弓根螺钉置入[9]效果有所改善，但其实用性仍存争议。部分批评者指出，导航系统的应用在手术过程中分散了外科医生的注意力，使其无法同时专注于观察显示器和手术区域；此外，虽然进钉路径更容易确定，但外科医生的疲劳度并未减轻，而且即使经过练习，外科医生在导航辅助下的力度控制、稳定性、可重复性和耐久性等仍然不足以面对复杂颈椎手术的挑战。

最近，人们联合应用手术机器人技术与导航技术，让"眼睛"可以看到之前看不见的结构，并让"手"来帮助稳定和减轻疲劳。在这里，导航技术就是眼睛，而机器人技术就是手[10, 11]。

SpineAssist/Renaissance 和 ROSA 脊柱机器

人的临床应用效果良好[12, 13]，但尚未对其在颈椎的应用进行研究。Bertelsen 等在 2012 年介绍了一种用于寰枢椎固定的新的机器人系统，但其精度不足以用于临床（在尸体试验中误差为 1.94 mm）[10]。天玑机器人系统（中国）一直是中国颈椎手术中应用最广泛的手术机器人设备。

天玑机器人是一种基于 3D 透视技术的机器人辅助手术导航设备[14]，可以实现实时导航，主要由三部分组成：机械手系统、光学跟踪系统和导航系统。机械臂有 6 个自由度，机械臂末端安装的通用工具底座可以安装所有手术器械。基于红外反射的光学追踪系统由一台红外立体摄像机和两个参考框架组成。一个参考框架安装在患者的棘突上，另一个安装在机械臂的通用工具底座上。红外线立体摄像机实时捕捉两个框架的红外反射，并计算出它们的三维矢量距离，以便对机械臂进行距离补偿。手术规划和导航系统基于术中三维透视影像，经过注册后，可在校准的影像上规划椎弓根螺钉轨迹。手术规划与导航系统根据术中定位自动校准，并能计算出真实轨迹与规划轨迹之间的距离和角度，随后指导机械臂的运动。这样，机器人系统可以始终在预定的手术轨迹内保持精确的位置。

2015 年，天玑系统的使用效果首次公开发表，一例是机器人辅助前路齿突螺钉固定，另一例是后路 C1–C2 经关节螺钉固定治疗寰枢椎不稳[14, 15]。目前，该系统已在中国境内不同地区的众多医院使用，服务人群超过 1 200 万。

22.3　适应证

机器人辅助下颈椎椎弓根螺钉内固定的适应证包括：

1. 颈椎骨折或脱位。

2. 颈椎管狭窄伴不稳定。

3. 颈椎管狭窄伴后凸畸形。

4. 后纵韧带骨化伴椎管狭窄。

5. 颈椎椎板切除术后的后凸畸形。

6. 肿瘤引起的颈椎不稳。

7. 伴颈椎不稳的脊柱结核、类风湿性脊柱炎和脊柱感染等。

8. 复杂的颈椎畸形。

22.4　技巧

我们常规使用前文所述的天玑机器人系统置入颈椎椎弓根螺钉。

1. 术前 X 线、CT、MRI 影像是保证手术可行性和术前计划的必要条件。

2. 患者取俯卧位，用 Mayfield 头架固定头部。

3. 在侧位透视影像上，所有潜在的螺钉轨迹应充分可见，并且不被骨或软组织阻挡。

4. 采用后正中入路开放切口或后路经皮微创方法。下面以经皮入路为例进行介绍。

5. 用连接器将患者追踪器牢固地固定在 Mayfield 头架上。

6. 将注册器连接于机械臂，并将其放在 C 臂的扫描区域内。使用术中 CT 系统（Arcadis Orbic 3D; Siemens Medical Solutions, Erlangen, Germany）扫描手术区域，并将影像传输到机器人系统。

7. 利用重建的 CT 影像规划螺钉轨迹并决定其长度和直径。

8. 规划螺钉轨迹后，机械臂就位，将使皮肤切口的位置更准确。切开皮肤并通过机械臂进行分离，置入软组织套筒或牵开器。

9. 再次使用机器人系统定位螺钉轨迹。通过套筒插入导丝套管，并确保将套管尖端穿入骨皮质。

10. 将 1.5 mm 导丝穿过套管钻入骨质，调整钻头露出的导丝长度以限制穿刺深度。

11. 取下钻头、导丝套筒、机械臂和牵引器。

12. 重复步骤 8~11，插入所有的导丝。

13. 用 C 臂扫描手术区，以验证导丝的位置。

14. 插入中空螺钉、钛棒和螺帽。

15. 置入所有内置物后，逐层关闭伤口。

22.5　注意事项

1. 采用导航技术或机器人辅助技术行微创颈椎手术时，术者必须有开放颈椎手术的经验，并接受过使用计算机辅助设备的培训。

2. 手术中如果对导航或机器人系统的准确性有所怀疑，可通过若干骨性标志如棘突和关节突的定位来检查准确性。重新扫描和重新注册是恢复精度的关键。

3. 手术中的若干因素可能会影响手术精度：

a）患者追踪器的移动。应将患者追踪器牢牢固定在骨或 Mayfield 头架上。一旦移动追踪器，甚至仅仅被触摸，都应重新检查其精度。

b）颈椎节段的运动。特别是在外伤或手术操作后，颈椎节段之间可能会发生相对移动，从而影响手术的准确性。将患者追踪器尽量固定在目标节段附近，操作要轻柔，以减少节段移动的影响。在插入导丝的过程中，要在保持钻头高转速的同时轻轻向骨下压。

c）导丝在骨坡上滑动。如果可能的话，尽量选取较平坦的骨面置钉。将套管置于骨表面，有助于更好地控制导丝尖端，减少滑动和尖端弯曲的概率。如果滑移持续存在，应用引导下的磨钻提前钻孔。

d）套管被软组织推移。充分暴露或采用经皮穿刺方法可以减少此类影响。

4. 由于颈椎和中胸椎处的椎弓根螺钉的最大允许误差小于 1 mm [16]，因此，凡是精度达不到这一标准的机器人系统，不应用于颈椎手术。

22.6　学习曲线

使用导航和机器人系统，都要求外科医生接受额外的培训。然而，与使用透视技术的颈椎手术相比，导航和机器人系统提供手术区域实时、多平面重建，可以缩短学习时间。

在学习过程中，推荐以下步骤：

1. 先在距离患者追踪器较远的节段上进行操作。

2. 充分显露，在直视下确定进钉点，并确保其与传统手术的经验一致。

3. 每次导丝插入后，通过容易识别的骨性结构检查其准确性。

4. 使用测深尺确定螺钉的最终长度，并与规划进行比较。

5. 使用术中 CT 扫描来验证导丝和螺钉的位置。

22.7　临床案例

患者：LJRU，女性，46 岁。

主诉：车祸外伤后出现运动障碍和感觉异常 13 小时。

现病史：13 小时前车祸外伤，出现颈部疼痛、肢体运动及感觉障碍，无头晕、恶心呕吐。患者就诊于当地医院，颈部 CT 扫描见 C2~C4 骨折。对患者用硬质颈托固定后转运至我院。

既往史：高血压病史 4 年。无相关疾病史。

体格检查：Frankel C 级，四肢肌力 0~2 级，颈部感觉过敏，颈部以下感觉减退。

颈部 CT 扫描见 C2~C4 骨折（图 22.1），MRI 见 C2~C4 骨髓内高信号（图 22.2）。

患者接受了天玑机器人辅助下颈椎椎弓根螺钉内固定（图 22.3，图 22.4）；手术成功，无术中并发症，患者于第 5 天康复出院。

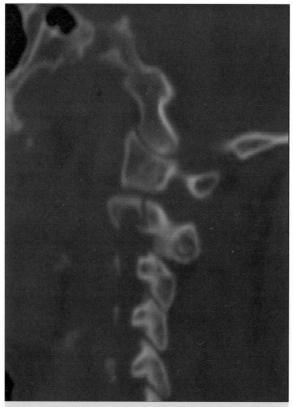

图 22.1　矢状位 CT 见颈椎骨折，骨折线邻近椎动脉

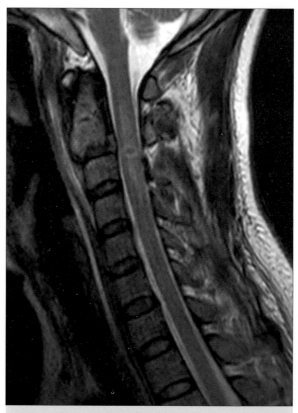

图 22.2　MRI 见脊髓水肿信号

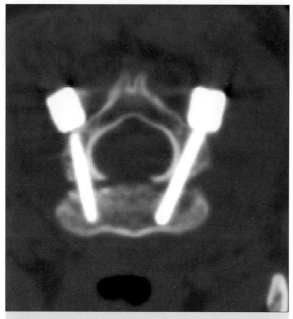

图 22.3　C3 椎弓根螺钉

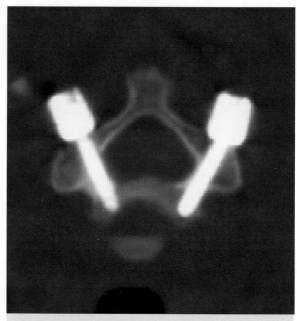

图 22.4　C4 椎弓根螺钉

参考文献

[1] Sanelli PC, Tong S, Gonzalez RG, Eskey CJ. Normal variation of vertebral artery on CT angiography and its implications for diagnosis of acquired pathology. J Comput Assist Tomogr, 2002, 26(3):462–470

[2] An HS, Wise JJ, Xu R. Anatomy of the cervicothoracic junction: a study of cadaveric dissection, cryomicrotomy, and magnetic resonance imaging. J Spinal Disord, 1999, 12(6):519–525

[3] Ebraheim NA, Xu R, Knight T, Yeasting RA. Morphometric evaluation of lower cervical pedicle and its projection. Spine, 1997, 22(1):1–6

[4] Karaikovic EE, Daubs MD, Madsen RW, Gaines RW, Jr. Morphologic characteristics of human cervical pedicles. Spine, 1997, 22(5):493–500

[5] Panjabi MM, O'Holleran JD, Crisco JJ, III, Kothe R. Complexity of the thoracic spine pedicle anatomy. Eur Spine J, 1997, 6(1):19–24

[6] Tian W, Liu Y, Zheng S, Lv Y. Accuracy of lower cervical pedicle screw placement with assistance of distinct navigation systems: a human cadaveric study. Eur Spine J, 2013, 22(1):148–155

[7] Tian W, Lang Z. Placement of pedicle screws using three-dimensional fluoroscopy-based navigation in lumbar vertebrae with axial rotation. Eur Spine J, 2010, 19(11):1928–1935

[8] Wu H, Gao ZL, Wang JC, Li YP, Xia P, Jiang R. Pedicle screw placement in the thoracic spine: a randomized comparison study of computer-assisted navigation and conventional techniques. Chin J Traumatol, 2010, 13(4):201–205

[9] Verma R, Krishan S, Haendlmayer K, Mohsen A. Functional outcome of computer-assisted spinal pedicle screw placement: a systematic review and meta-analysis of 23 studies including 5, 992 pedicle screws. Eur Spine J, 2010,19(3):370–375

[10] Bertelsen A, Melo J, Sánchez E, Borro D. A review of surgical robots for spinal interventions. Int J Med Robot, 2013, 9(4):407–422

[11] Kim S, Chung J, Yi BJ, Kim YS. An assistive image-guided surgical robot system using O-arm fluoroscopy for pedicle screw insertion: preliminary and cadaveric study. Neurosurgery, 2010, 67(6):1757–1767, discussion 1767

[12] Chenin L, Peltier J, Lefranc M. Minimally invasive transforaminal lumbar interbody fusion with the ROSA(TM) spine robot and intraoperative flatpanel CT guidance. Acta Neurochir (Wien), 2016, 158(6):1125–1128

[13] Devito DP, Kaplan L, Dietl R, et al. Clinical acceptance and accuracy assessment of spinal implants guided with SpineAssist surgical robot: retrospective study. Spine, 2010, 35(24):2109–2115

[14] Tian W. Robot-assisted posterior C1–2 transarticular screw fixation for atlantoaxial instability: a case report. Spine, 2016, 41 Suppl 19:B2–B5

[15] Tian W, Wang H, Liu YJ. Robot-assisted anterior odontoid screw fixation: a case report. Orthop Surg, 2016, 8(3):400–404

[16] Rampersaud YR, Simon DA, Foley KT. Accuracy requirements for imageguided spinal pedicle screw placement. Spine, 2001, 26(4):352–359

23 齿突骨折的导航或机器人辅助前路内固定

Kartik Shenoy, Ali Bydon

摘　要

由于 CT 在外伤患者中的应用越来越多，因此齿突骨折的识别率越来越高，手术干预的比例也随之增加。横形或斜形骨折适于通过前路进行内固定，精确放置前路齿突螺钉是实现骨折愈合的关键。传统多使用双平面透视辅助经前路置入齿突螺钉，但操作过程烦琐，并且增加了患者和外科医生的辐射暴露。采用导航和机器人技术，可以更准确地经前路置入齿突螺钉，同时将减少辐射暴露，但长期临床效果仍有待观察。

关键词

前路齿突内固定，齿突骨折，计算机导航，机器人脊柱手术。

23.1　简介

脊柱外伤可能导致齿突骨折，如果漏诊可能会危及生命。在所有颈椎损伤中，齿突骨折占 5%~15%[1]。1928 年，Osgood 和 Lund 回顾了 55 个病例，发现其死亡率超过 50%[2]。此后治疗有了进展，Amyes 和 Anderson 在 1956 年对 63 个病例进行研究，发现死亡率为 8%，不融合率为 5%[1]。死亡率高的主要原因是漏诊，因为上颈椎存在骨性结构的重叠，在普通 X 线片上很难清晰辨别。由于除颈部疼痛的表现外缺乏其他临床症状，因此经常被漏诊。随着 CT 的出现与广泛应用，齿突骨折的漏诊率明显下降[3]。

根据 Anderson–D'Alonzo 分类法，根据骨折部位的不同，齿突骨折分为三种类型：Ⅰ型是尖部骨折，通常是由翼状韧带撕脱所致；Ⅱ型是基底部骨折，发生在齿突与枢椎椎体交界处；

Ⅲ型的骨折线延伸至枢椎椎体，骨折面的面积较大[4]。Ⅱ型骨折一般既可采用 C1–C2 后路融合内固定术，也可通过前路齿突螺钉内固定术进行手术治疗[5-7]。常通过 C1 侧块与 C2 椎弓根螺钉固定进行 C1–C2 后路融合术，但 C1–C2 关节对颈椎旋转运动的贡献很大，融合后颈部旋转能力可能会丧失 50%。

另一种治疗方法是用 1~2 枚齿突螺钉进行前路固定，具有保留颈部旋转度的优点。进行前路固定时，骨折形态必须是横向或是从前上向后下方的，并且骨折可以复位，不是明显的粉碎性骨折。外科医生还必须注意患者的胸廓大小，因为桶状胸可能会妨碍在正确角度置入螺钉[8]。当行前路固定的条件合适时，建议在术中通过透视或 CT 检查来确定螺钉的位置正确。

23.2　传统透视辅助手术技术

进行前路齿突融合术时可使用两台双平面透视设备，以获得真正的前后位（AP）和侧位齿突影像。切开前应尝试使用 Halo 支架、Mayfield 头架或手动牵引使骨折复位。患者取仰卧位，头部后伸以方便骨折复位和螺钉置入。做切口前，在颈部按预定方向放置克氏针，然后在透视下确认，以最终确定前内侧横向切口的位置。在 C5–C6 水平切开皮肤，可由前路暴露至 C2–C3。分开颈阔肌，并在胸锁乳突肌内侧进行钝性分离，直至椎前筋膜。然后在 C2–C3 水平切开筋膜，确定椎间盘位置。对 C3 椎体前上缘进行部分切除，以显露 C2 的下缘和螺钉进钉点。在透视下推进克氏针，然后在其上置入 4.5 mm

中空松质骨螺钉[9]。

23.3 导航

由于需要精确置入螺钉并最大限度地减少辐射暴露和并发症，导航辅助前路齿突螺钉置入技术得到了快速发展。虽然如前述通过透视也可以置入螺钉，但仍有螺钉错位、血管损伤，甚至神经损伤等并发症，发生率为 0.2%~5%[10, 11]。准确置入螺钉的需求促进了脊柱导航技术的发展，曾用于精准置入椎弓根螺钉的技术现在也被用来准确置入前路齿突螺钉。目前的导航技术根据成像方式的不同，可分为基于二维透视、三维透视和术中 CT 的导航技术。

23.3.1 二维透视辅助导航

Battaglia 等所描述的基于二维透视的导航技术，或虚拟透视技术，是一种采用传统的二维 C 臂影像、光学跟踪系统并与计算机技术相结合的技术，根据预先获得的影像，实现对螺钉轨迹的实时可视化跟踪[12]。在这种技术中，首先获得标准的 AP 位和侧位影像，然后将设备校准并同步到计算机和一个通常连接到 Mayfield 头架的参考架。软件能够在屏幕上显示预测的器械位置，以便在器械定位时向外科医生提供实时反馈。据 Chibbaro 等介绍，虚拟透视技术可以让外科医生以更安全、简单、快速的方式进行高风险手术[13]。虽然存在一定的学习曲线，但此技术可以显著缩短透视时间从而减少对患者和外科医生的辐射暴露，因为整个过程总共只需要 4 种透视影像：术前和术后、AP 位和侧位影像。这些研究结果也得到了 Battaglia 等的研究的支持[12]。

23.3.2 三维透视影像导航和 CT 导航技术

等中心 C 臂三维透视是术中透视和 CT 的一种形式，可以提供标准的透视影像以及三个平面的横断面影像，使手术的准确性得到提高。在 190° 的轨道平面上采集一组连续影像，然后进行多平面重建，以获得颈椎的实时轴位、矢状面和冠状面影像。与前面详细介绍的透视技术类似，将参考框架放在 Mayfield 或类似的头架上，经过校准后，可以在三维横断面影像上实时查看螺钉或器械的轨迹。Summers 等报道了一个病例系列，9 例患者在等中心 C 臂三维透视下进行了前路齿突螺钉置入术，发现所有螺钉均准确置入，不需要花费更多的手术时间[14]。此外，利用三维透视，能够在离开手术室前进行术后 CT 扫描来确保螺钉正确置入。

随后许多研究都对三维透视的作用进行了分析，并发现了类似的结果[15, 16]。另有研究直接将三维透视与传统技术进行比较，发现使用三维透视时，透视时间明显缩短，而在手术时间、失血量、并发症方面没有差异[17]。Martirosyan 等报道虽然三维透视组手术时间较短，但设置所需时间较长；而传统透视组手术时间较长，但术前设置时间较短，两组手术总时间无统计学差异[18]。在这项研究中，他们还对预后进行了报道，发现三维透视组患者的预后评分和融合率较高，而并发症的发生率没有差异。

使用 O 臂（Medtronic，Minneapolis，MN）的术中 CT 导航系统也可用于前路齿突螺钉置入[9]。2017 年，Pisapia 等在 8 例患者中使用 O 臂进行前路齿突螺钉固定[20]。该技术需要将一个参考点放置在头架上。切开后，移动 O 臂至术野，进行完整扫描以获得横断面影像。使用校准探头来规划螺钉的起始点和轨迹（图 23.1，图 23.2）。接下来，使用同样注册到导航系统的钻头沿计划的路径钻孔（图 23.3），同时可进行实时透视，以确保钻头与计划路径一致（图 23.4）。在推进钻头和螺钉的同时用 O 臂捕捉 AP 位和侧位影像并不是必需的，但可用于重复检查位置是否良好。O 臂的优点之一，就是无须移动 O 臂即可获得 AP 位和侧位影像，而用传统透视或三维透视技术则需要移动检查器械，可能会妨碍术者操作。术中使用 O 臂可以确认螺钉的最终位置（图 23.5）。总之，还需要更多有关将 O 臂用于前路齿突螺钉置入的研究，进一步比较虚拟透视与三维透视和 O 臂在预后和并发症方面是否存在不同，从而确定最安全、简单和经济的技术。

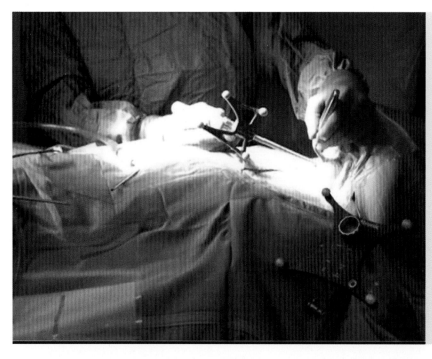

图 23.1　采用颈椎标准 Smith-Robinson 入路，在进钉点插入一个校准探针以评估术前规划的齿突螺钉的轨迹是否有效

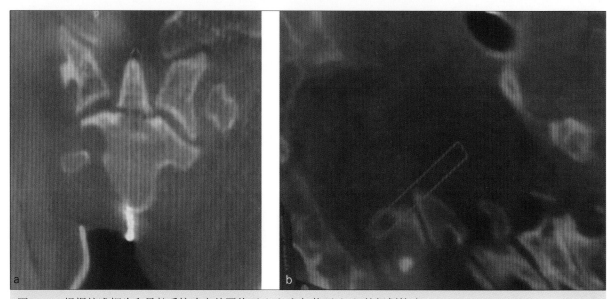

图 23.2　根据校准探头和导航系统确定的冠状面（a）和矢状面（b）的规划轨迹

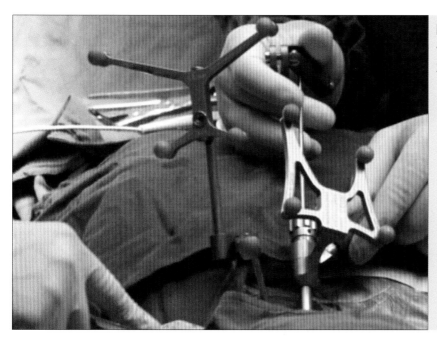

图 23.3 一旦确定轨迹，就可以使用校准的钻头来确保操作在预定轨迹中进行

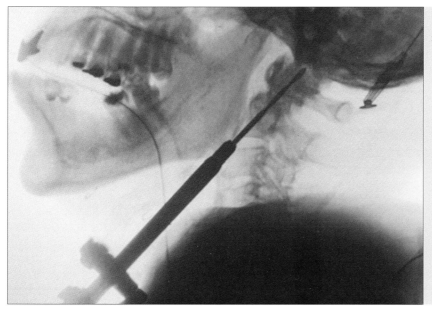

图 23.4 可以在置入螺钉前再次行术中透视确认轨迹位置合适

23.4 机器人辅助置钉技术

机器人技术于 1992 年应用于脊柱手术，但大部分的进步是在过去 20 年里获得的。脊柱手术并发症可能是灾难性的，因为在狭小的术野范围内有血管、神经和脊髓等重要结构[21]。机器人与人类不同，不存在疲劳问题，还可以进行

校准以获得更高的精确度。虽然机器人出现已经超过 25 年，但关于机器人辅助前路齿突骨折固定的文献却很少。Tian 等介绍了一种使用 TiRobot 机器人辅助前路齿突螺钉置入术的技术[22]。在该系统中，通过二维透视获得横断面影像并进行校准，随后外科医生可以规划螺钉的进钉点和轨迹；然后将这些信息传送到机械臂，

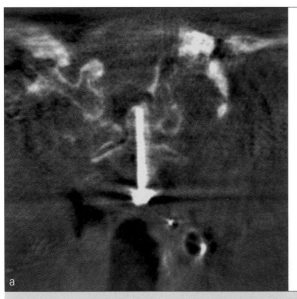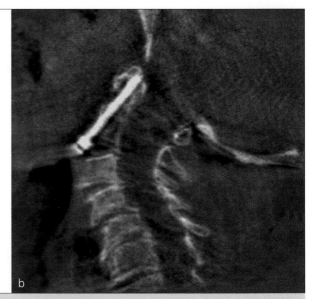

图 23.5 术中 O 臂确认术后冠状面（a）和矢状面（b）的螺钉的放置准确

机械臂根据患者和参考框架引导外科医生正确置入螺钉。机械臂确保了稳定性和可重复性。Tian 等报告了成功置入单枚齿突螺钉，与计划位置的偏差在 0.9 mm 以内。机器人技术与导航技术相结合，因其安全和可预测性，使其在高精度复杂手术中成为最优选择。然而像导航一样，此技术仍需要更多的研究，因为目前只有一篇病例报道。

23.5 预后

齿突骨折占所有颈椎损伤的 5%~15%，老年人发病率较高[23]。C1-C2 后路融合术是 Ⅱ 型骨折的合适治疗方案；然而，当骨折线为横形或从前上向后下方时，前路固定术可能更加合适。据报道，前路齿突固定术的融合率为 95%[9]。调整年龄后，Platzer 等人发现 65 岁以上患者不融合的发生率明显较高[24]。

有些作者认为齿突直径足以容纳 2 枚螺钉时，采用 2 枚前路齿突螺钉进行固定理论上旋转稳定性更高。然而生物力学研究表明，失败率没有明显差异[25, 26]。此外，用 2 枚螺钉进行固定时，骨折创口愈合的表面积减少，可能会影响融

合。此观点尚未得到证实[27, 28]。

前路固定的反对者认为，对骨质疏松患者进行前路固定时，置钉和融合失效率很高，而且更容易导致吞咽困难和肺炎等，围术期并发症的风险较高[29, 30]。因此，选择前路固定时需要选择合适的患者和手术技术，以降低并发症。

23.6 未来发展方向

- 导航和 / 或机器人技术的应用是否可以提高骨折融合率或降低并发症发生率？
- 与导航相比，机器人在前路齿状突螺钉置入方面是否具有优势？
- 与透视技术相比，使用 O 臂时的辐射剂量有区别吗？

23.7 关键点

导航和机器人技术可以成功且安全地应用于前路齿突螺钉固定术。虽然这些技术已经存在了几十年，但最近才被应用于齿突骨折的内固定。优点在于其可以在不改变融合率或并发症发生率

或手术时间的情况下提高手术的准确性和效率。

参考文献

［1］ Amyes EW, Anderson FM. Fracture of the odontoid process; report of sixtythree cases. AMA Arch Surg, 1956, 72(3):377–393

［2］ Osgood RB, Lund CC. Fractures of odontoid process. N Engl J Med, 1928, 198:61–72

［3］ Baumgarten M, Mouradian W, Boger D, Watkins R. Computed axial tomography in C1-C2 trauma. Spine, 1985, 10(3):187–192

［4］ Anderson LD, D'Alonzo RT. Fractures of the odontoid process of the axis. J Bone Joint Surg Am, 1974, 56(8):1663–1674

［5］ Elliott RE, Tanweer O, Boah A, et al. Outcome comparison of atlantoaxial fusion with transarticular screws and screw-rod constructs: meta-analysis and review of literature. J Spinal Disord Tech, 2014, 27(1):11–28

［6］ Rajinda P, Towiwat S, Chirappapha P. Comparison of outcomes after atlantoaxial fusion with C1 lateral mass-C2 pedicle screws and C1-C2 transarticular screws. Eur Spine J, 2017, 26(4):1064–1072

［7］ Sim HB, Lee JW, Park JT, Mindea SA, Lim J, Park J. Biomechanical evaluations of various c1-c2 posterior fixation techniques. Spine, 2011, 36(6):E401–E407

［8］ Böhler J. Anterior stabilization for acute fractures and non-unions of the dens. J Bone Joint Surg Am, 1982, 64(1):18–27

［9］ Eap C, Barresi L, Ohl X, et al. Odontoid fractures anterior screw fixation: a continuous series of 36 cases. Orthop Traumatol Surg Res, 2010, 96(7):748–752

［10］ Zeidman SM, Ducker TB, Raycroft J. Trends and complications in cervical spine surgery: 1989–1993. J Spinal Disord, 1997, 10(6):523–526

［11］ Graham JJ. Complications of cervical spine surgery. A five-year report on a survey of the membership of the Cervical Spine Research Society by the Morbidity and Mortality Committee. Spine, 1989, 14(10):1046–1050

［12］ Battaglia TC, Tannoury T, Crowl AC, Chan DP, Anderson DG. A cadaveric study comparing standard fluoroscopy with fluoroscopy-based computer navigation for screw fixation of the odontoid. J Surg Orthop Adv, 2005, 14(4):175–180

［13］ Chibbaro S, Benvenuti L, Carnesecchi S, Marsella M, Serino D, Gagliardi R. The use of virtual fluoroscopy in managing acute type II odontoid fracture with anterior single-screw fixation. A safe, effective, elegant and fast form of treatment. Acta Neurochir (Wien), 2005, 147(7):735–739, discussion 739

［14］ Summers LE, Kouri JG, Yang M, Patrick Jacob R. Odontoid screw placement using Isocentric 3-dimensional C-arm fluoroscopy. J Spinal Disord Tech, 2008, 21(1):45–48

［15］ Zou D, Zhang K, Ren Y, Wu Y, Yang Y, Li Y. Three-dimensional image navigation system-assisted anterior cervical screw fixation for treatment of acute odontoid fracture. Int J Clin Exp Med, 2014, 7(11):4332–4336

［16］ Kantelhardt SR, Keric N, Giese A. Management of C2 fractures using Iso-C(3D) guidance: a single institution's experience. Acta Neurochir (Wien), 2012, 154(10):1781–1787

［17］ Yang YL, Fu BS, Li RW, et al. Anterior single screw fixation of odontoid fracture with intraoperative Iso-C 3-dimensional imaging. Eur Spine J, 2011, 20(11):1899–1907

［18］ Martirosyan NL, Kalb S, Cavalcanti DD, et al. Comparative analysis of isocentric 3-dimensional C-arm fluoroscopy and biplanar fluoroscopy for anterior screw fixation in odontoid fractures. J Spinal Disord Tech, 2013, 26(4):189–193

［19］ Ailawadhi P, Agrawal D, Satyarthee GD, Gupta D, Sinha S, Mahapatra AK. Use of O-arm for spinal surgery in academic institution in India: experience from JPN apex trauma centre. Neurol India, 2011, 59(4):590–593

［20］ Pisapia JM, Nayak NR, Salinas RD, et al. Navigated odontoid screw placement using the O-arm: technical note and case series. J Neurosurg Spine, 2017, 26(1):10–18

［21］ Bertelsen A, Melo J, Sánchez E, Borro D. A review of surgical robots for spinal interventions. Int J Med Robot, 2013, 9(4):407–422

［22］ Tian W, Wang H, Liu YJ. Robot-assisted anterior odontoid screw fixation: a case report. Orthop Surg, 2016, 8(3):400–404

［23］ Platzer P, Thalhammer G, Oberleitner G, Schuster R, Vécsei V, Gaebler C. Surgical treatment of dens fractures in elderly patients. J Bone Joint Surg Am, 2007, 89(8):1716–1722

［24］ Platzer P, Thalhammer G, Ostermann R, Wieland T, Vécsei V, Gaebler C. Anterior screw fixation of odontoid fractures comparing younger and elderly patients. Spine, 2007, 32(16):1714–1720

［25］ Sasso R, Doherty BJ, Crawford MJ, Heggeness MH. Biomechanics of odontoid fracture fixation. Comparison of the one- and two-screw technique. Spine, 1993, 18(14):1950–1953

［26］ Heller JG, Alson MD, Schaffler MB, Garfin SR. Quantitative internal dens morphology. Spine, 1992, 17(8):861–866

［27］ Jenkins JD, Coric D, Branch CL, Jr. A clinical comparison of one- and two-screw odontoid fixation. J Neurosurg, 1998, 89(3):366–370

［28］ ElSaghir H, Böhm H. Anderson type II fracture of the odontoid process:results of anterior screw fixation. J Spinal Disord, 2000, 13(6):527–530, discussion 531

［29］ Vasudevan K, Grossberg JA, Spader HS, Torabi R, Oyelese AA. Age increases the risk of immediate postoperative dysphagia and pneumonia after odontoid screw fixation. Clin Neurol Neurosurg, 2014, 126:185–189

［30］ Andersson S, Rodrigues M, Olerud C. Odontoid fractures: high complication rate associated with anterior screw fixation in the elderly. Eur Spine J, 2000,9(1):56–59

24　导航和机器人辅助寰枢椎后路融合术

Andrew H. Milby, James M. Schuster

摘　要

寰枢关节是一个复杂而具有挑战性的解剖区域，手术显露和内固定都较困难。对于寰枢椎部位的外伤、退变、感染以及发育异常，后路寰枢椎融合术是非常重要的治疗手段。经关节和C1-C2螺钉固定是稳定该区域的有效技术，可以促进骨性融合。传统的透视方式很难对该区域进行成像，术中导航已成为提高内置物置入安全性和准确性的有效方法。随着使用导航的临床经验不断积累，导航的优势可能还包括减少失血和手术团队辐射暴露。目前，关于使用机器人辅助进行C1-C2后路融合的临床数据有限。未来传统和导航辅助技术可能会同时使用来减少后路寰枢椎融合术的并发症发生率。

关键词

寰椎，枢椎，寰枢椎，C1-C2，经关节，Magerl，Goel，Harms。

24.1　简介

寰枢关节是一个独特的、可承受高度负荷的关节复合体，为颈交界区提供了支持和保护，同时也保证了非常大的活动度。虽然相对于其他脊柱疾病来说并不常见，但C1-C2关节的退变或不稳定可能会因疼痛或神经损伤而导致严重残疾。因此，在创伤性、退变性、炎症性或其他获得性寰枢关节不稳定的情况下，对该关节复合体进行融合可用于缓解疼痛或预防神经功能恶化。

寰枢椎融合的传统方法包括开放去皮质和自体骨移植技术，但主要依赖颈托、牵引或Halo支架外固定来实现骨融合[1, 2]。随后，更复杂的钢缆内固定与自体骨植骨技术的结合，使得寰枢椎融合的效果更佳，但仍需要长期外固定作为辅助。也有文献介绍了基于后路椎板钩和固定夹的内固定系统[3, 4]。螺钉固定技术在下颈椎的广泛应用，促进了对寰枢关节螺钉固定的进一步研究[5]。Magerl首先报道了采用C1-C2经关节突螺钉技术进行内固定和融合的临床经验，实现了很好的生物力学稳定性，但技术要求很高，并且受寰枢关节区域多变的神经血管解剖的限制[6, 7]。事实上，据估计有高达23%的患者的解剖结构使得置入双侧经关节突螺钉无法实现[8]。Harms[9]和Goel[10]分别报道了他们在C1-C2后路固定方面的临床经验，该技术被用于包括骨折、退变性和炎症性关节病，先天性畸形和/或不稳定等在内的各种情况。特别需要指出的是，灵活的万向螺钉使得即使在创伤性改变或先天性畸形的情况下也能完成内固定。当与C1-C2关节直接去皮质化和/或椎板间植骨相结合时，经关节螺钉后路固定技术已获得了令人满意的临床结果和较高的骨融合率[11~14]。

24.2　研究背景和合理性

无框架立体定向导航技术已经同时应用于各种疾病的治疗，尤其是颅脑和脊柱手术。该定向导航技术与特定的三维横断面影像结合，可以为医生提供关于内固定的空间位置和方向的直观、实时的信息。然而，通过仪器得到的数据最终必须与术者直接的视觉和触觉反馈相结合，以指导术中决策。C1-C2关节的解剖结构决定了进行手术暴露和内固定的不便。上颈部脊髓距离关节很近，手术操作稍偏内侧即可造成脊髓损伤。C2 神经根有可能覆盖 C1 椎体螺钉进钉点和 C1-C2 关节，并被硬膜外静脉丛包围。椎动脉走行于 C2 横突孔和 C2 椎弓根后下方，并且其在 C1 后弓的上方的走行变异较大[15~17]。此外，置入 C1 峡部螺钉时偏上会有破坏寰枕关节的风险。由于跨关节的形态、C2 椎弓根和 C1 峡部螺钉置钉轨迹内的骨量较少，使得在此部位置入螺钉的容错性进一步降低，留给二次钻孔的空间很小。这些区域也很难用标准的 C 臂透视来准确观察，因为骨性结构的重叠会形成多个叠加的骨质轮廓。

无论采用哪种固定方式，采用颈椎后方入路都可能导致肌肉被切断、出血和感染风险的增加等。由于快速成型技术的出现，可根据术前的影像学资料定制患者的特定模型或可引导钻孔的模型，从而提高内固定置入的可靠性，并可减少术中的辐射暴露[18~24]。然而，使用这种钻头导引装置仍然需要开放手术，不可避免地会导致软组织破坏和失血。已有通过减少手术暴露和 / 或应用经皮穿刺技术，来降低 C1-C2 融合术中入路相关并发症发生率的报道[25~30]。这些技术在很大程度上依赖术中导航。而在此类手术中使用机器人辅助技术的主要目的，是提供一种在 C1-C2 区域能更安全、更稳定地置入内固定的手段，同时也会减少手术暴露，降低相关并发症的发生率。在决定是否使用术中导航时，还需仔细权衡包括手术时间、成本、患者和手术团队的辐射暴露等因素。

24.3 技术

本章的一位作者的具体技术和所应用的导航系统此前已有报道[31]。一般情况下，患者俯卧于可透视的手术床上，头部固定于 Mayfield 头架。通过侧位影像评估颈椎序列情况，并根据适应证在手术切开前进行复位操作。如导航系统需

要，可以将参考框架连接于床头的 Mayfield 适配器。位于床头的视觉追踪系统和显示屏幕应处于术者的视线范围内（图 24.1）。以标准方式进行准备和铺单，并通过铺单将无菌的基准阵列连接于适配器（图 24.2）。可以于 C1-C2 区域进行中线骨膜下显露，也可以考虑采用创伤较小的经皮穿刺技术。通过术中扫描基准点或标记的骨性结构点来获得定位信息。然后将所需的手术器械在导航系统中注册。使用的工具取决于术者，包括探针、钻头导向器、螺丝刀和 / 或磨钻等。导航探针可用于将计划中的螺钉轨迹可视化，有助于确定术中显露范围。如有需要，可用导航磨钻在 C1 骨皮质开槽，以方便置入 C1 螺钉（图 24.3a）。导航磨钻还可用于验证位置和轨迹，同时为导航开路器钻出进钉点和开口（图 24.3b，c）。通过导航轨迹确定手术计划（图 24.4）。根据手术计划，将钻头导向器钻入钉道并保持于固定的位置，随后再次确认导航轨迹（图 24.5，图 24.6）。选择适当长度的螺钉（全螺纹或有部分光滑螺杆的螺钉，以防止激惹 C2 神经根），用导航丝攻通过钉道置入螺钉。置入 C2 螺钉（椎弓根、峡部或椎板螺钉）即重复这一过程。另外，也可采用该技术置入 C1-C2 经关节螺钉。根据提示，用钛棒、螺钉和 / 或横连装置完成内固定，并在术中再次进行扫描，以确认内置物位置满意。在插入或放置内置物之前，可对 C1-C2 关节面进行去皮质化，随后可根据融合选择进行植骨。

24.4 要点与难点

导航是进行复杂脊柱手术的有效辅助工具，尤其是在存在解剖结构改变或异常的情况下，或是在几乎没有容错空间的颅颈交界区，导航是非常有用的，如外伤、风湿性关节炎、或脱位、翻修、椎动脉或骨性解剖结构异常的病例。此外，多数导航系统在患者未离开手术室前都可再次确

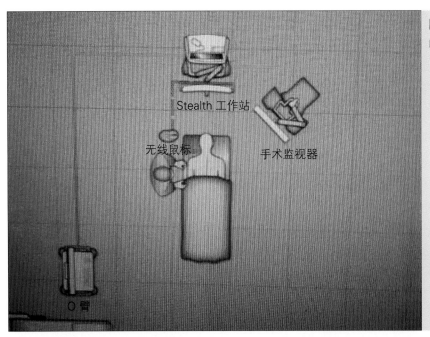

图 24.1 导航下后路 C1-C2 融合的手术室设置

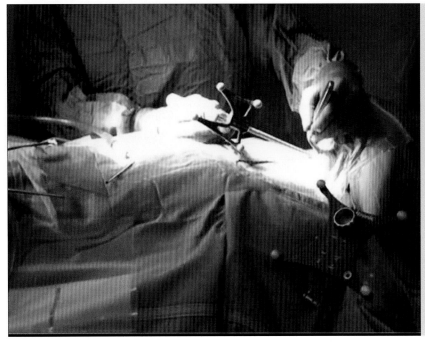

图 24.2 术中成像所需的无菌基准阵列（蓝色）

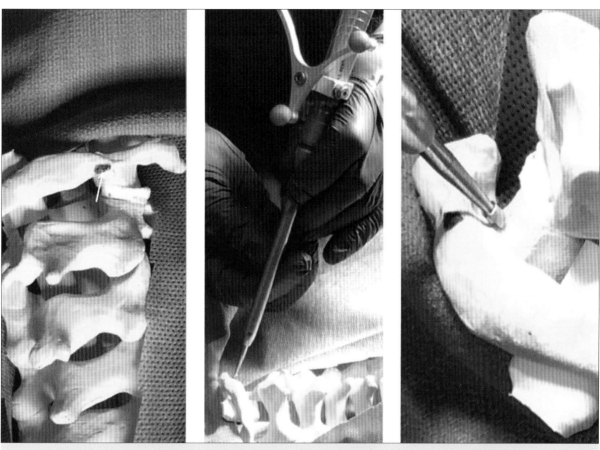

图 24.3　使用导航磨钻在 C1 椎板下方开槽，为置入侧块螺钉磨出进钉点

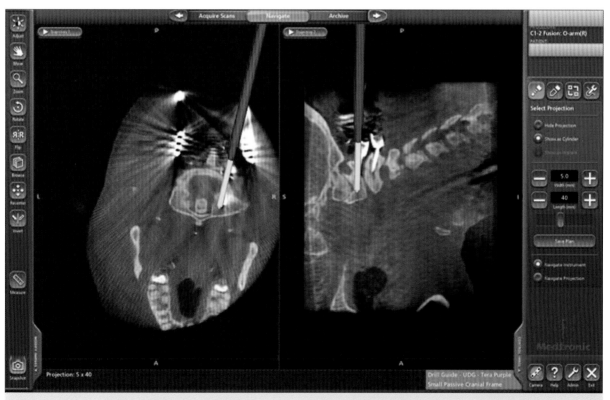

图 24.4　术中 CT 影像，观察导航下的进钉轨迹

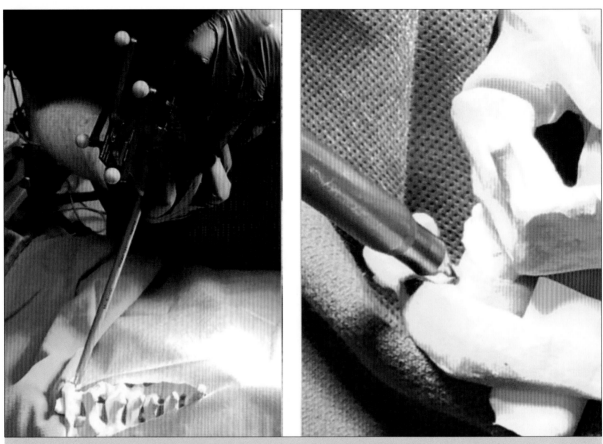

图 24.5　导航下使用磨钻导向器来控制磨钻的方向，使其与计划的钉道方向一致

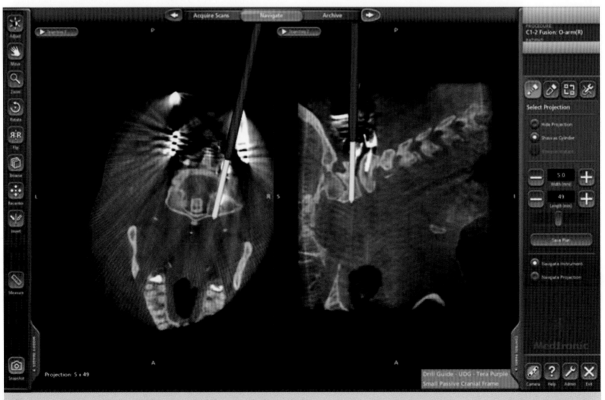

图 24.6　术中 CT 影像，观察导航下的螺丝刀和螺钉的位置

认内置物的位置。

在颅颈交界区使用导航时有一些问题需要考虑。首先，建议外科医生成为导航系统各方面工作的"专家"，因为没有什么比不熟悉这些系统的助手和放射科技术人员给手术带来更多困扰。此外，将影像采集系统置于手术室中并提前做好操作准备，会对工作流程将会有极大的帮助，可以避免不必要的延误。同时，我们认为学习在不借助导航或不以导航作为确认手段的情况下如何进行后路寰枢椎融合是非常关键的。因为对于合适的进钉点和进钉轨迹的了解，有助于外科医生认识到导航何时可能出现"偏差"。此外，如果导航系统功能不正常，外科医生就必须依靠解剖知识和基本透视技术经验来完成手术。导航是一个虚拟的系统，所以通过触摸感知特定的解剖结构，如C2棘突的缺口，来定期检查系统的准确性非常重要。当对准确度有质疑时，医生应该可以较为容易地再次获取源影像。此外，即使在正常使用钻头导向器、钻头和对螺钉施加压力时，颅颈交界区依然会有很多潜在的相对运动，尤其是在有外伤的情况下。正因如此，业内对于如何摆放基准阵列尚存争议：有人主张将其固定在Mayfield头架上，优点是该阵列不在手术视野内，缺点是头架和脊柱之间可能存在相对运动；另一种选择是将其固定在术野的结构上，如C2或C3棘突，缺点是它可能会对手术操作造成影响，特别是由于螺钉轨迹要求导航视觉追踪系统放置在床头时。另外，由于放置牵开器会造成解剖结构的相对移动，因此我们建议在放置牵开器后再进行影像采集，虽然通常为了避免扫描伪影的产生，不会将牵开器放置在影像采集区内。上述可能增加C1-C2活动的情况，对于机器人系统很可能也是一个技术陷阱。

另一种利用导航的方式是混合方法，导航用于确定进钉点和螺钉轨迹，然后在实时透视下进行钻孔和螺钉放置。这可以用标准的透视技术来完成，也可以用具有透视功能的其他影像设备来

完成，这也是我们采用的导航辅助齿状突螺钉置入技术[32]。

24.5　导航辅助下寰枕融合术中的经验

24.5.1　置钉的安全性和准确性

寰枢椎融合术中使用导航的主要关注点是经关节或C1-C2后路内固定的安全性和准确性（表24.1）。Yang等的2篇报道比较了基于传统透视技术[33]和导航辅助技术[34]在置入经关节和后路螺钉时的准确性。在经关节内固定队列中，作者注意到导航组的螺钉置入准确率为97.2%，而透视组的准确率为91.7%，两组间差异没有统计学意义。透视组发生了1例椎动脉损伤，通过血管内栓塞成功治疗。两组均无神经系统并发症。后路内固定组中，导航组的螺钉置入准确率为95.8%，明显高于透视组的83.3%（P=0.04）。两组均未发生血管或神经系统并发症。这些回顾性队列研究代表了置入经关节和后路内固定螺钉的影像学疗效比较研究的最高水平。采用这两种技术，出现的严重不良事件很少，同时因样本量较小，无法形成任何有关整体临床优势的结论。其他回顾性临床研究与上述比例一致，报告的螺钉置入导航准确率为92%~100%[35-41]。

24.5.2　失血

C2神经根周围和C1-C2侧方关节上覆盖着丰富的硬膜外静脉丛，可能会造成手术过程中的大量失血。与术中暴露明显的骨性标志相比，导航减少了术中对软组织的分离，因此减少了术中失血及相关并发症。Hitti等报道了一项回顾性队列研究，对连续45例患者实施了C1-C2后路内固定融合术，并评估了术中的失血情况和输血率[31]。估计失血量（EBL）一项，导航组（平均：438 mL ± 104 mL）明显少于透视组（990 mL ± 199 mL；

表 24.1 寰枢椎后路融合术中导航临床系列

第一作者	年	总数	治疗组 N	平均 f/u（月）	平均年龄（岁）	适应证	主要结果	次要结果	注意	证据级别
Hitti[31]	2017	45	20	7.8	61.5	C1-C2 创伤性和退行性不稳定	手术失血	手术时间、手术并发症的发生率	EBL 从透视组的 990 mL 减少到导航组 438 mL。号航组最初的手术时间更长，但随着时间的推移而减少	3
Smith[35]	2016	7	7	12	55.3	寰枢椎创伤性、退行性和炎症性不稳定	螺钉置入的准确性	辐射剂量、失血、融合状态	无螺钉需要重置。辐射剂量平均 39.0 mGy。EBL 平均 271 mL。12 个月时融合率达 100%	4
Yang[33]	2015	42	18	18.4	45.1	寰枢椎创伤性、退行性和炎症性不稳定	螺钉置入的准确性	辐射剂量、失血、融合状态	导航组与透视组之间，螺钉准确性分别为 97.2% 和 91.7%，EBL 分别为 236 mL 和 308 mL，透视时间分别为 48 s 和 60 s	3
Yu[36]	2014	23	13	3	33.5	颅颈交界处畸形	螺钉置入的准确性	手术时间、融合状态、Nurick 级别	螺丝位置准确率为 98.1%，精度为 1.8 mm。f/u 阶段的融合率达 100%	4
Yang[34]	2013	24	12	10.8	46.0	寰枢椎创伤性、退行性和炎症性不稳定	螺钉置入的准确性	辐射剂量、失血、融合状态	导航组与透视组之间，螺钉位置准确率分别为 95.8% 和 83.3%，EBL 分别为 304 mL 和 463 mL，透视时间分别为 48 s 与 64 s	3
Uehara[37]	2012	20	20	33.75	57.9	寰枢椎创伤性、退行性和炎症性不稳定	螺钉置入的准确性	透视参数、JOA 评分、疼痛评分	螺钉位置准确率为 97.4%。1 例外侧穿破，但无临床表现	4
Acosta[38]	2005	20	20	18	63.0	寰枢椎创伤性、炎症性、退行性和先天性不稳定	螺钉置入的准确性	融合状态	20 例患者中置入 36 枚颗螺钉的准确率为 92%。1 例患者在 7 个月随访时未融合	4
Laherty[39]	2005	9	9	18	70.0	寰枢椎创伤性、炎症性退行性和先天性不稳定	螺钉置入的准确性	融合状态	17 枚螺钉的位置准确率为 100%	4
Borm[40]	2004	17	14	9	60.0	寰枢椎退行性炎症性不稳定	螺钉置入的准确性	术后镇痛剂摄入	导航联合经皮通道技术经关节置入螺钉。2 枚螺钉位置不佳但没有临床表现，辅以 C1 爪形接骨板固定	4
Welch[41]	1997	10	4	6	46.4	寰枢椎创伤性和退行性不稳定	螺钉置入的准确性	术中并发症	准确率为 100%，无术中并发症，术中透视时间缩短	4

缩写：EBL，估计失血量

P=0.02），两组输血总量未见显著差异。Yang 等也观察到，相对于透视组（463 mL ± 55 mL；*P*=0.04）[34]，导航组的平均 EBL（304 mL ± 48 mL）显著减少。这些数字也与 Smith 等在导航辅助 C1–C2 后路内固定融合的报告中提到的 EBL 平均为 271 mL ± 294 mL 基本一致[35]。

24.5.3　辐射暴露

由于采用了基于等中心透视的导航系统，Yang 等能够直接比较导航和非导航的经关节和后路 C1–C2 融合手术的平均透视时间。置入经关节螺钉时，导航组的平均透视时间（48.8 s ± 1.1 s）显著少于传统透视组（60.3 s ± 2.2 s；*P*<0.001）[33]。在后路内固定中也观察到类似的结果（47.5 s ± 1.5 s：64.0 s ± 3.0 s；*P*<0.001）[34]。对于基于 CT 的系统，辐射暴露量的直接比较更有难度。Smith 等的研究报道，患者的平均受辐射剂量为 39.0 mGy ± 13.7 mGy[35]，而传统透视检查的历史平均剂量为 6 mGy[42]。不过作者指出，这种技术基本上消除了手术团队的辐射暴露。这与之前基于 CT 的胸腰椎内固定导航系统的研究是一致的[43]，许多医生在使用传统的术中透视后，经常会在术后通过 CT 再次确认内固定的位置。而使用基于 CT 的术中导航系统可以避免术后的再次扫描，所以最终两种情况下患者受到的总辐射剂量应该相近。

24.5.4　手术时间

导航系统需要进行的额外操作设置及其本身的复杂性成为其推广应用的障碍。Yang 等在基于等中心透视的导航系统的报道中提及，在他们的经关节和后路内固定研究队列中，将导航时间设置为 5~15 min，与总的手术时间相当[33, 34]。Yu 等报告说，在他们的研究中使用基于 CT 的导航系统，设置时间为 8 min ± 1.5 min[36]。Hitti 等报道，完成学习并初步掌握后，基于 CT

导航的手术时间与传统透视的手术时间相当。

24.6　机器人辅助寰枢椎融合的经验

迄今为止，关于使用机器人辅助寰枢椎内固定的临床经验积累有限。事实上，2016 年，就有一例由 Tian 报告的关于使用机器人辅助进行 C1–C2 内固定的病例报告，由于颅颈交界区的解剖结构异常，因此采用了此前从未报道过的置钉轨迹[44]。整个过程不仅仅通过机器人系统置入了螺钉，其进钉轨迹的设计也由手术规划软件进行辅助。由于右侧无法确定安全，所以在左侧置入了单侧螺钉。置入内固定后扫描显示实际进钉轨迹与原计划轨迹有 0.9 mm 的偏差，螺钉未穿破皮质造成骨质破坏。随后进行了从枕骨到 C2 的内固定。作者报告称术后未出现并发症但随访时间极短（5 天），认为在临床进一步推广该技术前还需要进行更多的研究。

24.7　小结

寰枢关节后路融合仍然是在退变性、创伤性、炎症性或其他获得性不稳定的情况下恢复这一重要关节稳定性的重要手段。使用解剖标志和术中透视的经关节和后路 C1–C2 内固定技术已经取得了很好的预后和较高的融合率，尽管该区域的透视成像仍然很困难，而且高度变化的解剖结构可能会使神经和血管结构面临损伤的风险。术中导航的使用已经成为提高在该区域进行内固定的安全性和可靠性的一种手段。迄今为止的临床报告表明，术中导航的使用在减少术中失血和手术团队的辐射暴露方面有额外的收益，但必须与患者的辐射暴露、成本、技术额外带来的复杂性以及对手术时间的潜在影响相平衡。关于使用机器人辅助进行寰枢椎内固定置入的数据有限。进一步的研究应阐明导航和机器人技术可在多大程度上降低后方寰枢椎融合术的侵入性，减少并发症的发生。

参考文献

［1］ Mixter SJ, Osgood RB. IV. Traumatic lesions of the atlas and axis. Ann Surg, 1910, 51(2):193–207

［2］ Gallie WE. Skeletal traction in the treatment of fractures and dislocations of the cervical spine. Ann Surg, 1937, 106(4):770–776

［3］ Brooks AL, Jenkins EB. Atlanto-axial arthrodesis by the wedge compression method. J Bone Joint Surg Am, 1978, 60(3):279–284

［4］ Dickman CA, Sonntag VK, Papadopoulos SM, Hadley MN. The interspinous method of posterior atlantoaxial arthrodesis. J Neurosurg, 1991, 74(2):190–198

［5］ Cybulski GR, Stone JL, Crowell RM, Rifai MH, Gandhi Y, Glick R. Use of Halifax interlaminar clamps for posterior C1-C2 arthrodesis. Neurosurgery, 1988, 22(2):429–431

［6］ Magerl F, Seemann PS. Stable posterior fusion of the atlas and axis by transarticular screw fixation, In: Kehr P, Weidner A, eds. Cervical Spine. New York, NY: Springer-Verlag, 1987,322–327

［7］ Jeanneret B, Magerl F. Primary posterior fusion C1/2 in odontoid fractures: indications, technique, and results of transarticular screw fixation. J Spinal Disord, 1992, 5(4):464–475

［8］ Paramore CG, Dickman CA, Sonntag VK. The anatomical suitability of the C1–2 complex for transarticular screw fixation. J Neurosurg, 1996, 85(2):221–224

［9］ Harms J, Melcher RP. Posterior C1-C2 fusion with polyaxial screw and rod fixation. Spine, 2001, 26(22):2467–2471

［10］ Goel A, Desai KI, Muzumdar DP. Atlantoaxial fixation using plate and screw method: a report of 160 treated patients. Neurosurgery, 2002, 51(6):1351–1356, discussion 1356–1357

［11］ Coyne TJ, Fehlings MG, Wallace MC, Bernstein M, Tator CH. C1-C2 posterior cervical fusion: long-term evaluation of results and efficacy. Neurosurgery, 1995, 37(4):688–692, discussion 692–693

［12］ Haid RW, Jr, Subach BR, McLaughlin MR, Rodts GE, Jr, Wahlig JB, Jr. C1-C2 transarticular screw fixation for atlantoaxial instability: a 6-year experience. Neurosurgery, 2001, 49(1):65–68, discussion 69–70

［13］ Finn MA, Apfelbaum RI. Atlantoaxial transarticular screw fixation: update on technique and outcomes in 269 patients. Neurosurgery, 2010, 66(3) Suppl:184–192

［14］ Bourdillon P, Perrin G, Lucas F, Debarge R, Barrey C. C1-C2 stabilization by Harms arthrodesis: indications, technique, complications and outcomes in a prospective 26-case series. Orthop Traumatol Surg Res, 2014, 100(2):221–227

［15］ Tokuda K, Miyasaka K, Abe H, et al. Anomalous atlantoaxial portions of vertebral and posterior inferior cerebellar arteries. Neuroradiology, 1985, 27(5):410–413

［16］ Hasan M, Shukla S, Siddiqui MS, Singh D. Posterolateral tunnels and ponticuli in human atlas vertebrae. J Anat, 2001, 199(Pt 3):339–343

［17］ Young JP, Young PH, Ackermann MJ, Anderson PA, Riew KD. The ponticulus posticus: implications for screw insertion into the first cervical lateral mass. J Bone Joint Surg Am, 2005, 87(11):2495–2498

［18］ Kawaguchi Y, Nakano M, Yasuda T, Seki S, Hori T, Kimura T. Development of a new technique for pedicle screw and Magerl screw insertion using a 3-dimensional image guide. Spine, 2012, 37(23):1983–1988

［19］ Yang JC, Ma XY, Xia H, et al. Clinical application of computer-aided designrapid prototyping in C1-C2 operation techniques for complex atlantoaxial instability. J Spinal Disord Tech, 2014, 27(4):E143–E150

［20］ Hu Y, Yuan ZS, Kepler CK, et al. Deviation analysis of atlantoaxial pedicle screws assisted by a drill template. Orthopedics, 2014, 37(5):e420–e427

［21］ Guo S, Lu T, Hu Q, Yang B, He X, Li H. Accuracy assessment of using rapid prototyping drill templates for atlantoaxial screw placement: a cadaver study. BioMed Res Int, 2016, 2016:5075879

［22］ Pu X, Yin M, Ma J, et al. Design and application of a novel patient-specific 3D printed drill navigational guiding template in atlantoaxial pedicle screw placement. World Neurosurg, 2017

［23］ Jiang L, Dong L, Tan M, Yang F, Yi P, Tang X. Accuracy assessment of atlantoaxial pedicle screws assisted by a novel drill guide template. Arch Orthop Trauma Surg, 2016, 136(11):1483–1490

［24］ Jiang L, Dong L, Tan M, et al. A modified personalized image-based drill guide template for atlantoaxial pedicle screw placement: a clinical study. Med Sci Monit, 2017, 23:1325–1333

［25］ Schmidt R, Richter M, Gleichsner F, Geiger P, Puhl W, Cakir B. Posterior atlantoaxial three-point fixation: comparison of intraoperative performance between open and percutaneous techniques. Arch Orthop Trauma Surg, 2006, 126(3):150–156

［26］ Kaminski A, Gstrein A, Kälicke T, Muhr G, Müller EJ. Mini-open percutaneous transarticular screw fixation for acute and late atlantoaxial instability. Acta Orthop Belg, 2008, 74(1):102–108

［27］ Holly LT, Isaacs RE, Frempong-Boadu AK. Minimally invasive atlantoaxial fusion. Neurosurgery, 2010, 66(3) Suppl:193–197

［28］ Taghva A, Attenello FJ, Zada G, Khalessi AA, Hsieh PC. Minimally invasive posterior atlantoaxial fusion: a cadaveric and clinical feasibility study. World Neurosurg, 2013, 80(3–4):414–421

［29］ Srikantha U, Khanapure KS, Jagannatha AT, Joshi KC, Varma RG, Hegde AS. Minimally invasive atlantoaxial fusion: cadaveric study and report of 5 clinical cases. J Neurosurg Spine, 2016, 25(6):675–680

［30］ Alhashash M, Shousha M, Gendy H, Barakat AS, Boehm H.

Percutaneous posterior trans-articular atlantoaxial fixation for the treatment of odontoid fractures in the elderly: a prospective study. Spine, 2017

[31] Hitti FL, Hudgins ED, Chen HI, Malhotra NR, Zager EL, Schuster JM. Intraoperative navigation is associated with reduced blood loss during C1-C2 posterior cervical fixation. World Neurosurg, 2017, 107:574–578

[32] Pisapia JM, Nayak NR, Salinas RD, et al. Navigated odontoid screw placementusing the O-arm: technical note and case series. J Neurosurg Spine, 2017, 26(1):10–18

[33] Yang Y, Wang F, Han S, et al. Isocentric C-arm three-dimensional navigation versus conventional C-arm assisted C1-C2 transarticular screw fixation for atlantoaxial instability. Arch Orthop Trauma Surg, 2015, 135(8):1083–1092

[34] Yang YL, Zhou DS, He JL. Comparison of isocentric C-arm 3-dimensional navigation and conventional fluoroscopy for C1 lateral mass and C2 pedicle screw placement for atlantoaxial instability. J Spinal Disord Tech, 2013, 26(3):127–134

[35] Smith JD, Jack MM, Harn NR, Bertsch JR, Arnold PM. Screw placement accuracy and outcomes following O-arm-navigated atlantoaxial fusion: a feasibility study. Global Spine J, 2016, 6(4):344–349

[36] Yu X, Li L, Wang P, Yin Y, Bu B, Zhou D. Intraoperative computed tomography with an integrated navigation system in stabilization surgery for complex craniovertebral junction malformation. J Spinal Disord Tech, 2014, 27(5):245–252

[37] Uehara M, Takahashi J, Hirabayashi H, et al. Computer-assisted C1-C2 transarticular screw fixation "Magerl Technique" for atlantoaxial instability. Asian Spine J, 2012, 6(3):168–177

[38] Acosta FL, Jr, Quinones-Hinojosa A, Gadkary CA, et al. Frameless stereotactic image-guided C1-C2 transarticular screw fixation for atlantoaxial instability: review of 20 patients. J Spinal Disord Tech, 2005, 18(5):385–391

[39] Laherty RW, Kahler RJ, Walker DG, Tomlinson FH. Stereotactic atlantoaxial transarticular screw fixation. J Clin Neurosci, 2005, 12(1):62–65

[40] Börm W, König RW, Albrecht A, Richter HP, Kast E. Percutaneous transarticular atlantoaxial screw fixation using a cannulated screw system and image guidance. Minim Invasive Neurosurg, 2004, 47(2):111–114

[41] Welch WC, Subach BR, Pollack IF, Jacobs GB. Frameless stereotactic guidance for surgery of the upper cervical spine. Neurosurgery, 1997, 40(5):958–963, discussion 963–964

[42] Bandela JR, Jacob RP, Arreola M, Griglock TM, Bova F, Yang M. Use of CT-based intraoperative spinal navigation: management of radiation exposure to operator, staff, and patients.World Neurosurg, 2013, 79(2):390–394

[43] Tabaraee E, Gibson AG, Karahalios DG, Potts EA, Mobasser JP, Burch S. Intraoperative cone beam-computed tomography with navigation (O-ARM) versus conventional fluoroscopy (C-ARM): a cadaveric study comparing accuracy, efficiency, and safety for spinal instrumentation. Spine, 2013, 38(22): 1953–1958

[44] Tian W. Robot-assisted posterior C1–2 transarticular screw fixation for atlantoaxial instability: a case report. Spine, 2016, 41 Suppl 19:B2–B5

25　机器人辅助胸椎椎弓根螺钉置入

Marco C. Mendoza, R. Alden Milam IV, Eric B. Laxer

摘　要

本章描述了使用 Renaissance 系统（MAZOR Robotics, Ltd., Israel）辅助置入胸椎椎弓根螺钉，该系统可使外科医生根据术前 CT 精确地计划和置入椎弓根螺钉。这种导航技术的优点包括减少辐射暴露以及提高精确度和安全性，特别是在翻修和/或畸形病例中。本章我们将描述术前规划，以及各种框架结构的组装和配准过程，最后讨论螺钉置入技术和技术要点，以避免螺钉错位。

关键词

导航，椎弓根螺钉，胸椎，机器人，CT，Mazor，计算机。

25.1　简介

椎弓根螺钉固定是一种广泛接受的矫正畸形和稳定脊柱的方法。螺钉置入在技术上非常有挑战性，特别是对于严重畸形、骨质疏松或恶性肿瘤患者。螺钉错位可能导致灾难性的神经和血管并发症。据报道，椎弓根螺钉相关并发症率为 1%~6%[1-6]。这也间接促进了提高安全性和准确性的新技术的发展，包括计算机辅助机器人系统（MAZOR Robotics, Ltd., Israel），可根据术前计划的轨迹引导椎弓根螺钉置入[7, 8]。本章将重点介绍 Renaissance 手术机器人系统，该系统由两个主要部件组成——Renaissance 工作站和 RBT 装置（图 25.1）。

该技术包括四个步骤：①计划；②框架安装；③配准；④螺钉置入。下面将讨论这四个步骤和技术要点。使用 Renaissance 机器人系统可进行开放或经皮螺钉置入。

25.2　计划

首先，根据 Mazor 的 Renaissance 低剂量方案（150~200 mA）对患者进行术前胸椎 CT 扫描，层厚为 1 mm。任意一台 CT 都可完成。将 CT 扫描数据导入装有 Mazor Renaissance 软件的计算机。外科医生评估患者的解剖结构，并计划螺钉置入的相关内容，如螺钉尺寸、位置、起始点和轨迹。螺钉的准确性可在轴位、矢状面和冠状面得到证实，使每枚椎弓根螺钉均处于理想位置。所有的螺钉都规划好之后，就可以添加虚拟操作杆，这样外科医生就可以在多个平面上观察预计手术计划的执行情况。这是一个非常有用的步骤，可以根据需要调整螺钉，以便更好地对齐整个结构。然后将计划传输到 Mazor 术中工作站，可在手术当天使用。如果需要，也可随时在工作站上直接编辑。如果可以的话，也可以在患者麻醉并摆好体位后进行术中 CT 扫描，然后直接将 CT 影像数据传输到 Mazor 工作站，在手术室的工作站上构建计划。

25.3　框架安装

根据临床适应证和个人偏好，Mazor 机器人系统有 4 个固定选项：夹钳固定、多向桥架固定、手术床固定和 T 形固定。所有固定方式都牢固固定于患者脊柱，以确保螺钉置入的最大精度。置入胸椎螺钉时，由于对患者的脊柱固定作用，悬停 T 形固定是一种流行的选择，在开放或微创手术中都可以使用。对于胸椎椎弓根螺钉，侧块组件被安装在横杆上，使球面向患者足端。用 4 mm

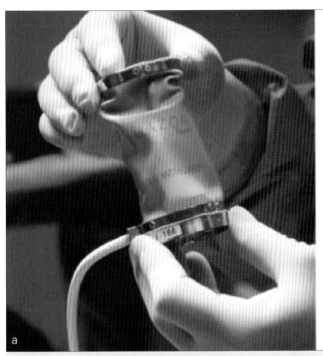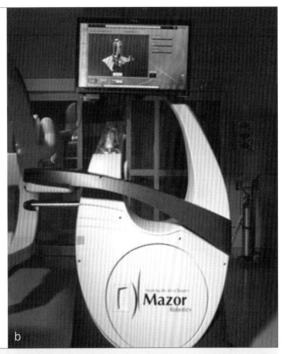

图 25.1　机器人导航系统（a）是一个重 250 g 的圆柱形装置，由工作站（b）控制，可在 6 个自由度上移动。工作站运行一个界面软件，便于进行术前计划、术中影像采集和注册配准

Schantz 针将侧块固定于患者，随后通过横杆插入桥接部件，用插入棘突的 2.5 mm 头针在头端固定（图 25.2）。所选的棘突应该在计划要固定的椎体上方 2 个节段。桥接部件应在没有任何外力的情况下自由悬停，但应尽可能靠近皮肤。

在开放手术中，夹钳固定是一种常用的选择，多固定于感兴趣区域中心的棘突上。在进行双侧椎旁暴露后，连接夹钳固定。接下来，用插入相邻棘突的克氏针进行桥接并两端固定，使稳定性最大化（图 25.3）。这种技术通常用于脊柱侧凸和类似的畸形病例，也可用于微创手术病例。为了固定夹钳，切口至少应为 3 cm。

多向桥架是另一种可提供最大稳定性的安装选择。术区铺单前，将适配器连接于患者两侧的床轨，通常放置于计划切口的尾端。铺单后，将适配器于手术单下固定于床轨上。适配器应相互交叉放置并最大限度地拧紧，以避免桥架的摆动导致螺钉置入不准确。然后将一根 2.5 mm 头针

直接插入计划固定椎体上方的棘突中。用针牢固把持住棘突非常重要，这样可最大限度地稳定桥架。然后，将多向桥架连接起来，使其直接悬浮于患者上方。桥架和患者之间接触应尽可能小，因为这会导致桥架额外受力，导致螺钉错位。完成上述步骤后，桥架可以在平行于患者脊柱的任一方向上移动。

25.4　注册

将 Renaissance 脊柱影像适配器连接 C 臂，通过视频线缆将 C 臂控制台直接连接到 Mazor 工作站。然后拍摄垂直位影像。C 臂影像增强器可能会受周围电磁场的影响，导致影像轻微变形。因此，C 臂必须正确校准后才能与 Renaissance 工作站协同工作。校准过程中可通过软件补偿这种变形，从而提高精度。

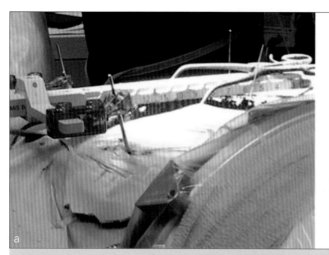
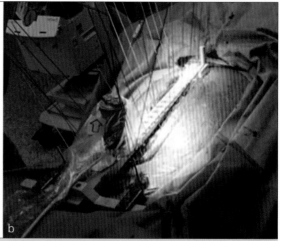

图 25.2　a.用一枚克氏针固定头端和两枚 Steinmann 针固定髂后上棘，从而将悬停 T 形架固定在身体上。然后根据术前模板相应地插入导丝。这些操作可以在有限使用 X 线透视的情况下进行。注意图片（b）中蓝色箭头旁边的机器人

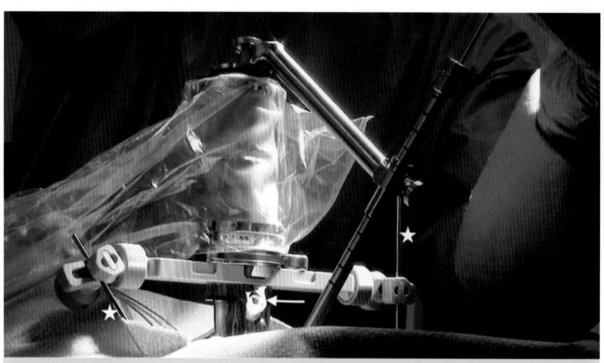

图 25.3　棘突夹钳安装图。一个特别设计的桥接部件安装在夹钳上（白色箭头），能够操作 3 块椎骨（2 个运动节段）。注意桥接部件两端的固定针（星号）

安装好支架后，将 3D 标记物连接在感兴趣水平的桥上。标记物在桥上的位置应输入工作站。为确保正确定位，标记上有一个图标，应与患者的相应位置匹配。使用 C 臂扫描 60° 斜位影像。3D 标记物的所有小珠必须显示于影像中，以确保正确配准。然后将影像与术前三维 CT 影像进行匹配，从而使工作站能够将术前 CT 影像与更新后的平台和椎骨的位置进行匹配。3D 同步过程将术前 CT 与患者的脊柱和安装平台进行配准和同步。不管解剖标志如何，每块椎骨应单独配准，使位置的准确性或效能不因畸形、既往手术或椎间隙的变化而改变。

25.5 螺钉置入

注册后，根据术前计划选择目标椎体，激活 RBT 并导入手术计划轨迹。然后，软件将向医生显示 RBT 装置在平台上的安装位置。工作站还将指导手术医生用哪只手臂和工具来完成计划的轨迹。如果是经皮置入螺钉，可用 11 号刀片切开皮肤和筋膜。如果使用开放方法置入螺钉，那么可以跳过前面的步骤，通过瞄准臂插入合适长度的套管，随后插入钝头套管针，将其推入并向下旋转至骨面，建立软组织通道；通过目视或感觉保证套管针接触骨面且不能有位移或滑移。退变病例的小关节增生可能导致侧滑，可以将小关节磨平，以确保钻头不会偏离计划开口点。在移除套管针之前，将套管回撤约 5 mm，因为骨和套管之间的接触也可能导致滑移和螺钉路径不准确。然后用钻头导向装置替换钝头套管针，钻头导向装置的尖端有锋利的齿，有助于对接。将其固定到位以避免偏差。应始终用一只手来稳定套管，然后通过套管插入合适的钻头。钻头的置入深度是术前预先设定好的。如果钻头导向装置和限深装置之间的距离超过 3 cm，则说明钻头选择错误。手术医生应该能感觉到钻孔终点的阻力，否则螺钉轨迹可能不准确。然后，将一根导丝插入钻头导向装置（图 25.4）。识别骨性通道的终点，将导丝轻轻地插入骨中。在确保导丝不会移位的情况下，移除瞄准臂和 RBT。此时，手术医生可以在导丝上完成螺钉置入，然后将下一个螺钉轨迹导入 RBT。

手术医生可以自行决定是先插入所有的导丝再置入螺钉，还是按顺序逐一置入螺钉。机器人系统精度为 1 mm，并可减少辐射暴露。然而，如果在任何点螺钉把持或轨迹出现不正确，则可以通过透视来确认螺钉位置。在开放手术中，套管必须固定于脊柱，不可被周围软组织推挤倾斜。如果需要，牵开椎旁肌肉组织以避免对套管过度施压，以避免螺钉错位。如有螺钉错位，则可以使用工作站生成新的螺钉置入轨迹，或者使用徒手技术重新定向和置入螺钉。既往研究显示，机器人辅助螺钉的准确率为 87%~93%[9~11]。螺钉错位最常见的原因是套筒于小关节处侧移。

机器人辅助螺钉置入是相对较新的技术，因此，与传统技术相比，效果和准确性仍未得到证实。此外，机器人辅助置钉技术存在学习曲线，开始时手术时间和 X 线透视的使用次数可能会增加，一段时间之后置钉速度和安全性将会提高，特别是没有正常骨性标志的复杂畸形或翻修病例。

25.6 技术要点

- 无论采用何种方式，都应在手术床和 / 或骨上进行刚性固定，因为细微的、无意的运动也可能会导致螺钉错位。

- 钝头套管应接触骨面而不滑移。如有需要，可刺入小关节，形成稳定的进钉点。

- 取出套管针前应将套管回撤约 5 mm，因为套管很容易偏离计划的轨迹。

- 在每次钻孔过程中都要确认有终点的阻力，落空感或缺少终点阻力提示钻孔路径不正确。检查 RBT 是否正确对接，是否使用了合适的工具。此外，确认没有软组织使套管偏斜。

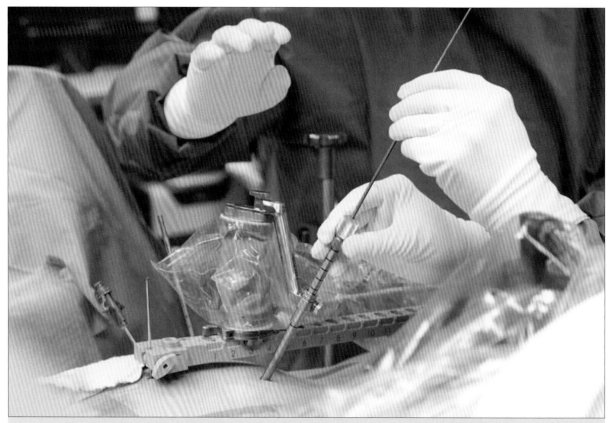

图 25.4　经皮螺钉准备。复位管经钻孔导针引入，注意用一只手稳定导针以保持正确的轨迹

参考文献

[1] Jutte PC, Castelein RM. Complications of pedicle screws in lumbar and lumbosacral fusions in 105 consecutive primary operations. Eur Spine J, 2002, 11(6):594–598

[2] Kosmopoulos V, Schizas C. Pedicle screw placement accuracy: a meta-analysis. Spine, 2007, 32(3):E111–E120

[3] Kotani Y, Abumi K, Ito M, Minami A. Improved accuracy of computer-assisted cervical pedicle screw insertion. J Neurosurg, 2003, 99(3) Suppl:257–263

[4] Podolsky DJ, Martin AR, Whyne CM, Massicotte EM, Hardisty MR, Ginsberg HJ. Exploring the role of 3-dimensional simulation in surgical training: feedback from a pilot study. J Spinal Disord Tech, 2010, 23(8):e70–e74

[5] Rajasekaran S, Vidyadhara S, Ramesh P, Shetty AP. Randomized clinical study to compare the accuracy of navigated and non-navigated thoracic pedicle screws in deformity correction surgeries. Spine, 2007, 32(2):E56–E64

[6] Tian NF, Huang QS, Zhou P, et al. Pedicle screw insertion accuracy with different assisted methods: a systematic review and meta-analysis of comparative studies. Eur Spine J, 2011, 20(6):846–859

[7] Lieberman IH, Togawa D, Kayanja MM, et al. Bone-mounted miniature robotic guidance for pedicle screw and translaminar facet screw placement: Part I—Technical development and a test case result. Neurosurgery, 2006, 59(3):641–650, discussion 641–650

[8] Togawa D, Kayanja MM, Reinhardt MK, et al. Bone-mounted miniature robotic guidance for pedicle screw and translaminar facet screw placement:Part 2—Evaluation of system accuracy. Neurosurgery, 2007, 60(2) Suppl 1:ONS129–ONS139, discussion ONS139

[9] Hu X, Ohnmeiss DD, Lieberman IH. Robotic-assisted pedicle screw placement:lessons learned from the first 102 patients. Eur Spine J, 2013, 22(3):661–666

[10] Molliqaj G, Schatlo B, Alaid A, et al. Accuracy of robot-guided versus freehand fluoroscopy-assisted pedicle screw insertion in thoracolumbar spinal surgery. Neurosurg Focus, 2017, 42(5):E14

[11] Schatlo B, Molliqaj G, Cuvinciuc V, Kotowski M, Schaller K, Tessitore E. Safety and accuracy of robot-assisted versus fluoroscopy-guided pedicle screw insertion for degenerative diseases of the lumbar spine: a matched cohort comparison. J Neurosurg Spine, 2014, 20(6):636–643

26　机器人辅助微创经椎间孔入路腰椎椎间融合术

Alfred J. Pisano, Donald F. Colantonio III

摘　要

在脊柱外科手术中引入机器人辅助装置，为外科医生提供了另一种用于经椎间孔入路腰椎椎体间融合术（TLIF）的工具。本章总结了机器人辅助微创 TLIF 的技术、挑战和优势，并概述了近期效果。

关键词

经椎间孔腰椎椎间融合术，机器人，ROSA，脊柱融合术，微创。

26.1　简介

Harms 和 Jeszensky 于 1998 年首次描述了经椎间孔入路腰椎椎间融合术（TLIF），此后该技术被广泛应用于退变性腰椎疾病的治疗[1]。该技术逐渐发展为后路腰椎椎间融合术（PLIF）的替代方法，用于通过后路进行腰椎椎体间融合。与 PLIF 相比，TLIF 能够通过切除单侧关节突关节进入椎间隙，因此减少了神经根牵拉。神经牵拉的减少可降低神经损伤的风险，同时实现了相似的融合率[2]。

脊柱微创手术是为了减轻传统开放性脊柱手术对肌肉和软组织的损伤而发展出来的。微创 TLIF 已被证明可获得与开放 TLIF 相似的结果，同时可减轻围术期疼痛和椎旁肌损伤。尽管微创 TLIF 已经越来越多地用于治疗退变性腰椎疾病，但它仍然具有技术挑战性。通过套管进行手术时视线受限，使得外科医生需要依靠成像和导航系统来安全有效地进行手术[3]。在进行微创 TLIF 时，使用机器人导航系统可对手术医生有进一步的帮助。

在机器人辅助 TLIF 中，最常用的设备是 SpineAssist（MAZOR Surgical Technologies，Israel）、ROSA 脊柱系统（Medtech，France）和 Globus Excelsius 系统。这些装置的设计是为了帮助手术医生准确置入椎弓根螺钉和椎间融合器，可用于经皮或开放手术。这几种机器人辅助 TLIF 有许多方面是相同的，尽管每一种都有独特的特点。

26.2　技术

为了安全有效地进行手术，无论是通过微创还是标准开放手术方法，机器人辅助 TLIF 都取决于若干关键因素。术前成像和计划、患者和机器人的定位，以及椎弓根的入路和准备，都是成功进行机器人辅助 TLIF 的关键因素。

26.2.1　ROSA 手术机器人

ROSA 系统是一个具有跟踪能力和导航系统的机械臂，其平台包括连接到基座上的机械臂，基座连接有触觉传感器、触摸屏手术工作站以及光学导航摄像机。

患者俯卧于可透视手术床上，手术部位进行无菌准备。O 臂机（Medtronic）覆盖无菌布单，置于术者对面偏左的位置，以方便术中扫描。ROSA 脊柱机器人覆盖无菌布单，放置在手术台附近，底座与患者垂直。光学导航摄像机位于床尾，面向手术侧并与手术部位成一定角度[4, 5]。

将参考支架经皮固定在髂骨翼上。然后通过光学摄像机将机器人的位置与患者的参考位置进行注册配准。随后将与机器人机械臂相连的无菌基准支架固定于手术部位的皮肤上（机械臂覆盖无菌套，可接触手术区域），屏气模式下使用 O 臂进行术中 CT 扫描，获得的 CT 影像数据被自动传输到 ROSA 工作站中。使用屏气模式允许机器人跟踪呼吸引起的脊柱运动。机器人将自动重建基准支架区域的 3D 影像数据[4, 5]。

在完成影像配准后，手术医生可以开始拟定手术规划。第一步是在需要融合的目标节段规划双侧椎弓根螺钉的置入轨迹。手术医生为每枚螺钉选择进钉点和目标点，然后确定每枚螺钉的长度和直径。在规划过程中，手术医生可以在机器人的工作站上随时调阅患者轴位、矢状位和冠状位三维影像，也可以平行或垂直规划轨迹进行观察。

手术规划结束后就可以将机械臂放置于规划轨迹上方，同时激活运动同步功能。通过机器人实时导航跟踪和计算患者身体的起伏运动，从而使仪器在整个手术过程中保持在计划轨迹上。如果要进行经皮操作，则需将皮肤扩张器安装在机械臂上，并置于近端固定节段的皮肤上方。顺着机械臂的方向做小的皮肤切口，将扩张器穿入皮肤和肌肉直至目标进钉点。用 3 mm 钻头的电钻穿过扩张器，并在骨皮质上钻进钉孔。使用实时导航跟踪钻头和所有其他手术器械。建议钻孔深度 20 mm，可适当来回移动钻头直到感觉没有阻力为止，这个动作可以避免钻头和骨之间的"撕裂效应"，有助于增加进钉点的宽度[5]。

使用开路器械建立经椎弓根到椎体的骨性通道，拔出开路器后插入导丝。导丝和所有手术器械通过计算机辅助导航进行实时跟踪，可使用与 ROSA 系统兼容的经皮辅助器械（Sextant、Longitude 或 Socore）来实现实时追踪。如果导航系统显示的器械位置与计划轨迹不同，则可通过术中透视再次确认位置。取出导丝外圈的导管套筒针，通过导丝穿入扩张器来扩张肌间隙。取出扩张器，对椎弓根进行攻丝，随后通过导丝置入经皮椎弓根螺钉。将两个经皮切口连在一起，

以便放置微创皮肤牵开器并暴露关节突关节。进行单侧关节突关节切除，松解和牵开目标节段神经根。术者可根据自己的偏好进行 TLIF。彻底切除椎间盘，最后放置椎间融合器，在椎间盘切除和融合器置入过程中可选择使用实时导航，以最大限度地减少透视的使用[4, 5]。

开放手术的方法与微创手术类似。术中成像和椎弓根螺钉计划的步骤同微创方法，暴露目标椎板和关节突后再放置机器人机械臂，并且在机器人辅助下在椎弓根上钻孔，置入椎弓根螺钉。

完成上述操作步骤后使用 CT 再次验证最终位置。一旦确认内置物位置可接受后，以标准方式闭合伤口。

26.2.2　SpineAssist 机器人

SpineAssist 机器人是一种平行机械臂装置，是利用半主动模式来定位和放置手术器械。该系统的主要部件是机器人和 SpineAssist 工作站。该机器人可使用三条外伸臂来容纳钻头导向套筒。机器人有两种安装选择：棘突夹和悬停 T 型微创框架（Mazor）。棘突夹用于通过小切口将机器人直接连接于目标节段附近的单个棘突，允许机器人处理 2 个脊柱节段，机器人被连接到一个特殊设计的桥架上，桥架上有三个可容纳机器人的空间。悬停 T 型微创框架用于将机器人固定于一个框架上，该框架用一枚克氏针和两枚 Steinmann 针固定在患者身上。该框架有一个中心杆，沿脊柱与底座对齐，使机器人可以安装在 19 个不同位置[6]。

利用 SpineAssist 平台的第一步是术前成像和拟定手术计划。使用 SpineAssist 操作指南进行 CT 扫描，层厚 0.4~1 mm，并且所有层都是平行的，在没有压缩的情况下都是大小相同的。然后这些影像数据被传送入 SpineAssist 工作站，通过 SpineAssist 软件生成目标椎体的 3D 虚拟影像，用于拟定手术计划。手术计划包括椎弓根螺钉的最佳进钉点、轨迹、长度和直径[6]。

手术开始前，最好在患者进入手术室之前，必须在手术室中进行若干操作。首先，验证SpineAssist系统的准确性。该装置安装在一个装配架上，夹具上有三个孔可以被软件识别。验证开始，软件根据装配架上的孔定位机器人。将克氏针穿过钻套，一次插入一个孔中，以验证起点和轨迹[6]。

与系统准确性验证同时进行的另一个重要步骤是术中透视的校准。该系统将一个特殊装置安装在C臂的影像增强器上。此装置有两个表面，表面上有金属珠，可以被软件识别，用于校准C臂影像和控制手术室周围电场引起的失真。将连接了特殊装置的C臂对准了患者，在前后位和侧位X线视野中没有任何物体时进行校准。一旦完成患者体位摆放，需要获取4张X线片来完成校准[6]。

患者俯卧于可透射X线的手术台上，无菌铺单。将棘突夹或悬停T型微创框架连接于患者。为了固定棘突夹，首先需确定目标节段，并在目标节段棘突上方做一个约4 cm的切口。将棘突夹固定在棘突上，桥接部件连接于夹子上。连接悬停T型微创框架时，将一枚克氏针穿过框架置入其中一个棘突，然后将2枚Steinmann针穿过框架放入任一侧的髂后上棘（PSIS）。可以选择使用或不使用透视引导放置针[6]。

选择好安装平台并固定到患者身上，需要获取4张X线片来完成影像配准。首先，在没有瞄准装置的情况下，应进行前后位和侧位X线检查；然后将瞄准装置连接到安装平台上，再进行另一组前后位和侧位X线检查。完成影像配准后，在剩余的整个操作过程中不需要再次成像。该软件会自动将4张术中影像与术前CT影像配准，并规划螺钉轨迹。然后，手术医生使用工作站来验证同步影像是否恰当匹配（软件还会独立评估影像匹配的准确性）。如果X线透视影像与术前CT影像不匹配，应重复透视。一旦实现

了精确的影像配准，手术医生的计划轨迹将在同步影像中重叠显示[6]。

此时，可通过SpineAssist系统置入椎弓根螺钉。手术医生选择进行置钉操作的椎体，软件根据所使用的安装平台确定合适的位置来连接SpineAssist机器人。

该软件还可选择是否使用外伸臂。如果使用悬停T型框架，软件会显示可选择的所有机器人位置和外伸臂的组合。机器人被固定在选定的位置并自动旋转移动以到达计划的进钉点和轨迹。接下来，将外伸臂连接于机器人的顶板，并将空心钻导向器放入导向套管，然后将钻头插入空心钻导向器。做一个小的皮肤切口来置入扩张器，并沿着钻头的轨迹直接切开软组织至骨。钻头沿着轨迹前进到进钉点，在骨皮质上钻孔，将1枚克氏针通过进钉孔钻入椎弓根直至椎体。在克氏针上用攻丝等器械钻出骨性通道，探查椎弓根是否有破裂后置入椎弓根螺钉。在每一个节段重复该步骤，直到置入所有螺钉[6]。

置入椎弓根螺钉后，就可以放置皮肤撑开器来进行关节突关节切除，松解神经根并轻度牵拉椎间盘，彻底切除椎间盘。置入TLIF融合器，通过透视法确认位置。

26.2.3 Excelsius GPS 机器人

Excelsius GPS机器人包含一个与机械臂相连的导航平台，目前用于需要置入椎弓根螺钉的脊柱手术，用术前成像数据进行椎弓根置钉术前计划，然后与术中成像数据匹配，或者完全采用术中成像。我们建议术前CT扫描的层厚应≤1 mm，并在术前规划椎弓根螺钉轨迹。然后，行术中透视获得接近理想的前后位和侧位影像并与术前扫描融合。也可使用O臂（Medtronic）进行术中扫描，作为规划螺钉轨迹和随后在机器人辅助下置入椎弓根螺钉的参考。

26.2.4 手术流程

放置两枚参照针,双侧髂后上棘各一,作为基准点(图26.1)。首先,在右侧PSIS上做一个小切口,分离软组织,将Excelsius GPS标准Quattro针头直接插入PSIS。Quattro针是系统动态参考基准(DRB)的一个刚性固定点。然后,在对侧PSIS上做第二个切口,将监视标记器固定于刚性骨骼解剖结构,以跟踪其到DRB的相对距离,从而识别手术过程中DRB的意外偏移,在整个手术过程中由光学摄像机进行跟踪,自动检测上述基准点,并将数据传输入DRB中用于解剖结构的配准。

放置参考标记后,将透视配准夹连接于C臂的影像增强器,采集计划节段的真实前后位和侧位影像并可用于多个节段(图26.2),利用核心标记来确认手术节段。

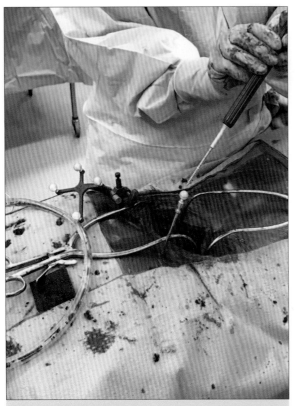

图26.1 插入右髂后上棘(PSIS)的Globus Quattro钉和Globus监测标记物,在左侧PSIS连有参考夹

一旦完成所有影像的拍摄和识别,软件将术前CT、DRR文件和术中透视影像融合(图26.3)。人工检查融合影像,确保骨性标志匹配,导航可正常工作(图26.4)。

然后将机器人系统带到无菌术区。在确保末端执行器可以到达所有先前计划的螺钉轨迹之后,对接基站。

从离动态基准最远的螺钉开始,选择所需的螺钉置入计划轨迹,机器人的机械臂将精确对准手术规划轨迹。通过末端执行器的GPS设备实时显示螺钉推进情况。对于多节段融合,可在每一节段引入机械臂并标记计划的皮肤穿刺位置。然后,在一条"最佳拟合"线上(即在计划的螺钉轨迹处从内侧到外侧序列之间的一条直线)做皮肤切口,可将皮肤或筋膜使器械偏转导致螺钉错位的可能降到最小。

切开皮肤后,分离皮下组织并切开筋膜,将机械臂定位到计划置入的椎弓根螺钉轨迹处。实时的器械轨迹与计划的螺钉轨迹重叠并同时显示在监视器上,以确保置钉的精确性。定期观察显示器和手术部位,以保证真实情况和导航反馈一致。

我们更喜欢使用钝头侧钻(3.5 mm×30 mm侧钻,高速/低扭矩钻头)在椎弓根进行钻孔,因为这种钻头不容易滑移和造成螺钉错位。通过机器人机械臂完成钻入螺钉轨迹后,随后用机械臂置入预先确定宽度和直径的螺钉(图26.5)。所有的内置物成功置入后,用棒和螺帽固定、锁定。在折断螺钉片之前,摄取前后位和侧位X线影像,再次确认螺钉位置合适。完成置钉操作后可按照手术流程进行TLIF。然后移除Quattro针和监测标记物,并以标准分层方式缝合伤口(图26.6)。

26.3 结果

在评估机器人辅助TLIF的效果时,椎弓根

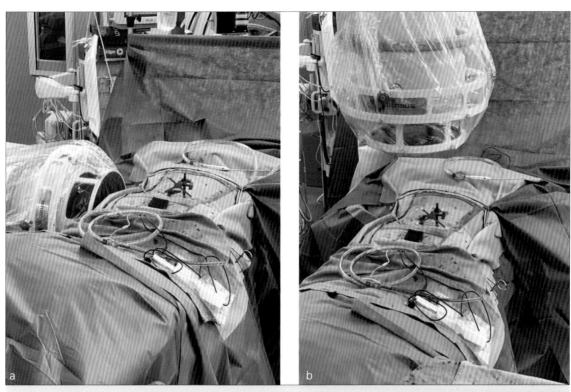

图 26.2 必须使用连接到影像增强器上的 X 线透视配准夹，以获得完美的前后位和侧位透视影像，然后将影像与术前 CT 所获得的数据融合

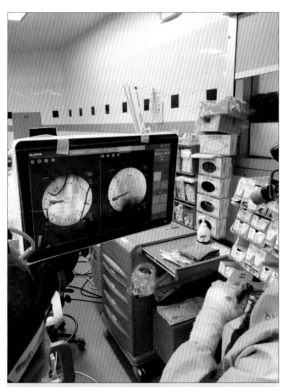

图 26.3 所有透视技术都可以基于透视成像，利用前后位和侧位投影上的椎弓根阴影来规划螺钉的置入

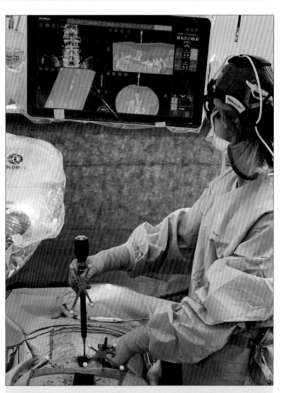

图 26.4 通过术中导航检查可识别的骨性标志，以确保计划螺钉轨迹的完整性。在这里，手术医生将探针放置在棘突上，并确认其在导航平台上的定位

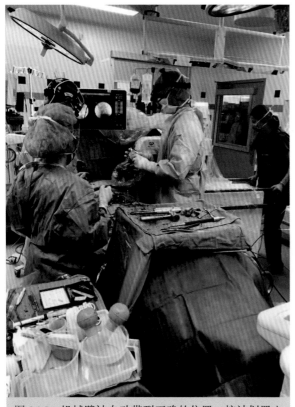

图 26.5　机械臂被自动带到正确的位置，按计划置入椎弓根螺钉

螺钉的准确性很关键。评估指标如透视次数，对判断机器人 TLIF 的实用性很重要。由于机器人辅助 TLIF 是一项新技术，对这些特征的评估仍然数据不充分。在这里，我们评估了关于螺钉准确性和手术结果的已有数据，随着技术的发展和外科医生熟练程度更高，这些数据可能会改变。

26.3.1　椎弓根螺钉的置钉精度

许多研究评估了 SpineAssist 机器人与徒手技术相比的精度差异。一项系统评价和荟萃分析纳入 5 项早期研究，比较了采用 SpineAssist 机器人（经皮和开放）和徒手技术置入椎弓根螺钉的准确性，在机器人辅助下共置入 600 枚椎弓根螺钉，采用徒手技术共置入 400 枚螺钉，没有发现 Gertzbein–Robbins A 级（RR：1.08，P=0.52）或 B 级椎弓根螺钉（RR：1.02，

P=0.93）之间的存在统计学差异[7]。此外，与徒手技术相比，采用经皮还是开放机器人辅助技术的准确性无差异[8]。

随后大量的病例系列研究验证了这些早期发现，报告的螺钉置入准确率为 90%~100%[9]。迄今为止最大的病例系列评估了使用 SpineAssist 机器人置入的 3 271 枚椎弓根螺钉，发现 GRS A 级或 B 级准确率为 98.3%[10]。有趣的是，有研究发现与徒手置钉技术相比，机器人辅助置入椎弓根螺钉技术的准确性反而降低。在 Ringel 等的研究中，机器人辅助置钉的精确度总体上会稍差（93%：85%），并且倾向于发生横向偏移[11]。作者推测机器人的手术床安装平台可能没有提供足够的稳定性。Van Dijk 等的一项研究表明，68% 的螺钉位置异常是螺钉向椎弓根外侧偏移，而 35% 的异常为螺钉向内侧偏移[12]。

已经有几种技术可以降低螺钉错置的概率。Kuo 等用 SpineAssist 机器人评估了一种新技术，发现通过二次配准能够提高椎弓根螺钉的准确性。首先放置克氏针，并在螺钉置入前评估轨迹，发现克氏针偏差大于 3 mm 时置钉异常的发生率约为 6%；重新定位后，能够达到 98.7% 的最终精确度[13]。除了二次配准之外，Peterson 技术通过用钻头打磨进钉点处使其平滑，在理论上可降低侧向破裂的风险，减少机械臂在小关节面处的滑动。此外，针对每个椎弓根选择从最外侧到内侧的螺钉轨迹也可以降低向外侧滑移的发生率。有趣的是，Macke 等发现，当患者在术前接受俯卧位 CT 检查时，置钉准确率有所提高（97.6%：92.4%）[14]。

有研究表明，机器人技术比导航辅助技术更有效。Roser 等比较了徒手、机器人辅助和导航辅助置入椎弓根螺钉置钉准确性，发现 GRS A 级率分别为 97.5%、99% 和 92%[15]。

目前所获取的数据多是关于 SpineAssist 机器人的。然而，Lonjon 等的一项研究对比了 ROSA 机器人置钉与徒手置钉的精确度，发现使

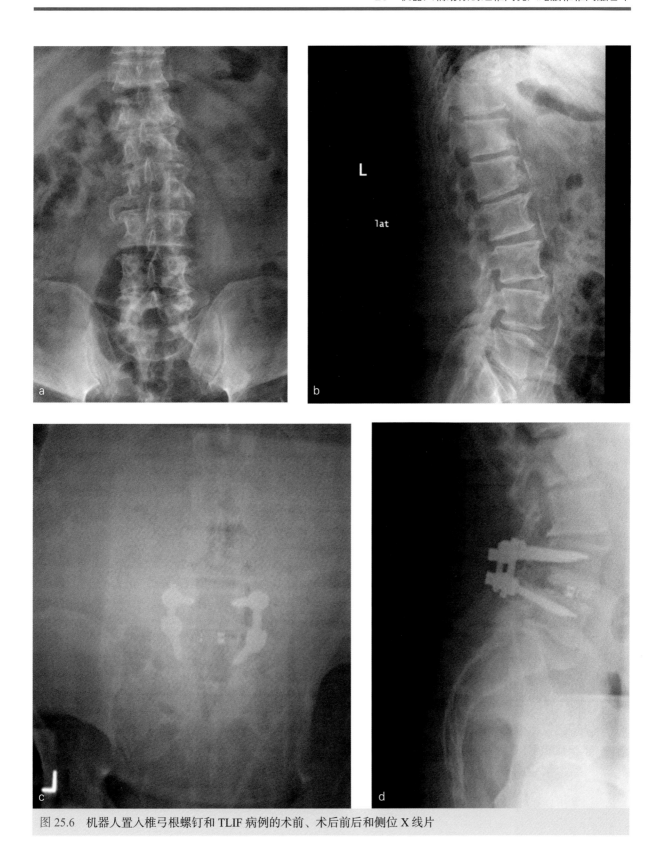

图 25.6 机器人置入椎弓根螺钉和 TLIF 病例的术前、术后前后和侧位 X 线片

用机器人系统的准确率为97.2%，而采用徒手技术的准确率为92%[16]。虽然这项技术很有前途，但还需要进一步的研究来验证其性能。

26.3.2　辐射暴露

减少辐射暴露是机器人辅助置钉的一个优势。有研究比较了机器人辅助和徒手置钉的辐射剂量，发现使用SpineAssist机器人时，术中的辐射暴露明显减少，至少相当。Hyun等发现使用机器人系统时的透视时间为每枚螺钉3.5 s，而徒手技术为13.3 s[17]。同样，Kantelhardt等发现，使用SpineAssist机器人系统的透视时间缩短（每枚螺钉34秒：77秒）[8]。但有一项评估ROSA机器人辐射暴露的研究表明，透视时间比徒手技术增加（每枚螺钉25秒：10秒）[16]。

然而，这些研究没有考虑到进行术前检查时的患者辐射。一项研究发现，用低剂量CT进行术前检查能够减少患者的辐射暴露，并且所获取的影像可用于术前模板规划[18]。然而，需要更多的研究来评估这项技术，因为这项研究没有对螺钉的准确性进行评估。

26.4　并发症

微创TLIF是一项具有挑战性的技术，机器人辅助技术已被纳入这项技术，以最大限度地减少常见的并发症。即使在机器人系统的辅助下，椎弓根螺钉错位、硬膜破损、神经根损伤、假关节形成和内固定失败仍然是微创TLIF的关注点。然而，在手术过程中引入机器人系统，也会因为对非人类因素的依赖而产生一系列新的潜在并发症。由于机器人故障而报告的主要不良结果是螺钉错位、引导臂上的软组织[11, 19]、不能通过手术获得由软件确定的螺钉放置的目标角度[9]、难以将电钻引导器固定保持在小关节的斜面上[11, 13, 20]，以及在标准仰卧位而不是俯卧位进行术前CT检查，都已被证明可导致螺钉错位[14]。

此外，有研究描述了由于软件注册失败或在机器人使用前不能获得足够的透视影像而中止机器人手术[9]。

26.5　小结

机器人辅助TLIF是一项有前途的新技术。两种商用机器人MAZOR的SpineAssist和Medtech的ROSA，试图通过轨迹规划和工具定位来提高椎弓根螺钉的置钉精确度。尽管临床结果需要进一步研究，但许多研究已经证明了其有效性和安全性（译者注：第三代机器人系统多与导航技术相结合，通过导航实时监测机器人的操作过程，可能会提高手术的安全性）。

参考文献

[1] Harms JG, Jeszenszky D. Die posteriore, lumbale, interkorporelle Fusion in unilateraler transforaminaler Technik. Oper Orthop Traumatol, 1998, 10(2):90–102

[2] Humphreys SC, Hodges SD, Patwardhan AG, Eck JC, Murphy RB, Covington LA. Comparison of posterior and transforaminal approaches to lumbar interbody fusion. Spine, 2001, 26(5):567–571

[3] Schröder ML, Staartjes VE. Revisions for screw malposition and clinical outcomes after robot-guided lumbar fusion for spondylolisthesis. Neurosurg Focus, 2017, 42(5):E12

[4] Chenin L, Peltier J, Lefranc M. Minimally invasive transforaminal lumbar interbody fusion with the ROSA(TM) Spine robot and intraoperative flatpanel CT guidance. Acta Neurochir (Wien), 2016, 158(6):1125–1128

[5] Lefranc M, Peltier J. Evaluation of the ROSA™ Spine robot for minimally invasive surgical procedures. Expert Rev Med Devices, 2016, 13(10):899–906

[6] Lieberman IH, Togawa D, Kayanja MM, et al. Bone-mounted miniature robotic guidance for pedicle screw and translaminar facet screw placement: Part I–Technical development and a test case result. Neurosurgery, 2006, 59(3):641–650, discussion 641–650

[7] Liu H, Chen W, Wang Z, Lin J, Meng B, Yang H. Comparison of the accuracy between robot-assisted and conventional freehand pedicle screw placement: a systematic review and meta-analysis. Int J CARS, 2016, 11(12):2273–2281

[8] Kantelhardt SR, Martinez R, Baerwinkel S, Burger R, Giese A, Rohde V. Perioperative course and accuracy of screw positioning in conventional, open robotic-guided and percutaneous robotic-guided, pedicle screw placement. Eur Spine J, 2011, 20(6):860–868

［9］ Joseph JR, Smith BW, Liu X, Park P. Current applications of robotics in spine surgery: a systematic review of the literature. Neurosurg Focus, 2017, 42(5):E2

［10］ Devito DP, Kaplan L, Dietl R, et al. Clinical acceptance and accuracy assessment of spinal implants guided with SpineAssist surgical robot: retrospective study. Spine, 2010, 35(24):2109–2115

［11］ Ringel F, Stüer C, Reinke A, et al. Accuracy of robot-assisted placement of lumbar and sacral pedicle screws: a prospective randomized comparison to conventional freehand screw implantation. Spine, 2012, 37(8):E496–E501

［12］ van Dijk JD, van den Ende RPJ, Stramigioli S, Köchling M, Höss N. Clinical pedicle screw accuracy and deviation from planning in robot-guided spine surgery: robot-guided pedicle screw accuracy. Spine, 2015, 40(17):E986–E991

［13］ Kuo KL, Su YF, Wu CH, et al. Assessing the intraoperative accuracy of pedicle screw placement by using a bone-mounted miniature robot system through secondary registration. PLoS One, 2016, 11(4):e0153235

［14］ Macke JJ, Woo R, Varich L. Accuracy of robot-assisted pedicle screw placement for adolescent idiopathic scoliosis in the pediatric population. J Robot Surg, 2016, 10(2):145–150

［15］ Roser F, Tatagiba M, Maier G. Spinal robotics: current applications and future perspectives. Neurosurgery, 2013, 72 Suppl 1:12–18

［16］ Lonjon N, Chan-Seng E, Costalat V, Bonnafoux B, Vassal M, Boetto J. Robotassisted spine surgery: feasibility study through a prospective case-matched analysis. Eur Spine J, 2016, 25(3):947–955

［17］ Hyun SJ, Kim KJ, Jahng TA, Kim HJ. Minimally invasive robotic versus open fluoroscopic-guided spinal instrumented fusions. Spine, 2017, 42(6):353–358

［18］ Sensakovic WF, O'Dell MC, Agha A, Woo R, Varich L. CT radiation dose reduction in robot-assisted pediatric spinal surgery. Spine, 2017, 42(7):E417–E424

［19］ Barzilay Y, Liebergall M, Fridlander A, Knoller N. Miniature robotic guidance for spine surgery–introduction of a novel system and analysis of challenges encountered during the clinical development phase at two spine centres. Int J Med Robot, 2006, 2(2):146–153

［20］ Schatlo B, Molliqaj G, Cuvinciuc V, Kotowski M, Schaller K, Tessitore E. Safety and accuracy of robot-assisted versus fluoroscopy-guided pedicle screw insertion for degenerative diseases of the lumbar spine: a matched cohort comparison. J Neurosurg Spine, 2014, 20(6):636–643

27 机器人辅助前路腰椎椎间融合术

Patricia Zadnik Sullivan, Tristan Blase Fried, William C. Welch

摘 要

机器人辅助前路腰椎椎间融合术（ALIF）是一项创新技术，结合了腹腔镜技术和机器人手术系统的优势。前路腰椎融合术适用于腰椎不稳、腰椎前凸减少或椎间盘高度丢失的患者。历史上，神经外科医生或骨科医生需要做一个大的腹部切口来到达腰椎前部，切除椎间盘并置入椎间融合器。腹腔镜手术系统和机器人手术系统的联合使用，允许外科医生在小切口下保持手的灵活性和宽广的手术视野。该技术的一个局限是依赖多个手术团队。此外，这一技术的应用还缺乏相关法规的支持。本章将回顾机器人辅助 ALIF 的技术、优势和局限性。

关键词

机器人手术，腹腔镜，前路腰椎椎间融合术，前路腰椎。

27.1 简介

机器人手术系统可提高外科医生的灵活性，改善手术视野，同时消除手术助手操纵内镜的需要。外科医生坐在手术室的控制台前，控制机械臂末端的器械。最受欢迎的机器人系统之一是由 Intuitive Surgical 公司开发的 Da Vinci 手术机器人，据报道已在猪、人尸体和人类患者模型中进行了机器人辅助前路腰椎椎间融合术（R-ALIF）[1-4]。该机器人系统使用可装配手术刀、钳和电凝器的手臂，但尚未开发出可供此目的的使用的骨刀或骨钳等器械。Da Vinci 机器人已经被美国食品和药物管理局（FDA）批准用于包括腹腔镜检查在内的普外科手术，以及泌尿科、妇科和心脏手术[5]。

迄今为止，FDA 还未批准在 ALIF 手术中使用 Da Vinci 机器人手术系统。

有研究使用机器人在活体猪和人类尸体上成功进行了 ALIF[4, 6]。这些研究描述了机器人的整个使用过程，允许神经外科医生、骨科医生或神经外科研究人员完成手术的所有步骤。不幸的是，多数神经外科医生和骨科医生不熟悉腹腔镜，也没有资质从头到尾使用机器人手术系统。因此，非人类和人类尸体模型是纯机器人技术的唯一技术描述。（美国）联邦政府、特定供应商和医院的规定限制了手术机器人用于人类患者体内器械置入。因此在广泛使用之前，还需要进一步的大规模研究。此外，随着骨科和神经外科专业继续对住院医师教育的改进，内镜和机器人辅助手术是否会纳入培训尚不清楚。

27.2 技术说明

27.2.1 动物模型

目前，已描述了在猪模型中使用机器人辅助 ALIF 的证据[3, 4, 6]。在猪模型中可采用经腹腔和腹膜后入路进行手术，本书主要介绍腹膜后入路。将猪置于右侧卧位，做腹部斜切口，插入钝头球囊套管针用于撑开。做多个切口，包括一个摄像机端口、两个机械臂插入端口和位于摄像机上方的辅助端口。连接机器人手术系统，手术医生坐在机器人控制台前，操作机器人手臂。识别腰肌并牵拉，显示腰椎间隙侧面。然后切开纤维环并切除椎间盘。做一个额外的切口用于置入融合器。使用内镜处理终板。最后，置入可扩张的融合器。拍摄猪腰椎的 X 线片，确认置入成功。

由于技术问题使得这种入路手术变得很复杂，机器人反复锁死，需要重新定位机械臂，最终使得总操作时间增加到6小时[6]。

27.2.2 患者病例报告

在人类患者的机器人辅助腹腔镜ALIF的证据中[1, 2, 4]，患者仰卧在可透射X线的手术床上，进行常规准备和铺单。让患者取改良截石位，以将骨盆内脏向内牵拉。对目标节段进行术前透视。介入外科医生，特别是在手术机器人方面有经验的泌尿科或普外科医生，将针自脐部插入进行充气，然后做摄像机端口。使用30°内镜，在其帮助下安全建立辅助端口和附加设备端口2~3个。将机器人与摄像机端口对接，并将设备插入腹腔，用于经腹腔解剖目标腰椎间隙（图27.1）。根据目标节段使用红色橡胶导管对大血管进行间歇性、无创性牵拉。识别并牵拉骶前神经丛，骶动脉和相关静脉，必要时可结扎或夹闭。

完全暴露前方椎间隙后，行X线检查确认

节段正确。根据相关法规，此类手术机器人目前不得用于置入脊柱固定物，因此机器人ALIF使用标准的腹腔镜技术。具体来说，在耻骨联合上方约5 cm处做2 cm切口，插入凝胶端口以维持气腹并允许脊柱手术器械置入。该切口应反映接近目标椎间隙所需的角度，并考虑患者的具体解剖结构以及融合器的大小。然后切开椎间盘纤维环，切除椎间盘组织，处理终板。置入试模以确认椎间高度和脊柱前凸恢复情况，最终置入填充骨形态发生蛋白或其他骨诱导材料的融合器，通过透视来确认位置。

27.3 与开放前路腰椎椎间融合术的比较

前路腰椎椎间融合术对于需要恢复椎间高度和稳定性的腰椎不稳患者有一定优势。前路手术使外科医生能够恢复椎间高度和腰椎前凸，可以单独通过前路手术，也可与后路椎板切除融合

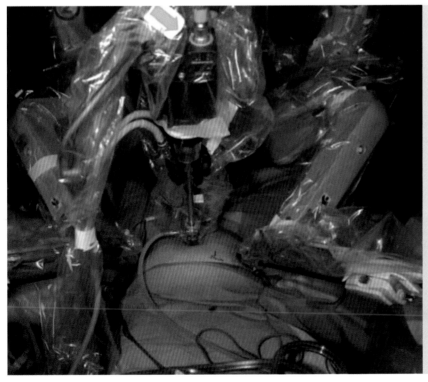

图27.1 手术机器人对接患者的术中照片，患者取仰卧截石位（Lee等[1]）

术联合。清晰的解剖暴露是安全置入椎间融合器的必要条件，因为腰骶丛覆盖在椎体前方，髂静脉和动脉在 L4 前分叉。在解剖过程中，腰骶丛损伤可导致男性患者腿部感觉减退或逆行射精[7-12]。不幸的是，在接受过多次腹部手术的患者中，包括子宫切除术、腹股沟疝修补和剖宫产术等，传统的开放前路手术可能会受到术后粘连的影响，从而限制了对腰椎前方的解剖。开放前路手术的其他局限性包括，如果该病例使用神经监测，患者的腹肌张力可能增加；腹肌收缩会使腹部牵开器移位，阻碍对椎间隙前方暴露和观察；在肥胖患者中，标准腹部牵开器可能无法达到满足到达腰椎前方所需的长度。

为了克服这些局限性，腹腔镜辅助 ALIF 为外科医生提供了椎间隙前方的更好术野。多项普外科研究证实，腹腔镜手术可缩短手术切口的长度，减轻术后疼痛，缩短住院时间[13, 14]；可同时进行粘连松解术，使外科医生能够无障碍地到达腰椎前方。然而，与可以通过腹膜后入路完成的开放 ALIF 相比，腹腔镜 ALIF 通常采用经腹腔入路。腹膜后入路减少了对腰骶丛的操作，可以降低逆行射精的风险。尽管有报道腹膜后腹腔镜手术可用于包括肾上腺切除在内的其他外科手术，但是还没有关于人类患者的腹膜后腹腔镜机器人辅助 ALIF 的病例报告。由于这些原因，尽管 ALIF 的腹腔镜手术可减少瘢痕，并为外科医生提供了更好的视野，但有数据表明经腹腔 ALIF 增加了发生逆行射精的风险[15]。

腹腔镜检查的另一项局限性是需要使用长柄器械，减少或消除了必要的触觉反馈。与开放方法相比，内镜手术的学习曲线更高，因为外科医生必须适应在显示屏幕上通过自己的手操纵超过一英尺（约 0.305 m）长的器械的远端。为了克服此困难，手术机器人利用特殊工具来提高手术的灵活性。与腹腔镜手术相比，手术机器人的使用也有助于减轻外科医生因长期站立而产生的疲

劳。尽管机器人有其优势，但缺少骨钳和骨刀器械限制了其在骨科和神经外科的应用。

27.3.1　机器人技术的局限性

在采用这项新技术时，必须监测手术时间和手术质控措施，以确保患者的安全。在一项经腹腔 ALIF 的病例报告中，从切开到闭合的整个过程仅用 175 分钟，失血仅有 25 mL[4]，术后 1 天出院。值得注意的是，该患者是一名健康的 52 岁女性，体重指数（BMI）为 27。在一项包括 11 例接受机器人辅助 ALIF 的患者的研究中，手术时间因手术级别而异[2]。对于 L5-S1 融合患者（5 名），平均手术时间为 187.4 min，平均失血 65 mL，平均住院时间是 4 天；L4-L5 融合患者（2 例）的平均手术时间为 220 min，平均失血 50 mL，平均住院时间为 3.5 天；最后一组是 L4-L5 和 L5-S1 双节段融合患者（4 例），平均手术时间为 275.5 min，平均失血 75 mL，平均住院时间为 6 天。没有术后肠梗阻或术中血管损伤的报道。患者都相对年轻（35~60 岁），BMI 较低（20~34）[2]。

通过大型队列研究，我们可以观察接受 ALIF 手术患者的平均年龄和 BMI。在一项使用（美国）国家手术质量改进计划（NSQIP）数据的研究中，开放 ALIF 患者的平均年龄为 52 岁，BMI 为 29[16]。与 R-ALIF 研究数据不同，开放 ALIF 的队列研究报告了更多的并发症，包括血管损伤和逆行射精[8, 11, 12, 16-21]。在这些研究中，介入外科医生的角色是多变的。相比之下，考虑到相关法规和当前的培训环境，在机器人腹腔镜辅助 ALIF 中需要一名介入外科医生。在一项开放 ALIF 的系统荟萃分析中，介入外科医生缺席与术后逆行射精和肠梗阻的明显增加以及术中血管损伤发生率较高相关[15]。介入外科医生的加入，还与神经损伤的显著减少、腹膜损伤的减少以及总体术后并发症的统计学显著降低相关[15]。

27.4　小结

机器人辅助腹腔镜 ALIF 在技术上是可行的，作为标准开放 ALIF 的替代方法，小型队列研究报道的并发症发生率低于开放 ALIF。对手术训练的监管限制可能会阻碍这种方法的广泛采用，目前所有手术都要由接受过手术机器人使用培训的介入外科医生进行操作。

参考文献

［1］Lee JY, Bhowmick DA, Eun DD, Welch WC. Minimally invasive, robot-assisted, anterior lumbar interbody fusion: a technical note. J Neurol Surg A Cent Eur Neurosurg, 2013, 74(4):258–261

［2］Lee Z, Lee JY, Welch WC, Eun D. Technique and surgical outcomes of robotassisted anterior lumbar interbody fusion. J Robot Surg, 2013, 7(2):177–185

［3］Kim MJ, Ha Y, Yang MS, et al. Robot-assisted anterior lumbar interbody fusion (ALIF) using retroperitoneal approach. Acta Neurochir (Wien), 2010, 152(4):675–679

［4］Beutler WJ, Peppelman WC, Jr, DiMarco LA. The da Vinci robotic surgical assisted anterior lumbar interbody fusion: technical development and case report. Spine, 2013, 38(4):356–363

［5］United States Food and Drug Administration. Surgical Specialties-Regulatory Clearance. Web Archive. Intuitive Surgical, 2013

［6］Yang MS, Yoon DH, Kim KN, et al. Robot-assisted anterior lumbar interbody fusion in a Swine model in vivo test of the da Vinci surgical-assisted spinal surgery system. Spine, 2011, 36(2):E139–E143

［7］Carragee EJ, Mitsunaga KA, Hurwitz EL, Scuderi GJ. Retrograde ejaculation after anterior lumbar interbody fusion using rhBMP-2: a cohort controlled study. Spine J, 2011, 11(6):511–516

［8］Comer GC, Smith MW, Hurwitz EL, Mitsunaga KA, Kessler R, Carragee EJ. Retrograde ejaculation after anterior lumbar interbody fusion with and without bone morphogenetic protein-2 augmentation: a 10-year cohort controlled study. Spine J, 2012, 12(10):881–890

［9］Lindley EM, McBeth ZL, Henry SE, et al. Retrograde ejaculation after anterior lumbar spine surgery. Spine, 2012, 37(20):1785–1789

［10］Mobbs RJ, Phan K, Daly D, Rao PJ, Lennox A. Approach-related complications of anterior lumbar interbody fusion: results of a combined spine and vascular surgical team. Global Spine J, 2016, 6(2):147–154

［11］Tepper G, Rabbani R, Yousefzadeh M, Prince D. Quantitative assessment of retrograde ejaculation using semen analysis, comparison with a standardized qualitative questionnaire, and investigating the impact of rhBMP-2. Spine, 2013, 38(10):841–845

［12］Than KD, Wang AC, Rahman SU, et al. Complication avoidance and management in anterior lumbar interbody fusion. Neurosurg Focus, 2011, 31(4):E6

［13］Anadol ZA, Ersoy E, Taneri F, Tekin E. Outcome and cost comparison of laparoscopic transabdominal preperitoneal hernia repair versus Open Lichtenstein technique. J Laparoendosc Adv Surg Tech A, 2004, 14(3):159–163

［14］Ge B, Wu M, Chen Q, et al. A prospective randomized controlled trial of laparoscopic repair versus open repair for perforated peptic ulcers. Surgery, 2016, 159(2):451–458

［15］Phan K, Xu J, Scherman DB, Rao PJ, Mobbs RJ. Anterior lumbar interbody fusion with and without an "access surgeon": a systematic review and metaanalysis. Spine, 2017, 42(10):E592–E601

［16］Abt NB, De la Garza-Ramos R, Olorundare IO, et al. Thirty day postoperative outcomes following anterior lumbar interbody fusion using the National Surgical Quality Improvement Program database. Clin Neurol Neurosurg, 2016, 143:126–131

［17］Garcia RM, Choy W, DiDomenico JD, et al. Thirty-day readmission rate and risk factors for patients undergoing single level elective anterior lumbar interbody fusion (ALIF). J Clin Neurosci, 2016, 32:104–108

［18］Choy W, Barrington N, Garcia RM, et al. Risk factors for medical and surgical complications following single-level ALIF. Global Spine J, 2017, 7(2):141–147

［19］Asha MJ, Choksey MS, Shad A, Roberts P, Imray C. The role of the vascular surgeon in anterior lumbar spine surgery. Br J Neurosurg, 2012, 26(4):499–503

［20］Hrabalek L, Sternbersky J, Adamus M. Risk of sympathectomy after anterior and lateral lumbar interbody fusion procedures. Biomed Pap Med Fac Univ Palacky Olomouc Czech Repub, 2015, 159(2):318–326

［21］Rothenfluh DA, Koenig M, Stokes OM, Behrbalk E, Boszczyk BM. Accessrelated complications in anterior lumbar surgery in patients over 60 years of age. Eur Spine J, 2014, 23 Suppl 1:S86–S92

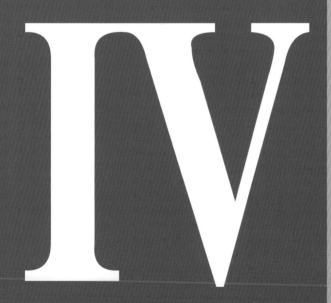

第四篇

复杂脊柱疾病的替代治疗技术

IV

28 术中超声引导下硬膜内肿瘤切除

Yamaan S. Saadeh，Jay K. Nathan，Mark E. Oppenlander

摘 要

超声是一种经济、实用、高效的成像方式，在硬膜内肿瘤切除中可辅助制订手术计划，扩大切除范围及减少并发症的发生。过去数十年里，超声在硬膜内肿瘤切除的应用日趋广泛，逐渐成为标准诊疗方案的重要内容之一。本章我们将介绍超声在硬膜内肿瘤切除方面的应用、技术、局限性并对相关文献进行回顾。此外，本章还将探索新兴的术中超声检查技术，如联合神经导航技术、利用现有的超声造影剂增强术中成像，以及扩大硬膜内肿瘤切除范围。

关键词

术中成像，超声，硬膜内肿瘤。

28.1 简介

硬膜内肿瘤是侵入椎管的部分肿瘤，往往是对外科医生的特殊挑战。一方面原因是可见性：与硬膜外肿瘤相反，硬膜内肿瘤位置深在，切除椎板后容易看到（图 28.1）。髓内病变最大的挑战即手术视野差，需要切开暴露，手术风险包括肿瘤切除不彻底、脊髓损伤等。尽管术中导航通过提供实时影像辅助硬膜切开，精准定位，评估切除范围以降低手术风险，但仔细阅读术前影像仍是必要的（图 28.2）。超声具有快速、易获取、稳定、经济的特点，因而可在其中发挥作用。

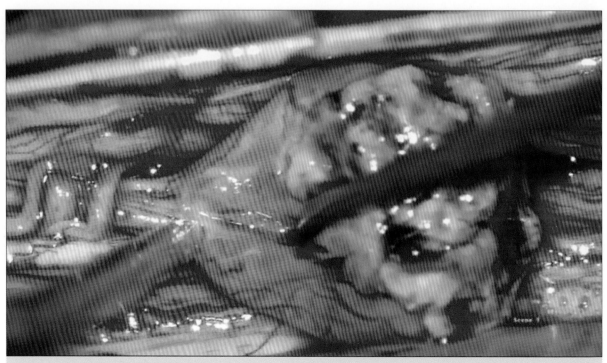

图 28.1 髓外硬膜下神经鞘瘤的术中观

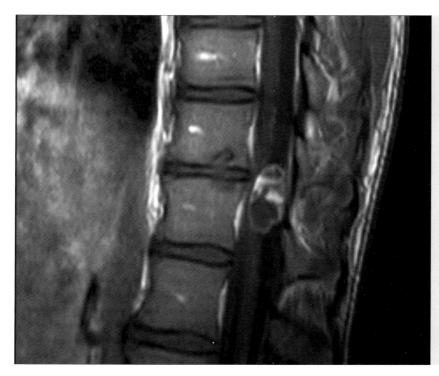

图 28.2　术前矢状面增强 MRI 提示下胸段髓外硬膜下包膜完整的囊性病变压迫脊髓

28.2　背景

从理论上来说，超声的频率超过人类所能听到的范围。传感器发出声波穿过介质，再反射回传感器形成信号。应用于医学的主要声波频率为 3 M~18 MHz[1]。

最早的超声相关仪器专利于 1912 年获批，但其真正用于医学诊断，是 1942 年澳大利亚神经学家 Karl Dussik 报道了 1 例通过超声诊断颅内病变的病例。直到 19 世纪 60 年代，超声仪器逐渐商业化并得以广泛使用[2]。近十年来，报道了较多超声诊断颅内病变的病例[3~5]。1978 年，Reid 报道了首例应用超声诊断硬膜内病变的病例[6]。越来越多的证据表明，超声在硬膜内肿瘤的诊断及手术室的应用逐渐普及。

目前有多种用于神经外科手术的市售超声仪器，我们机构常用日立 ProSound Alpha 7 主机和曲棍球棍样转换探头诊断硬膜内病变。其他超声仪器制造商包括通用、飞利浦、西门子以及东芝（图 28.3）。

最常用的超声模式是 B 型超声，转换器发出的信号在身体里线性排列形成二维平面。不同区域的亮度取决于不同组织的声波反射能力，即回声反射性。较为明亮的区域表示声波反射更多，因此称为高回声区；而较为灰暗的区域则是声波反射较少，称为低回声区。高密度病变包括实性肿瘤，超声成像是高回声区（较为明亮）；而被液体填充的如颅内腔隙、囊性肿瘤回声较少，显示为低密度区。多普勒超声或复合超声是另一种模式，可以观察血流量和方向。

28.3　应用

现已有关于超声应用于硬膜内肿瘤切除的报道，包括实时拟定手术方案、诊断以及切除范围评估等。

28.3.1　暴露评估

术中超声最初用于硬膜暴露以定位肿瘤位置，评估骨性显露的范围以确保肿瘤切除空间足

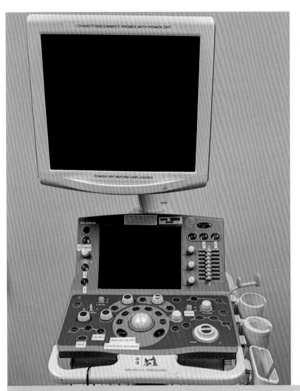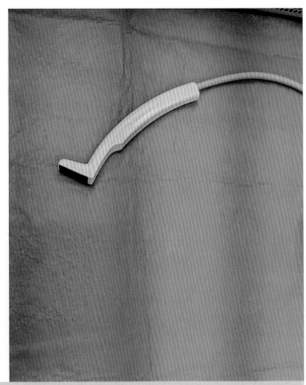

图 28.3　日立 ProSound Alpha 7 主机和曲棍球棍样转换探头，是诊断硬膜内病变的首选

够充分。超声可用于确认病变节段椎管头尾端硬膜暴露及侧方打开的范围。如果暴露范围欠佳，可以在打开硬膜前适当扩宽，以减少碎骨和血液进入硬膜内（图 28.4）。

28.3.2　鉴别诊断

不同类型硬膜内病变有不同超声影像特点[7]。尽管脊髓会随病变的存在而变粗，但星形细胞瘤和神经节神经胶质瘤表现为脊髓实质等回声改变；室管膜瘤与脊髓相比则为高回声改变，强化扫描时则更为明显[8]。低回声瘤内囊性变更有可能与星形细胞瘤相关。成血管细胞瘤表现为结节状高回声区并被无回声囊性区域包围[9]。

对于髓外肿瘤，常可根据其明显的特点通过超声进行诊断。脑膜瘤常为高回声且很少与囊性改变同时存在，而神经鞘瘤通常为低回声且与囊

性改变相伴[10]。神经纤维瘤超声特点与神经鞘瘤类似，超声对于其鉴别诊断意义不大[11]。

28.3.3　计划硬膜切开

确定硬膜内病变长度，判断所需硬膜切开范围。最初在病变的头尾端切开硬膜，应位于硬膜与脊髓之间充满脑脊液处，从而可安全到蛛网膜下隙。适度延长硬膜切口，直至能囊括病变范围（图 28.5）。

28.3.4　计划脊髓切开

髓内肿瘤的手术往往需要切开脊髓，除非肿瘤延伸至脊髓表面软脊膜。术中超声可用于确定脊髓切开的长度以暴露病变范围。超声可用于定位病变，以从靠近病灶的脊髓表面切开。

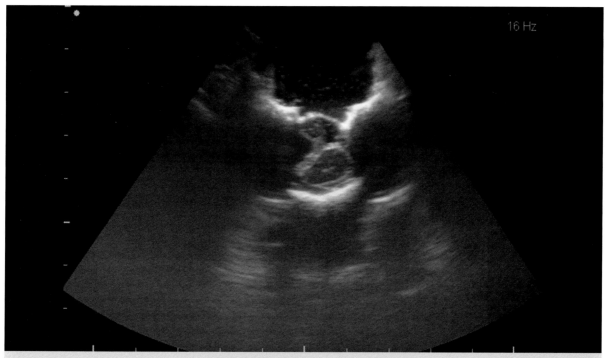

图 28.4　患者在液体填充手术床上的术中轴向超声影像。椎板切除的缺损和椎管的全长清晰可见，脊髓在腹侧，肿瘤位于背侧

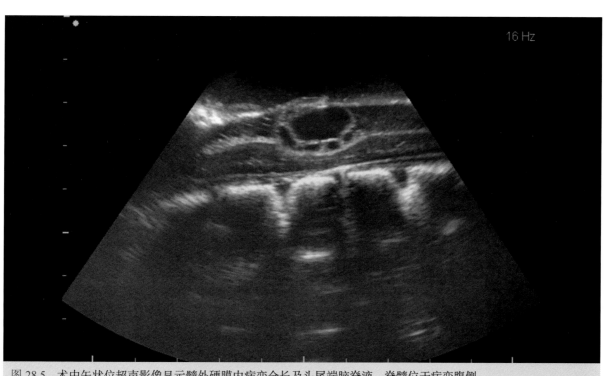

图 28.5　术中矢状位超声影像显示髓外硬膜内病变全长及头尾端脑脊液，脊髓位于病变腹侧

28.3.5　切除范围

术中超声可用于病变与非病变区组织缺乏明显边界或解剖层次不清晰的情况。实时序贯成像可在术中持续反馈，鉴别残余肿瘤组织、囊性改变及钙化灶。术中超声有助于鉴别脊髓等回声浸润性病变。实时成像可通过与切除前进行对比，来评估残余脊髓直径。

28.3.6　血管评估及超声对比增强造影

多普勒模式可用于术中评估脊髓的血管结构。对于血管增生性肿瘤，如成血管细胞瘤，多普勒超声有助于肿瘤血管蒂的鉴别和确定手术入路[9]。

对比增强超声检查技术已广泛应用十余年，在检查时，可向血管内注射 2~20 mm 的微泡（大小类似红细胞），可在血管内留存避免被肺吸收。这些微泡可在富血管区产生增强信号，有利于微血管结构的评估[12]。此外，与 MRI 和 CT 造影剂不同的是，这些微泡不容易进入血管外间隙。换句话说，它们停留在血管中数分钟直至从血液中清除。这一特点使得一次造影后可反复进行超声检查，而同种情况下 CT 或 MRI 造影剂会因可弥散入间隙不能满足要求。

尽管目前对比增强超声检查技术多用于颅内肿瘤的诊断，但之前它多用于心脏和肝脏的研究[13~15]，也有关于对比增强超声检查技术用于硬膜内肿瘤病变组织成像的详细报道[9, 16]。此新技术有望提高实时评估髓内肿瘤切除后的残余病变组织。

28.4　局限性

和所有成像方法一样，超声成像也存在局限性，最大的局限性在于成像质量主要依赖于操作者的技术和经验。MRI 和 CT 操作采用标准、可重复的程序，但每次获取超声影像时可能需要多次调整参数，操作者应熟悉影响影像质量和精确诊断的因素，探头选择、位置、成角均是重要的影响因素。如果外科医生及辅助人员不熟悉术中超声的使用，将会额外增加手术时间。

即使是对于影像优化经验很丰富的人来说，客观存在的局限性也会影响术中超声检查的成像质量。高回声组织可使向远离探头的组织结构的声波传导明显衰减，类似不透光的物质会在光照下形成阴影，使得对深部结构的鉴别困难。因此，会出现对远离超声探头组织的分辨率降低，这也正是其临床意义所在。止血剂是常见的高回声干扰因素，可通过信号增强和调整成像深度来改善成像质量。

通常患者超声成像的直接风险较低。对于医用超声，从声波发出到能量传递到组织结构，产生的热量低于阈值而不会产生明显的临床效应。

28.5　结果

术中超声检查用于硬膜内肿瘤的切除已超过 20 年。尽管尚无硬膜内肿瘤切除是否采用超声的患者随访直接对比研究，但多数病例报道了其实用性和安全性。Prada 等报道了一项包括 34 例患者的病例研究，发现术中超声可用于解剖学标志的鉴别，包括硬膜、蛛网膜、齿状韧带、前后根以及脊髓血管结构[17]，中央管也清晰可见[18]。

Epstein 等报道了对 186 例髓内病变的研究结果，发现术中超声有助于根治性切除[8]。一项包含不同病理类型（包括硬膜内肿瘤）的 10 例患者的研究发现，术中超声有助于脊髓囊性病变的定位活检和减压程度评估[18]。Maiuri 等报道了在 20 例患者中应用术中超声辅助确定暴露范围及肿瘤切除的结果[19]。一项涉及超声辅助下硬膜内肿瘤切除的 78 例患者研究发现，术中超声有助于确定暴露和脊髓切开范围，76% 的患者术后神经功能改善[20]。

28.6　未来发展方向

随着术中超声应用的逐渐推广，超声技术在此领域的作用将得到充分体现，由操作生疏导致的问题将进一步减少。智能手机上的应用程序使手机变成虚拟超声探头，可用于培训、模拟以及术前练习[21]。对于需要椎体次全切除和/或脊柱内固定的硬膜内肿瘤切除病例，术中超声检查在评估椎体切除宽度、扩张程度[22]、置钉前[23]椎弓根钉孔宽度以及脊柱序列重整后脊髓前动脉血流情况[24]方面应用前景良好。由于超声可提供术中实时解剖影像，外加影像自动分析技术的辅助，可用于改进立体定位导航系统，有助于解决获取影像、硬膜切开后脊髓漂移或参考架移动等问题[25]。通过机器臂在术中把持或重置超声探头位置。为了避免查看超声影像时术者视线离开术野，可使用强化眼镜或显微镜将超声影像叠加于术野进行观察。

也有报道讨论了现有技术和超声成像技术在神经外科领域的整合。使用造影剂是一种经济、快速、实用的辅助措施，有助于区分病变与非病变组织[15]。也有学者讨论了通过术中3D超声技术实现术中实时3D解剖影像重建，以评估肿瘤切除范围[26]；也可联合目前在定位和切除评估中应用较为广泛的神经导航技术，这一技术目前的主要局限在于术中脑脊液漏出或切除过程中局部解剖发生改变而导致精度丢失。3D超声成像技术联合神经导航技术，有望提供实时神经导航影像，以弥补现有技术的局限性[27]。

参考文献

［1］Carovac A, Smajlovic F, Junuzovic D. Application of ultrasound in medicine. Acta Inform Med, 2011, 19(3):168–171

［2］Shampo MA, Kyle RA. Karl Theodore Dussik: pioneer in ultrasound. Mayo Clin Proc, 1995, 70(12):1136

［3］Dyck P, Kurze T, Barrows HS. Intra-operative ultrasonic encephalography of cerebral mass lesions. Bull Los Angeles Neurol Soc, 1966, 31(3):114–124

［4］Schlagenhauff R, Glasauer F. The use of intraoperative echoencephalography. In: Rand E, ed. Recent Advances in Diagnostic Ultrasound. Springfield, IL:Charles C Thomas, 1971,74–86

［5］Sugar O, Uematsu S. The use of ultrasound in the diagnosis of intracranial lesions. Surg Clin North Am, 1964, 44:55–64

［6］Dohrmann GJ, Rubin JM. History of intraoperative ultrasound in neurosurgery. Neurosurg Clin N Am, 2001, 12(1):155–166, ix

［7］Jallo GI, Freed D, Epstein F. Intramedullary spinal cord tumors in children. Childs Nerv Syst, 2003, 19(9):641–649

［8］Epstein FJ, Farmer JP, Schneider SJ. Intraoperative ultrasonography: an important surgical adjunct for intramedullary tumors. J Neurosurg, 1991, 74(5):729–733

［9］Vetrano IG, Prada F, Nataloni IF, Bene MD, Dimeco F, Valentini LG. Discrete or diffuse intramedullary tumor? Contrast-enhanced intraoperative ultrasound in a case of intramedullary cervicothoracic hemangioblastomas mimicking a diffuse infiltrative glioma: technical note and case report. Neurosurg Focus, 2015, 39(2):E17

［10］Matsuzaki H, Tokuhashi Y, Wakabayashi K, Ishihara K, Iwahashi M. Differences on intraoperative ultrasonography between meningioma and neurilemmoma. Neuroradiology, 1998, 40(1):40–44

［11］Reynolds DL, Jr, Jacobson JA, Inampudi P, Jamadar DA, Ebrahim FS, Hayes CW. Sonographic characteristics of peripheral nerve sheath tumors. AJR Am J Roentgenol, 2004, 182(3):741–744

［12］Wilson SR, Greenbaum LD, Goldberg BB. Contrast-enhanced ultrasound:what is the evidence and what are the obstacles? AJR Am J Roentgenol, 2009,193(1):55–60

［13］Lekht I, Brauner N, Bakhsheshian J, et al. Versatile utilization of real-time intraoperative contrast-enhanced ultrasound in cranial neurosurgery: technical note and retrospective case series. Neurosurg Focus, 2016, 40(3):E6

［14］Prada F, Mattei L, Del Bene M, et al. Intraoperative cerebral glioma characterization with contrast enhanced ultrasound. BioMed Res Int, 2014, 2014:484261

［15］Prada F, Perin A, Martegani A, et al. Intraoperative contrast-enhanced ultrasound for brain tumor surgery. Neurosurgery, 2014, 74(5):542–552, discussion 552

［16］Vetrano IG, Prada F, Erbetta A, DiMeco F. Intraoperative ultrasound and contrast-enhanced ultrasound (CEUS) features in a case of intradural extramedullary dorsal schwannoma mimicking an intramedullary lesion. Ultraschall Med, 2015, 36(4):307–310

［17］Prada F, Vetrano IG, Filippini A, et al. Intraoperative ultrasound in spinal tumor surgery. J Ultrasound, 2014, 17(3):195–202

［18］Dohrmann GJ, Rubin JM. Intraoperative ultrasound imaging of the spinal cord: syringomyelia, cysts, and tumors—a preliminary report. Surg Neurol, 1982, 18(6):395–399

［19］Maiuri F, Iaconetta G, de Divitiis O. The role of intraoperative sonography in reducing invasiveness during surgery for spinal tumors. Minim Invasive Neurosurg, 1997,

40(1):8–12

[20] Regelsberger J, Fritzsche E, Langer N, Westphal M. Intraoperative sonography of intra-and extramedullary tumors. Ultrasound Med Biol, 2005, 31(5):593–598

[21] Perin A, Prada FU, Moraldo M, et al. USim: a new device and app for case-specific, intraoperative ultrasound simulation and rehearsal in neurosurgery. A preliminary study. Oper Neurosurg (Hagerstown). 2017(Jun):29

[22] Moses V, Daniel RT, Chacko AG. The value of intraoperative ultrasound in oblique corpectomy for cervical spondylotic myelopathy and ossified posterior longitudinal ligament. Br J Neurosurg, 2010, 24(5):518–525

[23] Kantelhardt SR, Bock CH, Larsen J, et al. Intraosseous ultrasound in the placement of pedicle screws in the lumbar spine. Spine, 2009, 34(4):400–407

[24] Degreif J, Wenda K. Ultrasound-guided spinal fracture repositioning. Surg Endosc, 1998, 12(2):164–169

[25] Dekomien C, Roeschies B, Winter S. System architecture for intraoperative ultrasound registration in image-based medical navigation. Biomed Tech(Berl), 2012, 57(4):229–237

[26] Unsgaard G, Rygh OM, Selbekk T, et al. Intra-operative 3D ultrasound in neurosurgery. Acta Neurochir (Wien), 2006, 148(3):235–253, discussion 253

[27] Rasmussen IA, Jr, Lindseth F, Rygh OM, et al. Functional neuronavigation combined with intra-operative 3D ultrasound: initial experiences during surgical resections close to eloquent brain areas and future directions in automatic brain shift compensation of preoperative data. Acta Neurochir (Wien), 2007,149(4):365–378

29 原发性与继发性脊柱肿瘤的立体放射治疗

Ori Barzilai, Adam M. Schmitt, Mark H. Bilsky, Ilya Laufer

摘 要

脊柱肿瘤很常见，随着治疗技术的不断提高，患者的生存期也随之延长。目前，脊柱肿瘤治疗的最大进展是脊柱立体定向放射放外科Stereotactic Radiosurgery，SRS）的出现及其与传统手术的结合，极大地提高了安全、持久地控制肿瘤的能力。对于转移性脊柱肿瘤，大量研究数据表明放疗可提高局部肿瘤的控制率，减少治疗相关并发症。在脊柱转移瘤的治疗中，手术治疗扮演着重要的角色，但SRS的出现及其与手术治疗的结合，改变了手术适应证和手术技术。对放射敏感性肿瘤，可以通过常规的外照射治疗获得满意的效果；对放射抵抗性肿瘤，如没有明显延伸到硬膜外，也可以通过SRS得到有效的治疗。严重的硬膜外脊髓压迫会大大增加达到最佳疗效的辐射剂量，导致引发脊髓炎的风险：因此，有时候手术减压不仅是要对脊髓进行减压，也是要提供SRS的目标边界从而减少辐射剂量。对SRS在治疗原发性脊柱肿瘤中的作用仍在不断进行研究，但越来越多的临床证据表明脊索瘤对SRS治疗敏感。随着放射外科技术在世界范围内的普及，放射外科在脊柱疾病的治疗中的应用也越来越多。因此，脊柱外科医生必须掌握放射外科的概念，包括仿真、轮廓绘制和制订治疗计划，以优化治疗决策。

关键词

脊柱, 立体定向放射外科, 肿瘤, 转移, 肉瘤。

29.1 简介

根据起源的不同，可将脊柱肿瘤分为原发性和转移性两种。转移性脊柱肿瘤比原发性更常见，众所周知，约40%的癌症患者会发生脊柱转移。尸检显示，高达90%的癌症患者有脊柱转移的证据[1, 2]。在诊断为脊柱转移瘤的患者中，约20%可进展导致脊髓压迫并引起相应症状[3~5]。

脊柱肿瘤的治疗目标包括长时间的局部肿瘤控制，保护或恢复患者的神经功能，维持脊柱稳定，以及缓解疼痛症状。脊柱转移瘤患者的治疗目标是姑息性的。然而，部分原发性肿瘤，特别是良性或低度恶性的原发性脊柱肿瘤，也可能会被治愈。从历史上看，骨肿瘤对全身治疗的反应有限，因此传统的外照射疗法（Conventional External Beam Radiation Therapy，CEBRT）是脊柱肿瘤放射治疗的主流[6~8]。在当前的实践中，医学和技术进步的整合提供了复杂的多模式治疗策略。脊柱肿瘤学治疗的最大进展是脊柱立体定向放射外科（Spine Stereotactic Radiosurgery，SSRS）的发展及其与传统手术的整合，极大地提高了对脊柱肿瘤的长期控制能力，具有一定的临床意义。在采用现代系统疗法延长生存期时，这一点尤为关键。随着放射外科技术的普及，放射外科技术在脊柱病变治疗中的应用也越来越多。脊柱外科医生必须熟悉和掌握放射外科的概念以优化治疗决策。本章将讨论原发性和转移性肿瘤的放射外科基本概念。

29.2　术语

立体定向全身放射治疗（Stereotactic Body Radiotherapy，SBRT）是一个总称，概括了在影像学引导下，针对全身靶点进行聚焦高剂量放疗。一般分 1~5 个部分，单部分 SBRT 偶尔被称为立体定向放射外科（SRS；表 29.1）。一旦确认以放疗为首选，无论是在初始治疗还是术后治疗，整个过程都由以下几个阶段组成：

首先，进行仿真，是获得最新影像的过程，以准确描绘肿瘤和高危器官（Organs at risk，OARs）。患者处于固定的框架中，在治疗计划和实施期间可重复定位。通过固定，以及目标位置术中再确认、运动检测和纠正来确保精度[9~11]。

其次，在特定软件平台上进行治疗目标和高危器官的轮廓绘制。将最佳成像转化为最佳轮

表 29.1　脊柱放射外科术语表

SRS：立体定向放射外科	脊柱放射外科一次性治疗
SBRT：脊柱放射治疗	全身大分割影像引导聚焦高剂量放射治疗
GTV：总肿瘤体积	术中可触及的或肉眼可见的肿瘤
CTV：临床靶点体积	潜在的微观传播区域，包括 GTV 的肿瘤细胞
PTV：规划目标体积	包含 CTV 并增加额外组织边缘以确保 CTV 接收预期剂量的结构
OAR：高危器官	拟放射器官的周围组织。最重要的 OAR 是脊髓
模拟	获取最新影像的过程，用于准确描绘肿瘤和 OAR，将患者置于固定框架中，在治疗计划和实施期间提供可重复定位
轮廓描绘	在指定的治疗计划软件上描绘 GTV、CTV、PTV 和 OAR 的过程
规划	在考虑到周围正常结构的允许剂量的同时，及时应用所需 / 规定的剂量

廓，尤其是在术后内置物相关伪影很常见，在仿真过程中行 CT 脊髓造影，以便清楚地描绘脊髓的位置；或者，可以进行非造影 CT 检查并与增强 MRI 融合。主要包括三个参数：大体肿瘤体积（gross tumor volume，GTV）、临床靶区体积（clinical target volume，CTV）和计划靶区体积（planning target volume，PTV）[12]。GTV 代表在影像中看到的肿瘤。CTV 是肿瘤细胞潜在的微观扩散区域，包括 GTV 和邻近的骨髓间隙。PTV 是围绕 CTV 的几何扩展，具有 2~3 mm 的边缘，以确保 CTV 接受计划剂量。这一边际考虑到了难以精确控制的因素，如治疗过程中的物理错误、患者位置和运动的不确定性，以及器官的活动。针对初始治疗[13]（图 29.1）或术后治疗（图 29.2），均有相关放疗指南[14, 15]，脊柱外科医生应对此有一定了解。在术后指南中，照射范围包括整个肿瘤；而在术前指南中，还应包括部分自肿瘤向周围扩展的部分。

最后，确定最终的个体化放疗方案，影响因素包括上面提到的放射剂量、周围高危器官（organs at risk，OARs）的最大耐受剂量等。鉴于放疗方案的不确定性，建议最终治疗方案由放射治疗师、医学工程师以及神经外科医生联合制订。

29.3　立体定向放射外科的放射生物学

传统的外照射疗法通过细胞内双链 DNA 分子断裂、导致有丝分裂或细胞毒性细胞死亡，从而达到脊髓减压的目的[8, 16, 17]。cEBRT（传统放射外科治疗）通常通过 1~4 束辐射束照射超出肿瘤边缘的区域。对于健康组织，此辐射剂量尚能接受，虽然肿瘤周围的重要 OARs 接受的辐射剂量大致与规定的肿瘤剂量相当[18]，但健康组织能够修复大部分这种程度的辐射损伤，而肿瘤细胞因 DNA 修复机制受损常无法修复而死亡。

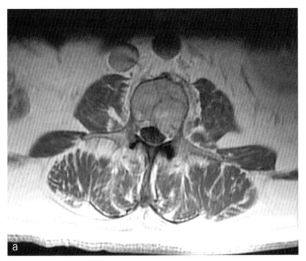
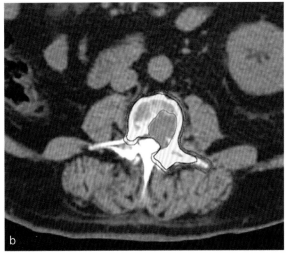

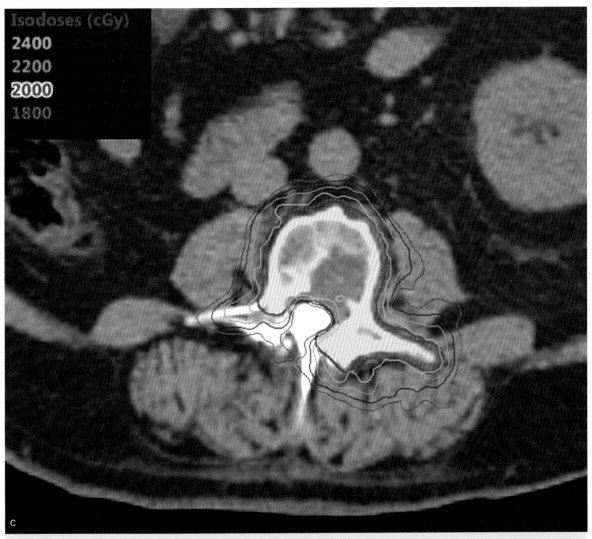

图 29.1   74 岁男性肾细胞癌转移至肺和骨的患者，表现为全身疲劳、僵硬和背痛，就诊时神经功能完好。脊柱 MRI 显示 L3 椎体病变，无硬膜外延伸。在 18 个月的随访中，他接受了单次 24 Gy 的 SSRS，疾病控制良好。a. 对比增强轴向 MRI 显示肿瘤没有硬膜外受累。b. 轮廓：GTV 用绿色勾勒，CTV 用蓝色勾勒，PTV 用红色勾勒。c. 带有剂量图的治疗计划。CTV，临床目标体积；GTV，总肿瘤体积；PTV，计划目标量；SSRS，脊柱立体定向放射外科

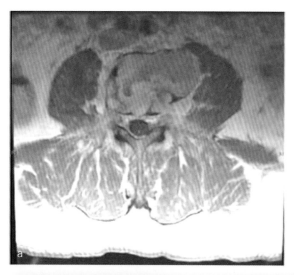
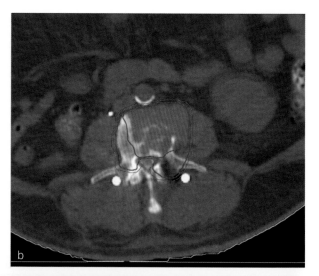
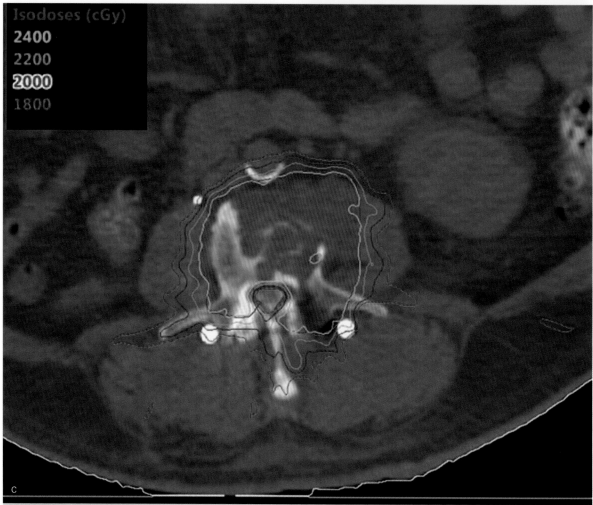

图 29.2　患有转移性肾细胞癌的 67 岁男性 s/p 患者，表现为 L4 水平的严重机械性神经根病。疼痛主要局限于腰背部，改变体位时加重，并向下辐射到左下肢外侧。 MRI 显示 L4 爆裂骨折伴继发于肿瘤浸润的严重左侧椎间孔狭窄。对肿瘤血管进行栓塞后，患者接受了经皮稳定、微创小关节切除和椎间孔减压术。术后，患者又接受了 SSRS，单次 24 Gy。a. 对比增强轴向 MRI 显示肿瘤，并有严重的左侧椎间孔狭窄。b. 轮廓：GTV 用绿色勾勒，CTV 用蓝色勾勒，PTV 用红色勾勒。c. 带有剂量图的治疗计划。 CTV，临床目标体积； GTV，总肿瘤体积； PTV，计划目标量； SSRS，脊柱立体定向放射外科

cEBRT 的治疗反应率可变，原因可能是针对肿瘤的辐射剂量限制。根据对 cEBRT 的反应，肿瘤被划分为放射敏感性肿瘤或放射耐受性肿瘤。淋巴瘤、骨髓瘤和精原细胞瘤被认为是放射敏感性肿瘤，固体肿瘤如乳腺和前列腺也是如此[19, 20]。肾细胞癌（RCC）、结肠癌、非小细胞肺癌（NSCLC）、肉瘤、黑色素瘤、甲状腺癌和肝细胞癌则为放射耐受性肿瘤[7, 8, 19, 20]。

无论硬膜外脊髓压迫（ESCC）的程度如何，放射敏感性肿瘤都能得到有效治疗[6, 8]。此外，放射敏感性肿瘤患者更有可能下床活动，并且其下床活动的时间也要长于放射耐受性肿瘤患者[18, 20-22]。

SSRS（脊柱立体定向放射外科）的整合已经彻底改变了脊柱转移瘤的治疗。放射外科能够对肿瘤组织进行高剂量放射，同时通过多角度射束（通常是 9 束或更多）来调节放疗剂量，达到减少 OARs 的伤害的目的。技术进步（如制订治疗方案、肿瘤的预稳定治疗、影像导航、可调剂量的放疗方案）大大提高了脊柱 SBRT 的安全有效性[23, 24]。最终形成的局部高剂量照射能力反过来又克服了多数肿瘤对 cEBRT 的放射耐受[25]。在实验模型中，低剂量和高剂量照射之间存在明显不同的放射生物学反应[26, 27]。高剂量照射（每分量 >10 Gy）通过破坏双链 DNA 杀死肿瘤细胞，并通过对肿瘤血管的抑制进一步控制肿瘤[28]。有理论认为，SRS 诱导鞘磷脂酶信号通路激活，进而导致微血管内皮功能障碍和细胞凋亡，导致肿瘤组织灌注不足，最终造成肿瘤细胞死亡[29]。放疗几天后，这些血管损伤将导致肿瘤细胞的缺血性或继发性死亡。此外，广泛的肿瘤细胞死亡可能导致肿瘤相关抗原和各种炎症细胞因子的释放，从而引发肿瘤相关免疫反应[30, 31]。最终，通过所有这些途径，SRS 在实现更好的促肿瘤细胞死亡效果的同时，不良反应更少。

无论何种肿瘤组织学类型，SSRS 都能产生较好的临床疗效，实现与剂量有关的可接受的放射反应[32-34]和高局部控制率[35]。最新的证据显示，SSRS 对放射耐受性肿瘤如 RCC[36-38]、肉瘤[39]和黑色素瘤等有很好的疗效[40]。

29.4　毒性和局限性

所有主要的 OARs（高危器官）[41, 42]的剂量限制已确定，脊髓是 SSRS 最重要的高危器官。多项研究报告显示，脊髓 SRS 后的风险较低，由 SRS 引起的放射性脊髓病极其罕见[42]。目前尚无脊柱的低剂量放疗导致 3 级或 4 级神经系统毒性的报道。多数不良事件比较温和，涉及 1 级或 2 级皮肤和食管毒性[43]，但也有黏膜炎、吞咽困难、腹泻、麻痹、短暂性喉炎和根管炎等[43-48]。低剂量放疗后，偶有 3 级呕吐、腹泻、肋软骨炎和吞咽困难病例[49, 50]。

与 cEBRT 相比，SSRS 后发生椎体压缩骨折（VCF）的概率较高（5%：40%）[51]。已确定的风险因素有：年龄较大、溶骨性改变、辐射剂量较大、椎体错位、已存在 VCF。因此，有人主张在放疗前对患者进行预防性椎体成形术[51-55]。然而，所引用的 40% 的骨折率是指通过 X 线影像检出的骨折，但需要干预的症状性骨折发生率要低得多。作者的研究表明，在 5 年随访中，出现症状性骨折的风险只有 7%[56]。

29.5　转移性脊柱肿瘤的立体定向放疗

脊柱转移肿瘤的治疗目标是姑息性的，包括保护神经功能，恢复和维持脊柱的稳定性，以及疼痛控制[57]。

多项研究报道了使用立体定向放疗技术治疗脊髓压迫较小或没有压迫的脊柱转移瘤获得了良好效果。对非颈椎区域的转移瘤[58, 59]，放疗的局部控制率（LC）约为 88%。一项多中心回顾性研究显示[58]，采用 SBRT 技术治疗 387 例病例[59]，2 年内的 LC 约为 84%[60, 61]。最近，我们对 657 例患者的 811 个病灶进行了单次 SRS 治疗，将剂量作为一个连续变量进行分析，范围从 18~26 Gy[32]。结果显示，低剂量组和高剂量组的局部失败率在 12 个月时分别为 5% 和 0.41%，24 个月时为 15% 和 1.6%，48 个月时为 20% 和 2.1%。在这项研究中，82% 的肿瘤是传统意义上放射耐受性肿瘤，50% 的肿瘤在之前的 cEBRT 中失败；同时，我们发现放疗效果与肿瘤组织类型（放射耐受性或敏感性）或剂量高低无关[32]。

采用手术联合 cEBRT 治疗转移性脊柱肿瘤的理论依据主要基于 Patchell 等的研究：与单独的 cEBRT 相比，随机分配先进行手术减压然后进行 cEBRT 治疗的患者总生存期（OS）更长，维持或恢复行动能力更强，肠道和膀胱功能保存更好，疼痛控制需求更少[62]。这项研究为支持对转移性实体瘤导致的高级别 ESCC 和 / 或脊髓病患者进行手术减压提供了 I 级循证医学证据[62]。与 cEBRT 技术相比，SSRS 作为术后辅助治疗可以显著降低相关并发症的发生率。由于需要对整个肿瘤（包括硬膜外延伸部分）进行高剂量辐射，并与 OARs（尤其是脊髓）保持安全距离，所以需要在脊髓和肿瘤之间保持一定的距离。目前，只有放射耐受性肿瘤的高等级 ESCC 患者需要进行脊髓减压以挽救神经系统，并通过内固定器械来稳定脊柱。如果治疗方案包含 SSRS，那么放疗前的手术目标就应该是为了安全进行 SSRS，而不是范围扩大的广泛切除肿瘤。因此，术语"分离手术"意味着在进行后外侧减压与后路器械融合的同时重建脑脊液灌注，在肿瘤和脊髓之间创建一个空隙。一项对 186 例患者的回顾性研究发现，这种策略可实现安全、有效、持久的局部肿瘤控制，分离手术和高剂量 SBRT 联合治疗在 1 年随访时 LC 达 90% 以上[63]。其他研究也获得了类似的治疗效果[64, 65]。

29.6　原发性脊柱肿瘤的立体定向放疗

与转移性肿瘤不同，对于原发性良性或恶性脊柱肿瘤，以治愈为目标的广泛 / 扩大肿瘤切除术仍被认为是主要治疗方式。不幸的是，在许多原发性肿瘤病例中，肿瘤的扩大切除常无法实现或会出现严重并发症。因此，需要采用辅助疗法来加强 LC。由于这些肿瘤放射耐受性明显，目前正在探索使用光子和质子的高剂量放疗来治疗原发性脊柱肿瘤。Delaney 等采用光子和质子［中位剂量：70.2 Gy 的相对生物有效性（RBE）］联合放疗，可使原发性脊柱肉瘤的 5 年生存率提高至 94%[66]。在脊柱肉瘤的治疗过程中，先进行大剂量辅助放疗然后手术，再进行大剂量术后放疗，也同样显示了良好的效果，5 年的 OS、LC、局部区域控制（LRC）和远处控制（DC）分别为 81%、62%、60% 和 77%[67]。碳离子疗法是一种重粒子辐射治疗技术，与光子和质子相比，生物有效性更佳[68, 69]。在单中心回顾性研究中，采用这种技术治疗脊索瘤的 LC 率有所提高[70]。

Yamada 等发表了采用光子的 SSRS 技术治疗脊柱脊索瘤的初步结果。在 24 例患者中，在 24 个月的中位随访时，有 23 例（95%）的连续 MRI 显示肿瘤稳定或减少[71]。一项关于脊柱脊索瘤放疗安全性和 LC 的系统综述认为，对于接受手术治疗脊柱原发性和复发性脊索瘤的患者，应考虑使用术前和 / 或术后影像引导下光子放疗（IGRT）或质子、碳离子治疗，可有效提高 LC[72]。

总之，尽管仍被认为是实验性的，但初步研究还是证明了手术联合大剂量重离子放射技术治疗原发性脊柱肿瘤的有效性，但还需进一步研究。

29.7 脊柱硬膜下肿瘤

手术仍然是脊柱硬膜下肿瘤的首选治疗方法[73]。Gerszten 等报告了使用放射外科治疗良性硬膜外肿瘤的情况，在 41 例患者中没有观察到亚急性或长期脊髓毒性[74]。Sachdev 等报告了 103 例采用放射外科技术治疗良性硬膜下肿瘤的患者，在平均 33 个月的随访期间内只有一例出现肿瘤进展[75]。此外，一项关于 SRS 的系统文献综述认为，SRS 技术在特定髓内肿瘤病例中是安全和有效的[76]。目前，对这些良性肿瘤的长期毒性和恶性转化的担忧，阻碍了此类技术的大规模应用。

29.8 小结

采用放射外科技术治疗脊柱肿瘤已经是一种趋势。对于转移性脊柱肿瘤来说，放射外科技术提供了较高的局部肿瘤控制率和有限的并发症发生率。在有严重的硬膜外转移性的肿瘤患者中，由于辐射剂量严重受限，放疗无法在提供最佳剂量的同时不危及脊髓。因此，在放疗前应进行"分离手术"以恢复肿瘤和脊髓之间的距离。采用放射外科技术治疗原发性脊柱肿瘤，在相关实验中其效果良好，相信在不久的将来，放射外科技术在临床实践中将发挥更重要的作用。

参考文献

[1] Cobb CA, III, Leavens ME, Eckles N. Indications for nonoperative treatment of spinal cord compression due to breast cancer. J Neurosurg, 1977, 47(5):653–658

[2] Wong DA, Fornasier VL, MacNab I. Spinal metastases: the obvious, the occult, and the impostors. Spine, 1990, 15(1):1–4

[3] Klimo P, Jr, Schmidt MH. Surgical management of spinal metastases. Oncologist, 2004, 9(2):188–196

[4] North RB, LaRocca VR, Schwartz J, et al. Surgical management of spinal metastases: analysis of prognostic factors during a 10-year experience. J Neurosurg Spine, 2005, 2(5):564–573

[5] Sinson GP, Zager EL. Metastases and spinal cord compression. N Engl J Med, 1992, 327(27):1953–1954, author reply 1954–1955

[6] Gerszten PC, Mendel E, Yamada Y. Radiotherapy and radiosurgery for metastatic spine disease: what are the options, indications, and outcomes? Spine, 2009, 34(22) Suppl:S78–S92

[7] Mizumoto M, Harada H, Asakura H, et al. Radiotherapy for patients with metastases to the spinal column: a review of 603 patients at Shizuoka Cancer Center Hospital. Int J Radiat Oncol Biol Phys, 2011, 79(1):208–213

[8] Maranzano E, Latini P. Effectiveness of radiation therapy without surgery in metastatic spinal cord compression: final results from a prospective trial. Int J Radiat Oncol Biol Phys, 1995, 32(4):959–967

[9] Lo SS, Fakiris AJ, Chang EL, et al. Stereotactic body radiation therapy: a novel treatment modality. Nat Rev Clin Oncol, 2010, 7(1):44–54

[10] Foote M, Bailey M, Smith L, et al. Guidelines for safe practice of stereotactic body (ablative) radiation therapy. J Med Imaging Radiat Oncol, 2015, 59(5):646–653

[11] Li W, Sahgal A, Foote M, Millar BA, Jaffray DA, Letourneau D. Impact of immobilization on intrafraction motion for spine stereotactic body radiotherapy using cone beam computed tomography. Int J Radiat Oncol Biol Phys, 2012, 84(2):520–526

[12] Barzilai O, Laufer I, Robin A, Xu R, Yamada Y, Bilsky M. Hybrid therapy for metastatic epidural spinal cord compression: technique for separation surgery and spine radiosurgery. Operative Neurosurg, 2019, 16(3):310–318

[13] Cox BW, Spratt DE, Lovelock M, et al. International Spine Radiosurgery Consortium consensus guidelines for target volume definition in spinal stereotactic radiosurgery. Int J Radiat Oncol Biol Phys, 2012, 83(5):e597–e605

[14] Redmond KJ, Robertson S, Lo SS, et al. Consensus contouring guidelines for postoperative stereotactic body radiation therapy for metastatic solid tumor malignancies to the spine. Int J Radiat Oncol Biol Phys, 2017, 97(1):64–74

[15] Redmond KJ, Lo SS, Soltys SG, et al. Consensus guidelines for postoperative stereotactic body radiation therapy for spinal metastases: results of an international survey. J Neurosurg Spine, 2017, 26(3):299–306

[16] Bilsky MH, Lis E, Raizer J, Lee H, Boland P. The diagnosis and treatment of metastatic spinal tumor. Oncologist, 1999, 4(6):459–469

[17] Vignard J, Mirey G, Salles B. Ionizing-radiation induced DNA double-strand breaks: a direct and indirect lighting up. Radiother Oncol, 2013, 108(3):362–369

[18] Lovelock DM, Zhang Z, Jackson A, et al. Correlation of local failure with measures of dose insufficiency in the high-dose single-fraction treatment of bony metastases. Int J Radiat Oncol Biol Phys, 2010, 77(4):1282–1287

[19] Rades D, Fehlauer F, Stalpers LJ, et al. A prospective evaluation of two radiotherapy schedules with 10 versus 20 fractions for the treatment of metastatic spinal cord compression: final results of a multicenter study. Cancer, 2004, 101(11):2687–2692

［20］Rades D, Fehlauer F, Schulte R, et al. Prognostic factors for local control and survival after radiotherapy of metastatic spinal cord compression. J Clin Oncol, 2006, 24(21):3388–3393

［21］Gilbert RW, Kim JH, Posner JB. Epidural spinal cord compression from metastatic tumor: diagnosis and treatment. Ann Neurol, 1978, 3(1):40–51

［22］Katagiri H, Takahashi M, Inagaki J, et al. Clinical results of nonsurgical treatment for spinal metastases. Int J Radiat Oncol Biol Phys, 1998, 42(5):1127–1132

［23］Alongi F, Arcangeli S, Filippi AR, Ricardi U, Scorsetti M. Review and uses of stereotactic body radiation therapy for oligometastases. Oncologist, 2012, 17(8):1100–1107

［24］Chang BK, Timmerman RD. Stereotactic body radiation therapy: a comprehensive review. Am J Clin Oncol, 2007, 30(6):637–644

［25］Chan NK, Abdullah KG, Lubelski D, et al. Stereotactic radiosurgery for metastatic spine tumors. J Neurosurg Sci, 2014, 58(1):37–44

［26］Zhang B, Bowerman NA, Salama JK, et al. Induced sensitization of tumor stroma leads to eradication of established cancer by T cells. J Exp Med, 2007,204(1):49–55

［27］Fuks Z, Kolesnick R. Engaging the vascular component of the tumor response. Cancer Cell, 2005, 8(2):89–91

［28］Song CW, Kim MS, Cho LC, Dusenbery K, Sperduto PW. Radiobiological basis of SBRT and SRS. Int J Clin Oncol, 2014, 19(4):570–578

［29］Garcia-Barros M, Paris F, Cordon-Cardo C, et al. Tumor response to radiotherapy regulated by endothelial cell apoptosis. Science, 2003, 300(5622):1155–1159

［30］Lee Y, Auh SL, Wang Y, et al. Therapeutic effects of ablative radiation on local tumor require CD8 + T cells: changing strategies for cancer treatment. Blood, 2009, 114(3):589–595

［31］Kaur P, Asea A. Radiation-induced effects and the immune system in cancer. Front Oncol, 2012, 2:191

［32］Yamada Y, Katsoulakis E, Laufer I, et al. The impact of histology and delivered dose on local control of spinal metastases treated with stereotactic radiosurgery. Neurosurg Focus, 2017, 42(1):E6

［33］Yamada Y, Lovelock DM, Yenice KM, et al. Multifractionated image-guided and stereotactic intensity-modulated radiotherapy of paraspinal tumors: a preliminary report. Int J Radiat Oncol Biol Phys, 2005, 62(1):53–61

［34］Gerszten PC, Burton SA, Ozhasoglu C, Welch WC. Radiosurgery for spinal metastases: clinical experience in 500 cases from a single institution. Spine, 2007, 32(2):193–199

［35］Barzilai O, Fisher CG, Bilsky MH. State of the art treatment of spinal metastatic disease. Neurosurgery, 2018, 82(6):757–769

［36］Ghia AJ, Chang EL, Bishop AJ, et al. Single-fraction versus multifraction spinal stereotactic radiosurgery for spinal metastases from renal cell carcinoma: secondary analysis of Phase I/II trials. J Neurosurg Spine, 2016, 24(5):829–836

［37］Gerszten PC, Burton SA, Ozhasoglu C, et al. Stereotactic radiosurgery for spinal metastases from renal cell carcinoma. J Neurosurg Spine, 2005, 3(4):288–295

［38］Zelefsky MJ, Greco C, Motzer R, et al. Tumor control outcomes after hypofractionated and single-dose stereotactic image-guided intensity-modulated radiotherapy for extracranial metastases from renal cell carcinoma. Int J Radiat Oncol Biol Phys, 2012, 82(5):1744–1748

［39］Chang UK, Cho WI, Lee DH, et al. Stereotactic radiosurgery for primary and metastatic sarcomas involving the spine. J Neurooncol, 2012, 107(3):551–557

［40］Gerszten PC, Burton SA, Quinn AE, Agarwala SS, Kirkwood JM. Radiosurgery for the treatment of spinal melanoma metastases. Stereotact Funct Neurosurg, 2005, 83(5–6):213–221

［41］Schipani S, Wen W, Jin JY, Kim JK, Ryu S. Spine radiosurgery: a dosimetric analysis in 124 patients who received 18Gy. Int J Radiat Oncol Biol Phys, 2012, 84(5):e571–e576

［42］Sahgal A, Weinberg V, Ma L, et al. Probabilities of radiation myelopathy specific to stereotactic body radiation therapy to guide safe practice. Int J Radiat Oncol Biol Phys, 2013, 85(2):341–347

［43］Yamada Y, Bilsky MH, Lovelock DM, et al. High-dose, single-fraction imageguided intensity-modulated radiotherapy for metastatic spinal lesions. Int J Radiat Oncol Biol Phys, 2008, 71(2):484–490

［44］Benzil DL, Saboori M, Mogilner AY, Rocchio R, Moorthy CR. Safety and efficacy of stereotactic radiosurgery for tumors of the spine. J Neurosurg, 2004, 101 Suppl 3:413–418

［45］Degen JW, Gagnon GJ, Voyadzis JM, et al. CyberKnife stereotactic radiosurgical treatment of spinal tumors for pain control and quality of life. J Neurosurg Spine, 2005, 2(5):540–549

［46］Chang EL, Shiu AS, Mendel E, et al. Phase I/II study of stereotactic body radiotherapy for spinal metastasis and its pattern of failure. J Neurosurg Spine, 2007, 7(2):151–160

［47］Hamilton AJ, Lulu BA. A prototype device for linear accelerator-based extracranial radiosurgery. Acta Neurochir Suppl (Wien), 1995, 63:40–43

［48］Cox BW, Jackson A, Hunt M, Bilsky M, Yamada Y. Esophageal toxicity from high-dose, single-fraction paraspinal stereotactic radiosurgery. Int J Radiat Oncol Biol Phys, 2012, 83(5):e661–e667

［49］Wang XS, Rhines LD, Shiu AS, et al. Stereotactic body radiation therapy for management of spinal metastases in patients without spinal cord compression: a phase 1–2 trial. Lancet Oncol, 2012, 13(4):395–402

［50］Terezakis SA, Lovelock DM, Bilsky MH, Hunt MA, Zatcky J, Yamada Y. Imageguided intensity-modulated photon radiotherapy using multifractionated regimen to paraspinal chordomas and rare sarcomas. Int J Radiat Oncol Biol Phys, 2007, 69(5):1502–1508

［51］Sahgal A, Whyne CM, Ma L, Larson DA, Fehlings MG. Vertebral compression fracture after stereotactic body radiotherapy for spinal metastases. Lancet Oncol, 2013,

14(8):e310–e320

[52] Boehling NS, Grosshans DR, Allen PK, et al. Vertebral compression fracture risk after stereotactic body radiotherapy for spinal metastases. J Neurosurg Spine, 2012, 16(4):379–386

[53] Cunha MV, Al-Omair A, Atenafu EG, et al. Vertebral compression fracture (VCF) after spine stereotactic body radiation therapy (SBRT): analysis of predictive factors. Int J Radiat Oncol Biol Phys, 2012, 84(3):e343–e349

[54] Jawad MS, Fahim DK, Gerszten PC, et al. on behalf of the Elekta Spine Radiosurgery Research Consortium. Vertebral compression fractures after stereotactic body radiation therapy: a large, multi-institutional, multinational evaluation. J Neurosurg Spine, 2016, 24(6):928–936

[55] Sahgal A, Atenafu EG, Chao S, et al. Vertebral compression fracture after spine stereotactic body radiotherapy: a multi-institutional analysis with a focus on radiation dose and the spinal instability neoplastic score. J Clin Oncol, 2013, 31(27):3426–3431

[56] Virk MS, Han JE, Reiner AS, et al. Frequency of symptomatic vertebral body compression fractures requiring intervention following single-fraction stereotactic radiosurgery for spinal metastases. Neurosurg Focus, 2017, 42(1):E8

[57] Barzilai O, Laufer I, Yamada Y, et al. Integrating evidence-based medicine for treatment of spinal metastases into a decision framework: neurologic, oncologic, mechanicals stability, and systemic disease. J Clin Oncol, 2017, 35(21): 2419–2427

[58] Garg AK, Shiu AS, Yang J, et al. Phase 1/2 trial of single-session stereotactic body radiotherapy for previously unirradiated spinal metastases. Cancer, 2012, 118(20):5069–5077

[59] Guckenberger M, Mantel F, Gerszten PC, et al. Safety and efficacy of stereotactic body radiotherapy as primary treatment for vertebral metastases: a multiinstitutional analysis. Radiat Oncol, 2014, 9:226

[60] Harel R, Pfeffer R, Levin D, et al. Spine radiosurgery: lessons learned from the first 100 treatment sessions. Neurosurg Focus, 2017, 42(1):E3

[61] Miller JA, Balagamwala EH, Angelov L, et al. Stereotactic radiosurgery for the treatment of primary and metastatic spinal sarcomas. Technol Cancer Res Treat. 2016

[62] Patchell RA, Tibbs PA, Regine WF, et al. Direct decompressive surgical resection in the treatment of spinal cord compression caused by metastatic cancer: a randomised trial. Lancet, 2005, 366(9486):643–648

[63] Laufer I, Iorgulescu JB, Chapman T, et al. Local disease control for spinal metastases following "separation surgery" and adjuvant hypofractionated or highdose single-fraction stereotactic radiosurgery: outcome analysis in 186 patients. J Neurosurg Spine, 2013, 18(3):207–214

[64] Rock JP, Ryu S, Shukairy MS, et al. Postoperative radiosurgery for malignant spinal tumors. Neurosurgery, 2006, 58(5):891–898, discussion 891–898

[65] Bate BG, Khan NR, Kimball BY, Gabrick K, Weaver J. Stereotactic radiosurgery for spinal metastases with or without separation surgery. J Neurosurg Spine, 2015, 22(4):409–415

[66] DeLaney TF, Liebsch NJ, Pedlow FX, et al. Long-term results of Phase II study of high dose photon/proton radiotherapy in the management of spine chordomas, chondrosarcomas, and other sarcomas. J Surg Oncol, 2014, 110(2):115–122

[67] Rotondo RL, Folkert W, Liebsch NJ, et al. High-dose proton-based radiation therapy in the management of spine chordomas: outcomes and clinicopathological prognostic factors. J Neurosurg Spine, 2015, 23(6):788–797

[68] Krämer M, Weyrather WK, Scholz M. The increased biological effectiveness of heavy charged particles: from radiobiology to treatment planning. Technol Cancer Res Treat, 2003, 2(5):427–436

[69] Dea N, Gokaslan Z, Choi D, Fisher C. Spine oncology - primary spine tumors. Neurosurgery, 2017, 80 3S:S124–S130

[70] Uhl M, Welzel T, Jensen A, et al. Carbon ion beam treatment in patients with primary and recurrent sacrococcygeal chordoma. Strahlenther Onkol, 2015,191(7):597–603

[71] Yamada Y, Laufer I, Cox BW, et al. Preliminary results of high-dose singlefraction radiotherapy for the management of chordomas of the spine and sacrum. Neurosurgery, 2013, 73(4):673–680, discussion 680

[72] Pennicooke B, Laufer I, Sahgal A, et al. Safety and local control of radiation therapy for chordoma of the spine and sacrum: a systematic review. Spine, 2016, 41 Suppl 20: S186–S192

[73] Ottenhausen M, Ntoulias G, Bodhinayake I, et al. Intradural spinal tumors in adults-update on management and outcome. Neurosurg Rev, 2018, 42(2):371–388

[74] Gerszten PC, Burton SA, Ozhasoglu C, McCue KJ, Quinn AE. Radiosurgery for benign intradural spinal tumors. Neurosurgery, 2008, 62(4):887–895, discussion 895–896

[75] Sachdev S, Dodd RL, Chang SD, et al. Stereotactic radiosurgery yields longterm control for benign intradural, extramedullary spinal tumors. Neurosurgery, 2011, 69(3): 533–539, discussion 539

[76] Hernández-Durán S, Hanft S, Komotar RJ, Manzano GR. The role of stereotactic radiosurgery in the treatment of intramedullary spinal cord neoplasms: a systematic literature review. Neurosurg Rev, 2016, 39(2):175–183, discussion 183

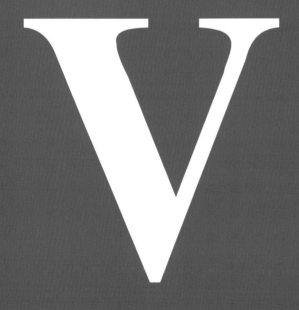

第五篇

技术应用的加速实现

V

30 手术室的设计改良和效率提升

James Dowdell, Christopher M. Mikhail, Andrew C. Hecht

摘 要

脊柱外科的新技术不断涌现。这些新技术可以提高手术室（OR）效率，简化手术和提高手术安全性。手术室的规模和配置必须适应所有手术人员和设备，同时满足高标准的无菌要求。手术室术前布置和术后整理效率的提高，可以显著提高麻醉、护理和手术团队的协作一致性，缩短手术时间，减少相关费用。机器人和导航系统的等手术设备的引入降低了内置物的错置风险，但并未缩短手术时间。本章对当前脊柱手术中手术室设计、工作效率、术中机器人和导航系统的概念进行了回顾，建议相关外科医生和医疗机构了解这些信息并据此调整围术期方案。

关键词

机器人，导航，设计，效率，脊柱，手术。

30.1 简介

随着脊柱外科领域的快速发展，新技术被不断引入手术室系统中。其中一些技术，特别是术中导航系统和手术机器人技术，有望带来技术革命，但使其融入手术室操作流程是一项具有挑战性的工作。手术室设计和设备设置对于手术的顺利进行至关重要。详尽的术前规划，包括对设备放置的考虑，甚至可以决定手术过程顺利与否。随着脊柱外科术中导航系统和机器人技术的使用指征不断扩大，其临床应用越来越多。但是，如何提高使用效率可能是影响其广泛应用前的重要因素。本章将描述该领域的一些挑战并提供设计的解决方案，以改善这些技术的操作实践。

30.2 手术室设计

30.2.1 手术室规模

随着手术设备体积越来越大，对手术室的规模也提出了相应的需求。根据既往资料，标准手术室（OR）房间的面积约为400平方英尺（约37.16平方米）。根据设施指导协会（FGI）2014年发布的指南，普通手术室房间的大小仍为400平方英尺；操作过程复杂、需要更多人员和/或设备的手术室，则应为600平方英尺（约55.74平方米）[1]；配备先进的医学成像设备（如固定的C臂机、CT或MRI）的复合手术室所需的面积更大，约为1 000平方英尺（约92.9平方米）[1]。一般脊柱手术涉及大量人员和设备，包括麻醉团队、手术团队、护理人员、内置物工作台、供应商、脊髓监测小组、大型C臂机，有时还需要使用显微镜等。FGI指南提供了相应建议，需要为人员和设备提供足够的空间，同时将污染的可能性降至最低[1]。导航手术需要安装有导航软件的计算机或影像信息二次处理系统，机器人手术则需要安装手术机器人。这些设备空间需求巨大，手术室设置必须不断完善以满足这些需求。

30.2.2 推动技术进步的同时减少污染

现代手术室必须设置足够的空间容纳所有必要的设备，因为手术室的污染率与手术室交通（人流、设备流）流量密切相关。在手术室中增加新的设计和功能，不应损害手术室的无菌要求或手术效率。近来，减少手接触和潜在的术中污染的技术不断被设计出来并引入临床实践。例如，新型手术室照明系统 OR21 使用了无接触的头顶照明 / 层流组合系统，旨在最终取代目前使用的安装在吊杆上的传统照明系统（图 30.1）。照明设施是术中潜在的污染源，OR21 系统避免了外科医生在术中调整照明设施，同时可以改善术中空气质量，避免了另一个潜在的污染源。目前，OR21 系统仍在加紧研发中。

术中透视和显微镜的使用也容易产生污染。据报道，多达 56% 的手术病例出现过 C 臂机污染[2]。与使用以无菌布单覆盖 C 臂相比，在术前房间布置过程中覆盖 C 臂更容易操作，但在手术室人流量增加的情况下，也更容易导致污染。过早地用无菌布单覆盖 C 臂时，一般建议避免接触 C 臂，并将其视为污染部位[2]。更先进的成像技术可避免在整个过程中多次旋转 C 臂和重复成像，以减少污染和提高手术效率。这些技术将单独讨论，包括 Brainlab CT、Ziehm C 臂和 O 臂，它们不需要连续使用传统透视[3]。

对手术显微镜（和覆盖的布单）采样的术后微生物培养表明，所有部位的污染发生率可能为 12%~44%[4]。但是，高污染率并未导致感染率的相应增加[4]。最常见的污染部位是光学目镜和手柄周围。充分的手术室空间可以实现更理想的显微镜定位，同时尽可能减少术中对其进行操作的需要。如果需要在术中操作手术显微镜，建议操作前和操作后更换手套，以最大限度地减少手术切口的污染[4]。

30.2.3　传统手术室设计

手术室的设计应最大限度地提高效率，改善辅助工作人员的工作流程，同时限制手术台周围的交通。手术室内的人员频繁走动是污染源之一[2]。理想情况下，手术室应包括位于房间中央的手术台、位于手术台头端的麻醉空间、手术台操作区域 2 英尺内避免走动的安全区，以及巡回护士的专用区域[1]（图 30.2）。手术室应该有通向外部走廊和清洁核心区的通道，并且这些

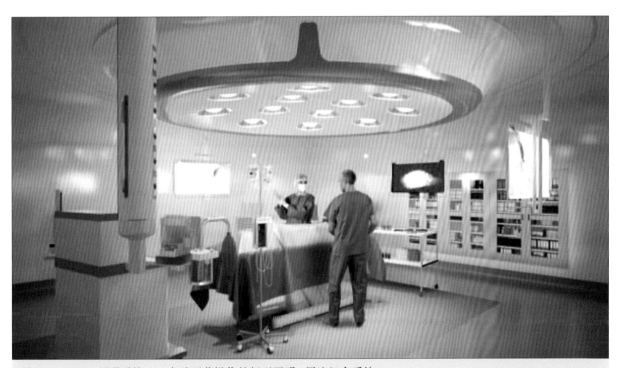

图 30.1　OR21 照明系统——有助灭菌操作的新型照明 / 层流组合系统

通道不应同时打开，以免对流空气通过手术区域[5]。在术者的视野内设置合适的影像显示系统［如图片存档和通信系统（PACS）］，有助于避免术者离开手术台，减少无菌区域的破坏。同样，随着机器人技术和导航技术的引入，手术室内也应该有一个专门的空间来存放和使用这些设备，同时不增加造成污染的风险[3]。

30.2.4 复合手术室设计

脊柱手术的复合手术室的设计，应保留传统手术房间的所有必要组成，并添加先进的医学影像设备，如 C 臂、CT 或 MRI。据估计，复合手术室所需的面积约为 1 000 平方英尺（约92.90 m²）[1,3]。在进行脊柱手术的复合手术室中，最常用的成像技术是 CT。如安装了计算机辅助导航（CAN）设备，有效的复合手术室设计可以大幅提高效率并减少并发症。与传统透视相比，CAN 技术可有效减少复合手术室内人员的辐射剂量[3,6]。所有复合手术室中均应设置辐射安全区，使外科医生和所有手术室内人员受益[3]。

30.3 脊柱手术室的工作效率

提高术中效率的一种方法是手术室设计改良，另一种方法是在手术团队人员之间建立有效的工作流程。手术日的每一个流程都可以在不牺牲医疗安全的情况下简化以提高效率，虽然效率的提高并不一定会转化为手术病例数量的增加[7]。通常认为患者的术前、术中和术后流程是线性的[8]（图 30.3），但并行处理（如同时设置麻醉、放置神经监测导联和设置手术室的后台）可以有效利用时间并显著提高效率[8]（图30.3）。因此，需要对术前护士、麻醉小组以及术中护理小组进行培训，使其了解在手术的每个部分中的特殊角色，以及如何在不影响患者预后的前提下完成多项任务。

30.3.1 术前准备效率

要提高手术室的效率，必须对那些导致低效和时间浪费的手术室设置进行分析。手术室成本高，把时间花费在不必要的工作上会增加巨大的成本负担和围术期预算[9,10]。有研究评估了术前检查核查表完成情况对手术日效率的影响。核查表具有双重目的。首先，核查表可在手术过程中自始至终地保证患者的安全；其次，核查表可跟踪手术中的各个团队，包括外科团队、护理团队、麻醉团队和手术室设备团队的角色术前评估的完成程度[11]。每个团队在确保操作流程畅通方面都扮演着独特而重要的角色，应用核查表可有效提高效率。

每天手术量通常由第一台手术决定。第一台手术按时开始对时间段的最大效率分配至关重要。最近的一项研究探讨了术前管理人员的工作内容，他们的工作目标是确保准时开始工作。研究发现，在手术室增加辅助工具可使未按时开始的第一台手术数量下降 50%[9,10]。确保术前核对表及时完成，对于保证患者安全和手术室工作流程至关重要[11]。

手术室流畅运转对于维护手术室工作流程也很重要，可最大限度地减轻患者的不适感，最大限度地提高外科医生的操作时间，并最终提高医院收入。对外科医生、麻醉师和护理人员进行关于提高手术室周转率的重要性的教育，对解决该问题收效甚微。2002 年，提出的六西格玛（6σ）原则明确了提高手术室周转效率的关键因素：在患者准备过程中外科医生洗手，在伤口闭合时拆除手术设备，在患者离开房间之前即进行清理，完成手术核查表以及不断提醒外科医生手术室准备情况。改善这些因素可使周转时间缩短约32%[12]。该研究在脊柱外科手术中的适用性尚存争议，但最近针对脊柱外科手术效率的文献指出，整合手术包和标准化器械等举措对节省成本和缩短手术时间都大有裨益[13]。这项建议是由

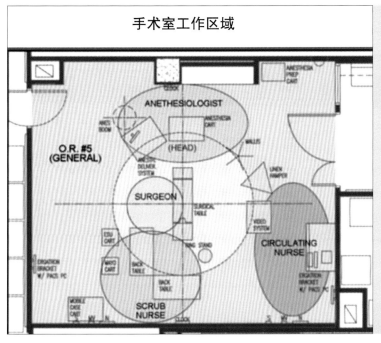

图 30.2 手术室应设计专用的工作区域，以提高效率和安全性

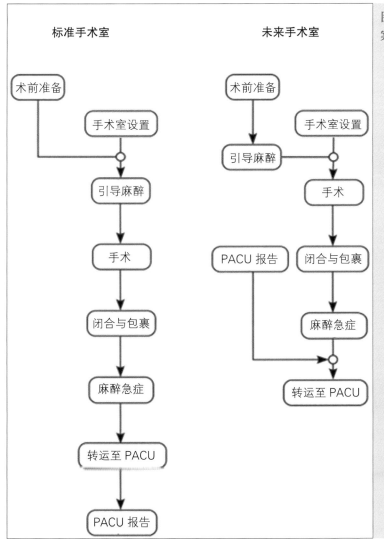

图 30.3 麻醉工作流程显示了标准麻醉方案和并行处理方案

医院的手术室工作人员、外科医生和厂商代表之间沟通推动的，以便针对特定手术仅提供所必需的设备[13]。该建议可以简化设置/清理流程，减少手术过程中出错的机会，提高手术室内时间的使用效率。建议简化每台手术所需的设备，以便在手术室设置中获得最大的价值和安全性。

30.3.2 手术效率

大型和小型社区医院与大学附属医院的手术室效率比较

最近的文献表明，私立医院比大学附属医院运作更有效率。通常，社区医院的外科团队较小，他们有共同的工作经历，而大学附属医院可能有规模较大的外科团队，他们合作的默契程度较差[14]。最近的一项研究表明，与教学医院相比，私立医院的患者从入院到麻醉诱导的时间和从麻醉诱导到切皮的时间更短[14]。更大的手术团队配合缺乏默契，降低了手术室的工作效率。具有脊柱外科手术经验的放射技术人员也可以减少透视时间和术中射线暴露。大学附属医院比私立医院更常进行术中影像检查，有更长的透视时间和更高的辐射剂量。这可能是由于大学附属医院中人员流动频繁，而放射科技师缺乏经验，他们在脊柱手术方面的经验常较少。

因此可以理解，大学附属医院的配置会导致工作效率低下。在各个步骤的增加必需的教学时间，会导致患者接受更长的麻醉诱导时间、手术时间和病房周转时间。可以在日常工作流程外开展合理培训，以改善这些低效率的情况。例如，外科住院医师可以参加讲习班来训练其外科技能；手术团队的其他成员也应该享有教育资源，以提高手术室的舒适性和工作效率；放射技术人员可以利用解剖室进行练习，以减少透视次数、缩短透视时间，同时获得满意的影像。

房间布置

设计合理的手术室对于获得最佳的手术室效率至关重要。房间布置不佳和周转效率低下可能会对手术室的工作流程产生负面影响。合适的手术室设置包括完成手术所有必要的仪器和设备，确保在手术日可以使用合适的手术器械包。外科手术医生应当参与并监督这项工作。此外，外科医生团队的代表应随时待命，并随时获得手术进展信息。这些可以由手术室工作人员或外科团队成员完成[13]。

为缩短周转时间，应允许患者在打开无菌手术包和进行准备时进入手术室，使术者可在开始麻醉诱导的同时整理手术器械。

患者体位

麻醉后，应在经验丰富的手术人员的指导摆放患者体位。最新的文献表明，如果没有手术人员的指导，患者体位摆放可能成为延误手术的主要原因，甚至需要重新摆放体位[15]。出于安全性的考虑，摆放体位时外科手术团队的成员的参与也很重要，因为不正确的体位会导致增加手术难度和并发症，如神经麻痹、褥疮甚至视网膜缺血等。神经监测可以与麻醉诱导同时进行。在手术团队开始洗手时，可以准备好手术部位并进行铺单。

在手术过程中，重要的是要保持手术室的无菌区域。经验丰富的外科手术人员可以预计使用哪些器械，拿掉不必要的器械可以大大提高手术效率。除了完善手术流程，还可以在手术过程中同时进行设备的准备和拆除，优化手术设置，简化手术结束时的点数过程和清理房间等[16]。上述步骤中的每个步骤可以重叠，以显著缩短从患者进入手术室到麻醉的时间、从麻醉到手术开始的时间以及从手术结束到离开房间的时间。

高效利用导航系统 / 机器人

术中导航系统和影像引导机器人既可用于简单手术，如微创椎间盘切除术和后外侧腰椎融合术，也可用于较复杂的手术，如多节段脊椎截骨术、硬膜下肿瘤切除术以及解剖异常的畸形病例的矫形[3]。此外，这些设备平台可以减少患者、外科医生和手术室辅助工作人员在微创手术中的辐射暴露[3]。脊柱手术依赖细致的操作，通过暴露狭小的间隙来处理神经组织，并将附带伤害降至最低，容易导致外科医生精神和身体的疲劳；通过导航系统或机器人辅助，可以缓解外科医生的疲劳感。计算机辅助二维和三维导航以及外科机器人技术的最新成果有可能改善临床结局。然而，考虑到这些产品的原始成本，外科医生必须证明其使用效果优于目前使用的传统技术。随着技术的成熟，这些技术将继续发展并更加高效。

近年来研发的多种新的导航技术可以提高手术室效率。例如，新的导航方式可以降低椎弓根螺钉的误置率，理论上可以改善手术结果并缩短手术时间，但目前还缺乏相关证据。Han 等提出，与透视相比，导航下置入螺钉的效率显著提高，每枚螺钉分别平均为 4.56 min 和 2.54 min（$P<0.001$）[17]。这必须与手术的其他部分（包括获取引导影像和机器人 / 计算机设置时间）带来的时间延长进行权衡。手术室效率与患者的安全密切相关。开放式脊柱手术中，手术时间缩短与较低的短期并发症发生率相关。因此，效率对医疗成本负担的影响是双重的。首先，并发症的发生率下降会降低医疗系统的成本，因为再入院率和再住院率可能会降低；此外，病例数量的增加和手术时间的缩短可以为医院带来更多的收入。

手术室内导航 / 机器人系统的理想布局

导航系统的理想布局取决于外科医生的舒适性和体验。根据作者的经验，导航系统的理想布局取决于手术病例。对于接受腰椎手术患者，作者通常将无创示踪器置于术区远端（图 30.4），然后将在示踪器上放置一个无菌覆盖物，以便将外科医生对侧的 CT 扫描仪（Ziehm C-arm）移动到脊柱术区上方（图 30.5，图 30.6）。在 C 臂旋转过程中，嘱患者屏住呼吸以防止出现可能影响导航精度的运动伪影。然后，将用导航摄像头连接 C 臂，以便导航摄像头与 CT 扫描影像的传输。作者把导航摄像机和监视器放在手术床足端（图 30.7）。对于颈部和胸部病例，导航摄像头和监视器将置于手术床头端。

培训操作人员

护理人员和手术技术人员是手术效率的影响因素之一。在私立医院，手术人员组成稳定，这会提高效率；而教学医院的人员稳定性较差，可能会由于操作人员不了解设置、设备位置和需求而造成时间延误。建议向手术室工作人员提供书面说明，详细介绍手术室设置、所需的设备 / 内置物，以及所需的手术步骤 / 仪器，以避免在手术过程中出现问题和延误时间。

员工流动也会对效率产生很大影响，经验不足的团队成员可能会造成严重的手术时间延误。虽然很难完全改变教学医院的文化，但可以通过增加培训使员工尽早胜任工作。有多种基于软件的模拟单元，其中一种称为 PeriopSim，可帮助培训外科护士和手术技术人员。

随着技术的进步，外科手术团队成员必须积极学习以避免工作效率低下。该理念适用于外科团队的每个成员，包括 X 线技术人员。学习曲线是可预期的；然而，早期以模拟的方式使用新技术可能降低技术难度，可能会缩短手术时间并降低并发症发生率。因此，重要的是要确保这些新设备高效工作，所有操作人员都可以做到流畅操作。例如，经验丰富的 X 线技术人员可以缩短透视时间，减少拍摄影像的次数并降低总体辐射暴露。

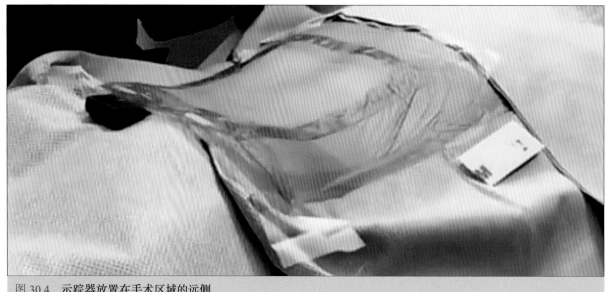

图 30.4　示踪器放置在手术区域的远侧

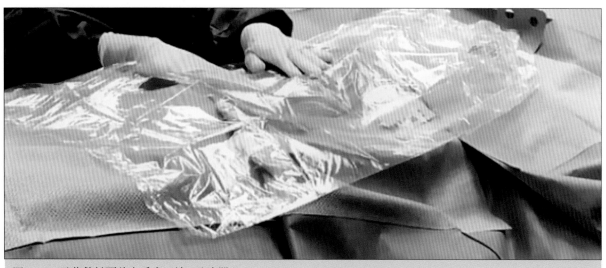

图 30.5　无菌敷料覆盖在手术区域 / 示踪器上

30.4　小结

　　手术室的设计既应包括现存的技术，也包括将来可能实施的有潜力的新技术。随着新技术的发展，必须以安全、简化的方式在手术室中实施这些技术，以避免对患者或手术团队成员造成潜在伤害。随着这些新技术的成熟和手术室的发展，所有相关的手术团队成员能够有效地使用这些技术至关重要。按照围术期护理流程、模拟培训以及在外科医生指导下简化手术室设置，手术室效率会大大提高。

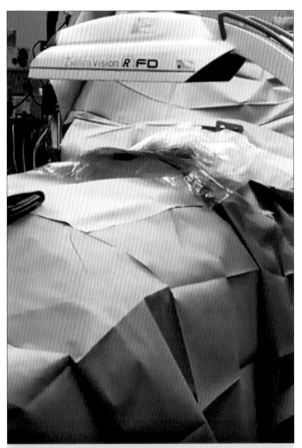

图 30.6　从外科医生对面进入的移动式 CT 扫描仪
（Ziehm）

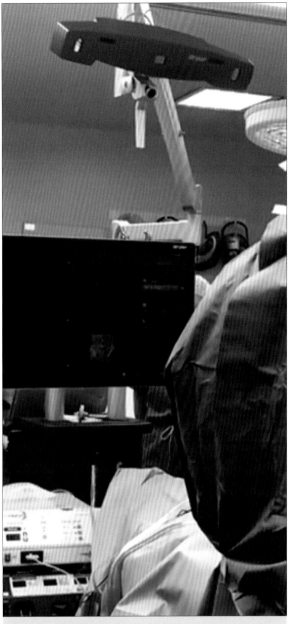

图 30.7　导航摄像机和监视器的位置

参考文献

［1］Shine TSJ, Leone BJ, Martin DL. "Specialized Operating Rooms." 2012 Operating Room Design Manual, ASA, 2012: 44–56. Available at: www.asahq.org/resources/resources-from-asa-committees/operating-room-design-manual. Accessed June 26, 2019

［2］Ahn DK, Park HS, Kim TW, et al. The degree of bacterial contamination while performing spine surgery. Asian Spine J, 2013, 7(1):8–13

［3］Overley SC, Cho SK, Mehta AI, Arnold PM. Navigation and robotics in spinal surgery: where are we now? Neurosurgery, 2017, 80 3S:S86–S99

［4］Basques BA, Golinvaux NS, Bohl DD, et al. Use of an operating microscope during spine surgery is associated with minor increases in operating room times and no increased risk of infection. Spine, 2014, 39(22):1910–1916

［5］Spagnolo AM, Ottria G, Amicizia D, Perdelli F, Cristina ML. Operating theatre quality and prevention of surgical site infections. J Prev Med Hyg, 2013, 54(3):131–137

［6］Miller JA, Fabiano AJ. Comparison of operative time with conventional fluoroscopy versus spinal neuronavigation in instrumented spinal tumor surgery. World Neurosurg, 2017, 105:412–419

[7] Agnoletti V, Buccioli M, Padovani E, et al. Operating room data management: improving efficiency and safety in a surgical block. BMC Surg, 2013, 13:7

[8] Friedman DM, Sokal SM, Chang Y, Berger DL. Increasing operating room efficiency through parallel processing. Ann Surg, 2006, 243(1):10–14

[9] Dexter F, Epstein RH. Typical savings from each minute reduction in tardy first case of the day starts. Anesth Analg, 2009, 108(4):1262–1267

[10] Dhupar R, Evankovich J, Klune JR, Vargas LG, Hughes SJ. Delayed operating room availability significantly impacts the total hospital costs of an urgent surgical procedure. Surgery, 2011, 150(2):299–305

[11] Panni MK, Shah SJ, Chavarro C, Rawl M, Wojnarwsky PK, Panni JK. Improving operating room first start efficiency-value of both checklist and a pre-operative facilitator. Acta Anaesthesiol Scand, 2013, 57(9):1118–1123

[12] Adams R, Warner P, Hubbard B, Goulding T. Decreasing turnaround time between general surgery cases: a six sigma initiative. J Nurs Adm, 2004, 34(3):140–148

[13] Abrams J, Dekutoski M, Chutkan N. Maximizing operating room efficiency in spine surgery: a process of tray consolidation, instrument standardization and cost savings. In: ISASS 17: General Session Outcomes and Value in Spine Surgery. 2017. Available at: https://www.isass.org/abstracts/isass17-oralposters/isass17–477-Maximizing-Operating-Room-Efficiency-in-Spine-Surgery-A-Process-of-Tr.html. Accessed June 27, 2019

[14] Wasterlain AS, Tran AA, Tang C, et al. Can we improve workflows in the OR? A comparison of quality perceptions and preoperative efficiency across institutions in spine surgery. Bull Hosp Jt Dis (2013), 2015, 73(1):46–53

[15] Asiedu GB, Lowndes BR, Huddleston PM, Hallbeck S. "The Jackson Table is a pain in the…": a qualitative study of providers' perception toward a spinal surgery table. J Patient Saf, 2018, 14(1):21–26

[16] Foglia RP, Alder AC, Ruiz G. Improving perioperative performance: the use of operations management and the electronic health record. J Pediatr Surg, 2013, 48(1):95–98

[17] Han W, Gao ZL, Wang JC, et al. Pedicle screw placement in the thoracic spine: a comparison study of computer-assisted navigation and conventional techniques. Orthopedics, 2010, 33(8):8

31 克服新技术的学习曲线

John E. Ziewacz

摘 要

在手术中采用新技术需要克服初始学习曲线。在此过程中，并发症发生率可能增加，效率可能下降。掌握技术之前处于学习曲线之中时，确保患者的安全以及安全有效地采用新技术，对于降低并发症风险并提高工作效率至关重要。本章简要介绍外科手术新技术的学习曲线，并探讨确保安全有效地完成学习曲线的策略。

关键词

学习曲线，应用障碍，机器人学，导航，高仿真模拟。

31.1 简介

任何新技术的应用都需要先完成学习曲线，然后才能掌握新技术并将其应用于实践。学习曲线可以定义为达到一种新技术或新技能的再现和保持稳定水平所需的时间（在手术的情况下为病例数）；在外科手术中，则指达到最低可能的并发症发生率的稳定状态，和为达到此状态所需的最少病例数。治疗不同患者所需的手术技术/技巧的难易程度差异巨大，掌握的难度因各种因素而异，包括技术难度、依赖的资源、是否需要专门培训等。当一项手术被认为难以掌握或难以常规实践时，该程序的学习曲线通常是陡峭的。然而，从图形上看，陡峭的学习曲线实际上很常见，因为它意味着仅较少量的病例即能达到纯熟的水平（图 31.1，图 31.2）。

在外科手术中，新技术的使用最终会使治疗更安全、更有效，与其学习曲线之间存在着内在冲突[1, 2]。在外科学中常面临如下困难：在手术学习曲线的爬坡阶段会出现较高的并发症发生率，意味着对患者产生伤害。根据"不伤害"的道德准则，外科医生很难接受用这种花费更多

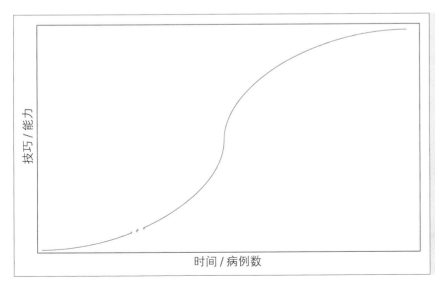

图 31.1 困难技术/手术的学习曲线

纵轴：技巧/能力
横轴：时间/病例数

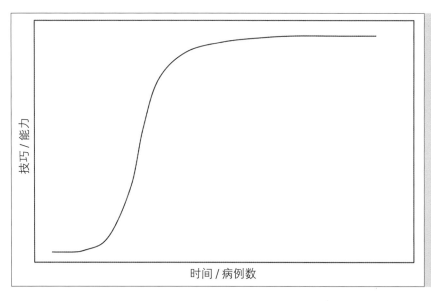

图 31.2　简单技术 / 手术的学习曲线

（纵轴）技巧 / 能力

（横轴）时间 / 病例数

时间、带来更多并发症的新技术来替代熟悉的金标准。实际上，伦理机构已经指出，涉及并发症的手术不应有学习曲线[1, 2]。众所周知，所有新技术都具有相应的学习曲线。应用新技术是大势所趋，但常以初期低效和增加复杂性为代价，所以深入理解学习曲线并找出使曲线变陡峭（意味着更快速地掌握）的方法，从而快速和安全地掌握新技术是至关重要的。本章将讨论脊柱外科采用新技术的障碍，考察其学习曲线，并讨论使脊柱外科新技术的学习曲线变陡峭的可能方法。

31.2　应用新技术的障碍

在讨论使学习曲线变陡峭的具体机制之前，有必要首先考虑应用新技术的存在哪些障碍，因为开始攀爬学习曲线首先取决于是否应用此新技术。如果存在不可逾越的应用障碍，可能导致操作者根本不可能开始新技能的学习。

应用障碍通常分为两类[3]：①技术本身的因素，②与技术相关的其他因素。技术本身的因素包括可觉察的使用困难、系统成本、外科医生的时间 / 精力成本，以及缺乏足够的病例数或对患者缺乏吸引力[3, 4]。就机器人 / 导航辅助系统而言, 医疗机构的直接成本可能达数百万美元，外科医生必须至少到一个脊柱外科手术机器人技术制造商公司总部接受正式培训，以获得机器人脊柱手术资格认证。背景因素包括新技术相对于现有技术的体验感受、患者的需求 / 吸引力、文献中确切的最佳证据、公司进行的营销，以及外科医生的接纳程度[3]。尽管某些障碍如技术的直接成本很难改变，但部分障碍更容易克服，尤其是对新技术本身的学习。

当一项新技术表面上具有强大吸引力，在文献中有令人信服的支持证据时，其获得应用的可能性就更大，因为它最终将成为一种标准化的治疗，如果不应用这种技术，外科医生 / 医疗机构将会落后于同行[3]。特别是在医疗保健和脊柱外科技术快速发展的今天，人们热衷于技术的研习并认同采用新技术的必要，但对新技术的评估仍然滞后[5]。Buxton 定律很好地描述了这种现象[6]：一项新技术太新颖时研究困难，直到它发展成熟时研究才逐渐充分[6]。虽然新技术应用前景光明，操作者跨越学习曲线的爬坡阶段（效率最高和并发症风险最小的点）后会明显受益，但是早期操作者则处于学习曲线的初始阶段，担心与现有标准相比新技术可能会表现不佳，研究新技术的态度会比较消极；而当这种新技术广泛应用时，从业者认为现在再进行与既往标准对比的研究意义大大降低，缺乏研究的动力。因此，许多新技术的应用没有经过严格的研究过程，然而要证实它们优于已建立的标准并成为新的治疗标准，通常需要严格的研究[3]。对新技术的应用范围进行严格研究，与现有标准相比等效甚至具有优势，可以促使外科医生更快地应用新技术，始终处于外科技术发展的前沿而不是在技术进步中落后。理想情况下，应当在学习曲线的起始和爬坡阶段开展研究，以了解新技术的风险/并发症，并定义学习曲线；此外，达到新技术的稳定期后，还可以确定与现有技术相比的等效性或优势。

总而言之，新技术的采用面临多种障碍，既有技术固有的障碍，也有文化、背景方面的障碍，有些障碍易于克服，而有些则否。简而言之，为新技术提供坚实的证据支持，使该技术尽可能具有成本效益，使从业人员采用该技术的时间/精力支出降至最低，以及为采用有前景的技术营造支持性的文化环境，有助于克服这些障碍。

31.3 理解脊柱外科新技术的学习曲线

在寻找使学习曲线变陡峭的方法之前，有必要理解新技术/操作的学习曲线。对于新兴技术，包括脊柱外科手术中的机器人技术和导航系统，文献较新但具有启发性。首先，初步研究必须确定新技术与现有技术一样，最终可以安全有效地执行。对于机器人技术，有初步研究表明其比徒手技术的准确性高[7]；随后几项在脊椎手术中进行的机器人和导航系统研究证实，可以安全有效地完成内固定，最终椎弓根螺钉/内固定的置入成功率与徒手相当或更高[8-14]。对机器人学习曲线的研究表明，学习曲线在20~30例患者之间达到爬坡阶段[9, 10, 15]。这与脊柱外科手术中

其他的微创技术［包括微创内镜下椎间盘切除术和微创经椎间孔椎间融合术（TLIF）］的学习曲线相当，这些手术的爬坡阶段于30~44例患者时达到[16-18]。有研究指出，与前5例相比，在5例之后的患者中，机器人置钉错误的发生率有所上升，在第20例时达到峰值，之后又有所下降[15]。有人认为原因可能是前5例手术后，尽管没有掌握这项技术，操作者信心增强而放松了监管。基于这个结果，作者建议对前25例机器人辅助手术的操作过程进行严格监督[15]。Hu和Lieberman指出，在他们前30例患者中，82%的患者在机器人辅助下成功完成了椎弓根螺钉置钉；随后的120例患者中，椎弓根螺钉的置钉成功率稳定于91%~95%[9]。值得注意的是，多数机器人辅助脊柱外科手术的最初研究案例都是由经验丰富的主治医师/顾问医师实施的。一项对机器人辅助手术受训者（住院医师和助手）的评估研究表明，随着病例数量的增加，在保证安全准确地置钉的同时，椎弓根螺钉置钉的时间缩短，同时辐射剂量也减少[14]。然而，研究中没有受训者操作超过7个案例，因此无法评估学习曲线的爬坡阶段。有趣的是，在初级和高级住院医生以及脊柱外科操作经验丰富的人群之间，置钉时间没有差异[14]。这一结果表明，机器人辅助技术可能会使对精确置钉所需的技巧要求降低，对技术的广泛应用具有积极意义。值得注意的是，所有受训人员都在一名经验丰富的外科主治医生的严格指导下进行操作[14]。作者指出，如没有适当的监督，在初级受训人员中开展这项技术是不符合伦理原则的[14]。

总之，对导航系统和机器人技术的研究表明，这些方法有助于准确置入椎弓根螺钉，其准确性和安全性至少与传统技术一样，估计学习曲线为20~30例。研究表明，学习曲线与操作者最初的水平无关。

31.4 缩短新外科技术学习曲线的策略

鉴于在攀爬新外科技术的学习曲线的同时并发症会增加,因此最重要的是找到使学习曲线变陡峭的方法,以减少手术并发的发生,以最少的病例数达到可接受的技术水平。评估脊柱外科中的导航和机器人技术应用的专门研究很少,但现有的文献和其他外科技术学习曲线策略的文献中有宝贵的经验。

使并发症相关的手术学习曲线变陡峭的最简单方法是增加手术时间。虽然效率和减少手术时间是应用新技术和学习曲线的一部分目标,但最重要的前提是将并发症风险降至最低,因此早期牺牲手术时间这一指标是可以接受的折中方案。实际上,这意味着为机器人/导航手术安排额外的时间,避免在手术日程紧迫的情况下安排手术,尽可能避免安排紧急手术。掌握该技术后,便可以减少手术的时间,提高效率。

基于已知的机器人辅助椎弓根螺钉置钉的学习曲线,建议对最初的20~30例手术进行严格监督/观察[15]。这种监督是必要的,并且在许多操作环境中也是可行的。但是,这在现实中的私立机构中可能不可行,因为在这种情况下,技术专家对20~30台手术进行监督可能会浪费资源和成本。在这一点上,合理的替代方案可能是增加另一个主治医师/学习伙伴。Hasan 等研究了主动脉根部手术的学习曲线,提出在首次由专家指导进行手术后,接下来的手术由主治医生/顾问医生合作进行,可以实现不增加并发症[2]。

视频的使用可能会提高专家在学习曲线初始阶段的监督能力,甚至替代这项工作。最新的进展推动了视频在术前、术中和术后的使用。在术前准备中,外科医生可以查看其他外科医生的类似病例,以获得有关技术等方面的提示,避免并发症[19]。术中视频的实时传输允许外科医生进行远程指导,可以在一定程度上减少在学习曲线初始阶段对现场指导的需求。最后,术后视频可以让外科专家提供指导,通过对外科医生操作的实际病例进行的建设性评论来缩短学习曲线[19]。虽然缺乏对使用视频缩短手术学习曲线的正式评估,但这是一个振奋人心的领域,可能会明显缩短脊柱手术中导航系统和机器人的学习曲线,在一定程度上缓解执业外科医生联系专家实际监督/观察病例的困难。

高仿真模拟是加速脊柱外科新技术学习的另一条有希望的途径。尽管高仿真模拟在普通外科和其他专业领域已非常常见,但在神经外科和脊柱外科中应用却很少[20]。有越来越多的证据表明,在这些领域中,模拟可以提高效率,并且参与者的反馈总体上是积极的[21]。导航和机器人是理想的模拟技术,因为可在人体模型上对在手术室中使用的实际技术/技能进行模拟。机器人技术,尤其针对标准化过程(如椎弓根螺钉置钉)的重现而设计的,允许操作者有充足的机会,在模拟环境中以标准化方式多次模拟真实世界的内固定安装过程。虽然模拟在导航和机器人手术中的意义尚未被详细研究,但是根据这些技术的特点,应该相信高仿真模拟可以缩短这些技术应用相关的学习曲线。

采用渐进和分级流程对新技术的进行结构化培训,可能最适合缩短新外科技术的学习曲线,并最大限度地减少并发症。Hasan 等[2]遵循结构化策略,在主动脉根部手术中采用了一种新技术,包括正规的教学培训、尸体操作、与专家一起进行首次手术,以及主治医生/顾问医师在手术中相互协助等[2]。结果显示,与现有文献相比,发病率或死亡率没有增加[2]。将导航和机器人技术引入脊柱手术时可以遵循这一策略。正式教学可以在学术中心或由厂商进行,高仿真人体模型可以由专门课程或厂商提供。对于最初的20~30个病例,可以利用现场或通过视频得到专家的指导和帮助,初步完成应用导航和机器人技术的学习曲线。对这种结构化方法还需要进一步研究，但它提供了一个逻辑框架，可用于缩短脊柱外科新技术的学习曲线，减少因应用新技术出现的并发症。

总而言之，在脊柱外科中完成新技术的学习曲线时，最大限度地减少并发症是至关重要的，可以采取多个步骤来缩短应用新技术的学习曲线。这些措施包括为初始阶段允许延长时间；遵循结构化的应用过程；采用正式的教学、高仿真模拟，以及通过现场或视频辅助监督初始病例的实施（表31.1）。

表31.1　加快采用新外科技术学习曲线的策略

1. 新技术 / 程序中的正规教学 / 课程
2. 结构化大体训练
3. 高仿真模拟
4. 密切监督 / 监督学习曲线的初始阶段（约 30 例）
5. 视频远程监护
6. 主治医生协助
7. 拓宽学习曲线，使并发症的学习曲线变陡峭

31.5　小结

外科手术中的新技术应用面临着各种障碍，并且不可避免地与学习曲线相关。最大限度地减少应用障碍，可以让外科医生开始攀爬学习曲线，并在一项新技术开始应用后维持学习曲线状态。在学习曲线的爬坡阶段，最重要的就是减少并发症，因此所有能够使学习曲线变陡同时最大限度降低并发症的措施都是必要的。在脊柱手术中采用导航和机器人技术时，应该引进那些已经被证实有效的加速爬坡学习曲线的方法和策略。

参考文献

［1］Edwards J, Mazzone A, Crouch G. Minimally invasive mitral surgery: dangerous to dabble. J Extra Corpor Technol, 2012, 44(1):51–54

［2］Hasan A, Pozzi M, Hamilton JR. New surgical procedures: can we minimise the learning curve? BMJ, 2000, 320(7228):171–173

［3］Wilson CB. Adoption of new surgical technology. BMJ, 2006, 332(7533):112–114

［4］Athanasiou T, Ashrafian H, Rowland SP, Casula R. Robotic cardiac surgery:advanced minimally invasive technology hindered by barriers to adoption. Future Cardiol, 2011, 7(4):511–522

［5］Herndon JH, Hwang R, Bozic KJ. Healthcare technology and technology assessment. Eur Spine J, 2007, 16(8):1293–1302

［6］Buxton MJ. Problems in the economic appraisal of new health technology:the evaluation of heart transplants in the UK. In: Drummond MF, ed. Economic Appraisal of Health Technology in the European Community. Oxford:Oxford Medical Publications, 1987,103–18

［7］Ringel F, Stüer C, Reinke A, et al. Accuracy of robot-assisted placement of lumbar and sacral pedicle screws: a prospective randomized comparison to conventional freehand screw implantation. Spine, 2012, 37(8):E496–E501

［8］Bai YS, Zhang Y, Chen ZQ, et al. Learning curve of computer-assisted navigation system in spine surgery. Chin Med J (Engl), 2010, 123(21):2989–2994

［9］Hu X, Lieberman IH. What is the learning curve for robotic-assisted pedicle screw placement in spine surgery? Clin Orthop Relat Res, 2014, 472(6):1839–1844

［10］Joseph JR, Smith BW, Liu X, Park P. Current applications of robotics in spine surgery: a systematic review of the literature. Neurosurg Focus, 2017, 42(5):E2

［11］Lee M-H, Lin MH-C, Weng H-H, et al. Feasibility of intra-operative computed tomography navigation system for pedicle screw insertion of the thoracolumbar spine. J Spinal Disord Tech, 2013, 26(5):E183–E187

［12］Macke JJ, Woo R, Varich L. Accuracy of robot-assisted pedicle screw placement for adolescent idiopathic scoliosis in the pediatric population. J Robot Surg, 2016, 10(2):145–150

［13］Onen MR, Simsek M, Naderi S. Robotic spine surgery: a preliminary report. Turk Neurosurg, 2014, 24(4):512–518

［14］Urakov TM, Chang KH-K, Burks SS,Wang MY. Initial academic experience and learning curve with robotic spine instrumentation. Neurosurg Focus, 2017,42(5):E4

［15］Schatlo B, Martinez R, Alaid A, et al. Unskilled unawareness and the learning curve in robotic spine surgery. Acta Neurochir (Wien), 2015, 157(10):1819–1823, discussion 1823

［16］Lee JC, Jang H-D, Shin B-J. Learning curve and clinical outcomes of minimally invasive transforaminal lumbar interbody fusion: our experience in 86 consecutive cases. Spine, 2012, 37(18):1548–1557

［17］Lee KH, Yeo W, Soeharno H, Yue WM. Learning curve of a complex surgical technique: minimally invasive transforaminal lumbar interbody fusion (MIS TLIF). J Spinal Disord Tech, 2014, 27(7):E234–E240

［18］Nowitzke AM. Assessment of the learning curve for lumbar microendoscopic discectomy. Neurosurgery, 2005, 56(4):755–762, discussion 755–762

［19］Ibrahim AM, Varban OA, Dimick JB. Novel uses of video to accelerate the surgical learning curve. J Laparoendosc Adv Surg Tech A, 2016, 26(4):240–242

［20］Konakondla S, Fong R, Schirmer CM. Simulation training in neurosurgery:advances in education and practice. Adv Med Educ Pract, 2017, 8:465–473

［21］Kirkman MA, Ahmed M, Albert AF, Wilson MH, Nandi D, Sevdalis N. The use of simulation in neurosurgical education and training. A systematic review. J Neurosurg, 2014, 121(2):228–246

第六篇

未来发展方向

VI

32 人工智能

Jaykar R. Panchmatia, Trishan Panch

摘 要

本章旨在定义人工智能（AI）、机器学习和深度学习；探究当前 AI 在医疗中的应用情况；探索 AI 在脊柱外科中的潜在用途；确定 AI 带来的潜在伦理挑战。脊柱手术非常适合人工智能的早期应用。我们的专业面临诊断和治疗等诸多挑战，人工智能的合理应用可以克服这些挑战。临床疗效记录表、临床和影像电子记录等提供了训练算法所需的原始数据。为了使所有患者都能从 AI 技术的应用中获益，脊柱外科医生必须在这项新技术的开发、应用和监督中发挥核心作用。

关键词

人工智能，机器学习，深度学习，脊柱外科。

32.1 简介

人工智能（AI）是一门计算机科学、医学和哲学的交叉学科，旨在利用机器（通常是计算机）理解和复制人类的智能。这一领域最核心的技术就是机器学习：设计计算机程序，使其可以通过真实世界案例进行学习，这个任务原来被认为只有人类才能完成。目前机器学习还都是"狭义的"人工智能：设计用来执行某些特定任务，如图片分析、旋律创作或解读书面文本。人工智能中的终极挑战是开发人工通用智能，也被称为"广义"AI：一种符合或超过人类整体智能的机器。

32.2 机器学习：和现实案例关联

机器学习的过程包括创建计算机程序，程序本身根据现实世界的案例进行关联，然后使用这些关联来预测未来的事件。建立关联的任务由算法或程序执行，即创建模型来描述被称为要素的数据元素之间的关联。数据处理和计算能力的快速增长，促进了机器学习算法性能和多样性的增长。最近兴起的一种算法是人工神经网络或神经网络。这些算法最早是在约 70 年前提出的，是一种利用计算机再现人类神经元信息处理能力的方式。近来关于其在多样化任务中的作用的研究取得了进展，如图像识别和大量结构化、数字化数据条件下的自动传输等。性能的提高归因于更多的结构化数据，同时随着可用的数据增多，神经网络本身也变得更加复杂：层数增加了，并使用了一种称为反向传播算法的控制机制。这些进展创造了深度神经网络（深度是指神经元的层数）和一门新的科学：深度学习。

32.3　有监督学习与无监督学习

深度学习的独特之处在于学习数据中的关联而无须人工提示哪些元素是重要的。这种学习形式称为无监督学习，与有监督学习相比，后者需要人类专家标记的初始数据集，该初始数据集用于训练算法，从而可以产生有效输出。

Google 在 2012 年进行了一项具有里程碑意义的研究，从中可以更好地理解有监督学习与无监督学习的区别[1]。在有监督学习的情况下，向机器提供一系列标记为"猫"的图片和一系列标记为"人"的图片，这就是训练数据集。如果机器随后看到新图片，应该能够识别"猫"还是"人"。随着展示更多的图片，这台机器在猫和人的识别方面会变得更好。在无监督学习的情况下，一台机器可以浏览互联网上数百万个随机选择的图像，不需要人类专家就可自行将这些图像分类。随着机器学习的数据集越来越大，对图片分类错误的风险降低，可信度增高。同样，随着电子健康记录的发展，以及研究和结果的在线发布，医疗数据的质量和数量都在提高。这些越来越大的数据集将同时支持有监督和非监督机器学习。

32.4　人工智能与医学

可以说，医学中的所有任务本质上都是信息处理。医学信息处理工作有两个高层次的任务：诊断和处理。诊断是一项基于数据的推理任务（从患者报告中获得症状，或从查体中获得体征）。处理是实现和监控整个过程达到治疗终点。手术涉及多种任务的组合，如外科医生评估患者（相当于诊断），并且采取下一步行动进行手术干预（处理）。

我们认为机器学习算法将在两个关键领域为临床医生提供支持：诊断和决策支持。目前的机器学习应用涉及诊断的自动化，通过机器学习来

优化临床决策 / 处理、并大规模创建个性化的处理流程是目前发展的方向。

32.5　人工智能在医学中的应用现状

在皮肤科等领域已有诊断辅助的案例。使用深度神经网络算法和 129 450 张临床图像作为训练数据集，在对角化细胞癌与良性脂溢性角化病、恶性黑色素瘤与良性痣进行鉴别诊断时，有监督机器学习系统的结果相当于 21 名经验丰富的皮肤科医生[2]。除脊柱外科以外的骨科专业中，深度神经网络已被用于对四肢 X 线片进行分析，识别骨折的准确性分别达到 90% 和 83%[3]。

已有证据支持在心脏病学中使用人工智能进行决策辅助的益处。40 例患者信息，如性别、是否存在心肌病、接受的治疗（血管成形术与冠状动脉旁路移植术）和结果组成训练数据集，用于神经网络学习。该网络随后被应用于对两组患者进行数据分析：第一个队列由治疗后存活至少 5 年的患者组成。第二个队列由治疗后 5 年内死亡的患者组成。对于死亡患者，神经网络更倾向于提出与实际治疗不同的替代治疗方案。因此，作者建议将神经网络方案作为制订实际治疗计划的一部分，可能提高患者的 5 年生存率[4]。

32.6　人工智能在脊柱外科中的应用

已有早期证据支持人工智能可用于脊柱手术。例如，已经开发的自动机器学习系统可用于脊柱病理学的辅助诊断。与拥有 10 年经验的执业放射科医生相比，机器学习系统现在能够以 95.7% 的灵敏度识别和诊断椎体压缩骨折。在同一研究中，机器学习系统对压缩程度（小于25%、26%~40% 或大于 40%）和骨折形态（楔形、压缩或爆裂）的识别，与实际观察的一致率分别

为 68% 和 95%[5]。

通过对特定患者术后并发症发生率的预测，机器学习还可用于辅助脊柱外科手术的临床决策。Kim 等首先使用 22 629 位患者的数据集，将 70% 用于人工神经网络模型的训练，剩余 30% 的数据用于模型评估。结果发现，神经网络在预测并发症（如静脉血栓栓塞、心脏事件、伤口并发症和死亡率）方面比患者的 ASA 分级标准更准确[6]。

32.7　人工智能未来在脊柱外科的应用

即使与导航和机器人相比，目前人工智能在脊柱手术中的使用还处于初级阶段。人口的老龄化、患者生存期望的提高和全球财富的增长等，导致患者对脊柱手术的需求不断增加。人工智能具有提高工作效率的潜力，因此可以满足这一日益增长的需求。对数据的分析还有助于解决脊柱手术中的某些有争议的问题，使外科医生能够确定适合患者的最佳手术方式。此外，人工智能有潜力为特定患者制订个性化的术前和术后护理方案：该方案将基于先前接受过相同手术的类似患者的经验，并根据给定患者的病情进行调整，甚至在给定患者可能受益的环节动态调动外科系统的资源（如物理治疗师）。通过这种方式，未来通过机器学习和围术期的动态化护理，不仅可以为每例患者提供个性化的护理体验（借鉴以往患者的集体经验），而且可以适应个体患者的病情发展；同时它也是自动化的，因此可以进一步向目前尚未开发的方式、方法扩展。最后，手术结果和患者功能改善可以自动记录到脊柱登记信息中，从而确保人工智能使用的数据保持同步。

为了分析未来 AI 在脊柱外科手术中的潜在影响，有必要先确定脊柱外科手术的价值链。从患者的角度出发，我们提出了一条价值链，涉及 8 个截然不同且相互关联的过程（表 32.1）。这些过程中的每一个都涉及一组信息的处理任务，许多任务都可用人工智能进行处理，特别是机器学习。

但是，为了使我们的患者能够从 AI 技术的应用中充分获益并解决道德和逻辑方面的挑战，脊柱外科医生和医师需要更广泛地参与 AI 技术的设计和应用。

32.8　医学领域使用人工智能的伦理挑战

有监督和无监督的机器学习都依赖大规模、高质量的数据库。从伦理上讲，提供数据库的人群也应该从其中获益。药物和内置物试验的现有规范，要求限制使用来自不会直接或明显受益人群的数据，因此不能很好地延续到人工智能时代。在 AI 时代，需要拥有海量数据的数据库来推动算法开发，而且很难归功于单个患者数据的贡献。因此，需要制定新的规范：从广义上说，健康数据将被视为一种公共产品，而不是私人财产，政府和医疗保健提供者需要像对待卫生基础设施中其他核心投资一样，来对待对高质量数据集的投入。

另一个道德挑战是确保 AI 提供的指导方案是客观的。机器学习算法的设计必须稳定，以避免不良数据的影响，并识别可能由于数据的主观性或算法开发者的潜在冲突而产生的偏倚，将人工智能与那些从其应用中获得利益者（如制药公司和医疗器械制造商）分开。但是，要控制建立算法所依赖的数据本身的偏倚更加困难，尤其是那些由无意识因素（如种族或收入）的影响造成的偏倚。

在使用 AI 辅助诊断时，很容易将其视为医师做出临床决策的工具，类似影像学和实验室检查。但是，如果医生与机器学习算法提供的建议不同，应该如何抉择？或者，如果患者选择的方案与医疗保健机构支持的机器学习算法所建议的

表 32.1 脊柱外科手术时间表

阶段	当前管理	人工智能管理
自我管理	患者对症状的自我识别和自我管理，如使用非处方药 使用非处方转诊网络和自我转诊到初级医疗，或替代疗法，如按摩治疗	AI 基于以往类似患者的集体经验的预后 使用患者手持式数字健康工具进行自我管理 根据确定的指南（如"美国医师学会指南"）适当转诊到初级医疗机构[7] 基于需求的实时监测，脊柱相关服务者预测需求和动态人工服务的能力
初级医疗	病情分类 患者自我管理和非手术治疗的正确操作说明 对需转诊高级医疗进行检查（如 MRI） 计划随访	因自我管理失败对患者进行评估 非手术治疗的循证应用 AI 监控患者手持式数字健康工具，以监测就诊后的治疗反应 主动筛查并发症（如神经功能恶化），并自动转诊至社区医师进行重新评估 在社区医疗中行 MRI 检查并用 AI 自动分析 MRI 基于阳性结果，由社区医师使用决策支持工具决定是否转诊至脊柱外科 通过基于 AI 决策支持工具决定是否将患者转诊至外科手术（减少不当转诊）
脊柱专科	初步门诊咨询 检查 门诊咨询讨论推荐的治疗方案 在多学科团队进行案例讨论	使用 AI 诊断工具对转诊筛选和调查。在此阶段还收集了重要数据，如合并症、吸烟史和当前功能状态 在多学科团队会议上进行讨论，AI 根据先前病例的集体经验来确定最佳手术方法和最佳入路，如减压与融合、前入路与后入路以及需要融合的手术节段 根据数据库提供的预后分析，准备针对患者的特定同意书
术前	护理团队与麻醉的术前评估 调度员协调手术团队和内置物	使用患者自持式数字健康工具提供术前护理监测 动态安排术前评估，手术日期取决于患者的病情和手术团队的手术日程表 自动申请合适的内置物
术中	神经学家现场进行术中神经生理学监测 麻醉医师人工监测生理状态	计算机视觉监测外科医生的视野，了解减压程度、神经监测变化或生理并发症；手术和麻醉团队的自动警报
术后	护理团队定期进行神经功能和生理监测，如有任何可疑症状，应提醒医生	根据患者和术中参数量身定制术后 AI 监测，可根据进展情况自动校准
门诊随访	患者出院时告知外科医生和理疗师的常规门诊日期	患者出院后有数字健康随访计划 人工智能预警系统，根据患者的自我管理和术前计划监测患者的进展情况 主动监测疼痛控制，患者报告的结果指标以及筛查并发症，必要时自动转诊至以理疗为基础的初级医疗机构或脊柱专科服务机构
长期管理	患者应遵循医师和理疗师的建议	患者自持式数字健康工具用于长期保健，包括对与脊柱手术相关的报告结果进行更长期的监测，数据自动上传到脊柱注册资料库 当发现复发或并发症时，人工智能可以自动转诊至初级医疗机构

缩写：AI，人工智能

解决方案不同，患者是否会为治疗买单？建议在完全理解机器学习算法的内部工作原理之前，支持医生对其推理的过程的质疑，将机器学习仅作为决策辅助工具。同样，在人工智能失败的情况下，也需要明确责任：责任由医生、产商、算法开发者还是数据库的提供者中的哪一方来承担呢？

最后，必须承认医学的特殊性。患者对医生的信任是独一无二的，因此，在无医生监督下使用人工智能指导患者的治疗前，需要得到患者和医生的广泛接受。在这种情况下，可能需要使用类似图灵游戏的方法来评估人工智能算法[8]：一种算法需要能够欺骗独立的医师和患者，使其相信其治疗计划是由人类医师制订的（图32.1）。通过应对这样的挑战，使此类算法得到更广泛的认可。脊柱外科医生的参与对于解决这些伦理问题以及设计 AI 解决方案，以应对我们患者所面临的临床挑战至关重要。

32.9　小结

脊柱手术非常适合应用人工智能。这是一个复杂的专业，由于治疗的病理学和解决方案的多样性，造成了诊断和治疗方面的挑战。此外，诊断依赖放射影像学，终点指标利用已建立的结果参数进行了很好的定义（包括患者报告的结果指

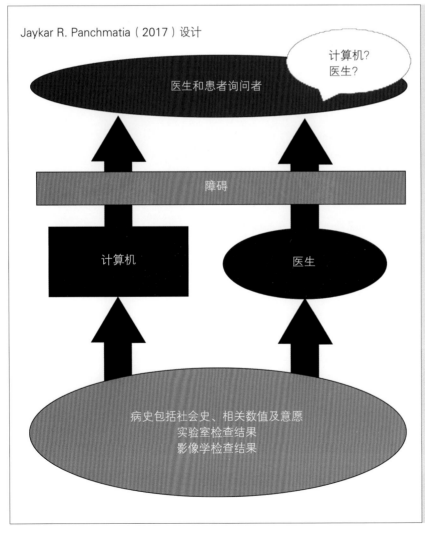

图 32.1　确认医生与人工智能提供的建议的等效性测试

标、放射学结果和并发症发生率）。为了发挥人工智能的优势，医生、计算机科学家和伦理学家需要合作，以便在脊柱手术中有效地应用人工智能技术。

参考文献

［1］Le QV, Ranzato MA, Monga R, et al. Building high-level features using large scale unsupervised learning. Proceedings of the 29th International Conference of Machine Learning. 2012

［2］Esteva A, Kuprel B, Novoa RA, et al. Dermatologist-level classification of skin cancer with deep neural networks. Nature, 2017, 542(7639):115–118

［3］Olczak J, Fahlberg N, Maki A, et al. Artificial intelligence for analyzing orthopedic trauma radiographs. Acta Orthop, 2017, 88(6):581–586

［4］Buzaev IV, Plechev VV, Nikolaeva IE, Galimova RM. Artificial intelligence:Neural network model as the multidisciplinary team member in clinical decision support to avoid medical mistakes. Chronic Dis Transl Med, 2016, 2(3):166–172

［5］Burns JE, Yao J, Summers RM. Vertebral body compression fractures and bone density: automated classification on CT images. Radiology, 2017, 284(3):788–797

［6］Kim JS, Merrill RK, Arvind V, et al. Examining the ability of artificial neural networks machine learning models to accurately predict complications following posterior lumbar spine fusion. Spine, 2018, 43(12):853–860

［7］Qaseem A, Wilt TJ, McLean RM, Forciea MA, Clinical Guidelines Committee of the American College of Physicians. Noninvasive treatments for acute, subacute, and chronic low back pain: a clinical practice guideline from the American College of Physicians. Ann Intern Med, 2017, 166(7):514–530

［8］Turing AM. Computing machinery and intelligence. Mind, 1950, 236:433–460

33 我们可以从其他行业学到什么

Nikola Kocovic, I. David Kaye

摘 要

当前的技术创新格局令人瞩目。我们生活在这样一个时代,各种技术正在改变我们的日常生活方式,包括娱乐、旅行和其他方面。创新的浪潮也涵盖了医学,并对今天患者医疗保障做出了相当积极的贡献。具体来说,对于机器人手术系统和微创手术系统的出现及其在脊柱外科中的应用,技术创新起到了积极的促进作用,并且无疑将在未来发挥更重要的作用。本章将回顾其他行业的进步如何使脊柱外科专业受益,以及某些新兴技术 [如虚拟现实(VR)、增强现实(AR)、触觉反馈和自主机器人] 如何促进脊柱外科的发展,并最终有助于改善对患者的治疗。

关键词

脊柱外科,虚拟现实,增强现实,触觉反馈,自主机器人,计算机视觉,微创手术,机器人脊柱外科。

33.1 简介

虚拟现实是一种计算机的技术,可以生成逼真的影像、声音和感觉,以模拟用户在虚拟或想象环境中的存在,允许用户自行探索和交互[1]。可以通过以下方式创建效果:使用具有小屏幕的头戴式耳机(可在用户的眼前显示图像)、一系列的大屏幕或其他特殊设计的区域,以模拟用户在虚拟环境中的存在。幸运的是,这项技术已经从最初的娱乐用途扩展到了其他领域,并在若干学科中占据了一席之地,其影响令人印象深刻。目前,该技术应用领域广泛,从华丽、逼真的视频游戏体验,到厨师、飞行员、军事人员和宇航员的培训;更好地理解认知偏差和不同的社会文化[2, 3];焦虑症的治疗[4],儿童的疼痛和焦虑管理[5];甚至卒中患者的康复[6, 7]。其丰富的模拟体验的能力,使其可以在脊柱手术领域发挥重要作用。脊柱外科是一门专业,考虑到脊柱外科涉及脊髓及其相关结构的处理,将虚拟现实技术应用于脊柱外科首先需要大量的培训,培训结束后还需要极高的操作精确度[8]和控制力。

33.1.1 虚拟现实作为培训模块

如前所述,虚拟现实具有模拟简洁或复杂环境的能力。考虑到这一点,有助于理解此类技术如何合理地模拟手术体验及术中的细微差别。巧合的是,已经明确虚拟现实模拟器可以作为一种较好的手术(尤其是脊柱手术)培训工具[9](图 33.1)。VR 具有广阔的应用前景,是一种有前景的手术培训方式。首先,VR 模拟器为受训人员提供了丰富的培训机会[9],并且模拟器培训提高了受训人员各种手术技能的速度和准确性[10]。通过模拟器训练手术技能,可以改善患者的治疗,减轻患者的不适感[11]。由于模拟器训练本质上独立于患者和大体标本,因此 VR 模拟不会给患者带来任何风险,并且所需资源更少[9]。此外,VR 模拟器使用方便,也提高了训练的频率。最后,模拟过程可以精确测量,从而记录操作的准确性,对受训者和外科医生进行客观评估[12]。这些信息可以用来评估外科医生的能力,甚至可以用来检测手术室医生服用对抗睡眠不足药物的效果[13, 14]。

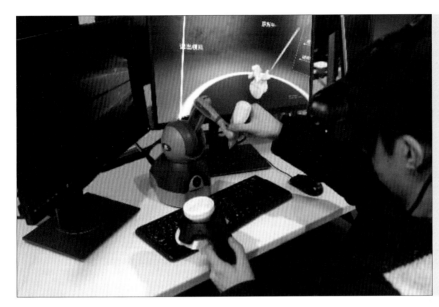

图 33.1　椎弓根螺钉置钉的虚拟现实仿真培训

许多外科中心使用 VR 模拟器作为个体手术技能的培训和评估手段[9]，但其作为培训模块的实用性尚不清楚。首先，也可能是最重要的一点，缺乏关于患者预后的研究证据[9]。模拟器的应用需要不断改进其设计、更长的学习周期、非技术性技能的测试，以及多学科的团队培训[9]。随着 VR 技术的不断进步、应用范围的不断扩大，今后能对脊柱外科手术进行更好地模拟，帮助受训外科医生、住院医生和学生获得更好的结果。

33.2　增强现实

增强现实（AR）与 VR 不同但又关系密切。其定义是对物理环境的实时直接或间接可视化，并通过其他感官输入（如声音、视频和触觉反馈等）进行修正。同样，与 VR 的起源类似，增强现实也起源于游戏。因其能够快速收集和共享信息，随后也应用于其他行业，包括医疗领域[14]。高级增强现实（以下称为 AR）系统能够以实时交互的方式叠加有关环境及其组件的信息。想象一下，戴着能够传递实时交通信息的眼镜开车时，或者戴着能投射最新的航班行程的眼镜在拥挤的机场奔跑。现在想象一下在手术室中的应用：将现有影像（如 X 线、超声、CT 和 MRI）与手术参考点和躺在手术台上的患者融合在一起。手术人员可能会戴上隐形眼镜，以投影患者当前的生命体征、相关病史，以及其他可能相关的信息，同时避免破坏无菌环境。

33.2.1　手术室内的实际应用

AR 之所以如此令人兴奋，是因为目前它在手术室内已经有了一些应用程序。例如，AR 被用于在腹腔镜手术时设计最佳切口[15]，在肿瘤手术中被用于识别淋巴结位置[16]，与近红外设备联合应用于检测组织的血管分布[17]。此外，在颅外 – 颅内旁路手术和颅内动静脉畸形手术中也应用了 AR 技术[18, 19]。

目前，许多设备能够提供各种增强和虚拟现实服务，包含不同的配件和技术，以不同方法提供相似的体验。想象一下，穿戴 HoloLens 眼镜进入手术室；这种头戴式设备是一副智能眼镜，包含一个惯性测量单元，后者由加速计、陀螺仪和磁力计组成；还有一个相机、四个环境感知传感器、麦克风和一个坏境光传感器，这些传感器用于记录周围环境，并将它们整合成增强现实影像[20]（图 33.2）。事实上，这项技术在医学领

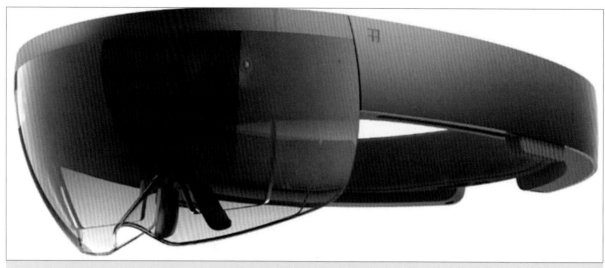

图 33.2　Microsoft HoloLens 示例

域已经有了应用，包括在 Case Western Reserve 大学和 Cleveland 医学中心的数字人体解剖学课程中的应用[20, 21]。该设备或其他类似设备由前面提到的针对患者信息的软件编程。基于影像的增强，脊柱手术可能从这项技术中受益匪浅。想象一下，脊柱外科医生能够在术中查看术前诊断影像，在做切口、置入器械和规划最佳入路方面获得有效指导[14]，同时以安全的方式将所有患者信息联系起来（图 33.3）。

33.3　虚拟现实和增强现实可作为激发兴趣和培训教育的载体

除了前面提到的 VR 和 AR 的应用外，模拟还可以增加脊柱手术技术学习者获取信息的机会。很多人都经历过，一个医学生发现自己在拥挤的手术室里，努力想要看清外科医生和住院医生在手术区域内看到的东西，试图用各种不可能和不舒服的姿势来了解发生了什么情况。现在想象一下这样的场景，同一个学生戴着 VR 或 AR 耳机，藏在角落里，不会妨碍手术操作，同时能够从多维视角来观察手术操作。在这个场景中，模拟技术可以有效地展示脊柱手术所涉及的信息和技术[14]。这些技术对住院医生培训也有影响。初级住院医生在手术室中还没有资格处理复杂病例，这些技术将能够帮助他们虚拟地参与其中，从而帮助他们更快地学习[14]。

幸运的是，诸如 Medical Realities 之类的公司正在努力使后者的场景成为现实[22]。个人能够通过购买软件来融入虚拟手术环境并进行学习。2016 年 4 月，Medical Realities 联合创始人 Shafi Ahmed 博士成为第一位通过 VR 直播手术的医生[23]。想象一下，脊柱外科医生分享手术过程，世界各地的学生不仅可以接触虚拟椎弓根螺钉置钉，还可以虚拟参与颈椎后路椎板切除术或椎体成形术并互动。其他行业也开始利用虚拟现实传播信息，美国国家橄榄球联盟（NFL）的明尼苏达维京队最近宣布，他们正在与 VR 公司 Oculus 合作，并将推出一款应用程序，允许球迷通过 VR 模拟技术实现在体育场内 360° 沉浸式模拟体验[24]。

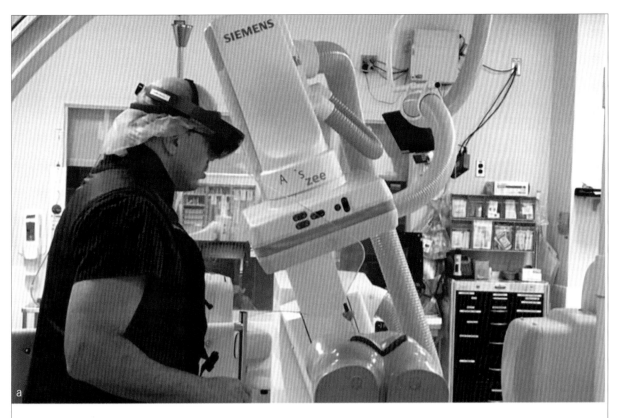

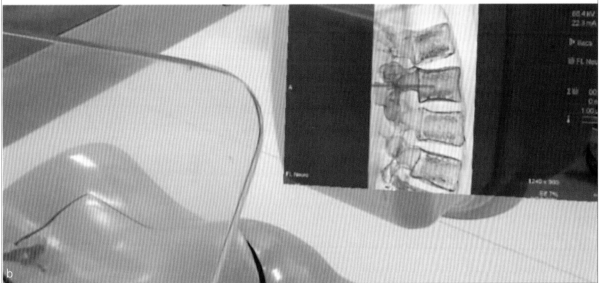

图 33.3　a. 外科医生佩戴 HoloLens 进行模拟，同时直接观察计划中的椎体成形术的视野。b. 通过眼镜的实际外科医生视野，左侧显示了手术视野的视图，右侧显示 Jamshidi 针进入椎体的过程

33.4　触觉反馈技术

触觉反馈是一种通过触觉反馈设备向用户施加力、振动或运动来重建人的触感的技术。早期触觉反馈应用的一个很好的例子是在玩赛车游戏时，当驶离铺设道路时方向盘会产生剧烈摇晃的感觉。这项技术作为增强用户体验的一种手段[25]，已经在游戏中使用了多年。从简单的操纵杆、方向盘和视频游戏控制器开始，触觉反馈已经发展到通过现代手持设备（如任天堂 Switch）模拟使用、处理和移动各种物体。与 VR 和 AR 一样，触觉反馈的应用范围迅速扩展到现在的各类设备，包括手机、个人计算机、飞行模拟器和各种其他形式的机器人。目前，触觉反馈正在得到进一步发展，Disney[26] 和 Microsoft[27] 等公司正在研究使用空气涡流环，使用户在接收触觉反馈的同时与 3D 投影进行联动。通过触觉反馈可以更直观、自然地操作机器人，从而更好地进行脊柱手术。

33.4.1　改进现有的机器人操作系统

目前，包括脊柱外科在内的机器人手术普遍存在的问题是，缺乏手段将手术区域的感观信息传递给操作机器人的手术医生。触觉反馈使手术医生能更好地感知和调整施加于各种组织的力量，从而降低不必要的组织损伤风险[28]。但是，这项技术尚不成熟，还存在不确定性[28]，需要进一步完善。

尽管如此，许多机器人研究实验室正在努力改进技术，未来该技术将得到进一步发展[29~38]。有些机器人系统申明已经完成技术改进，但仍需要进一步第三方评估。HeroSurg 机器人是一个特殊的案例（图 33.4）。该机器人由 Deakin 智能系统研究所、Harvard 大学和 Deakin 医学院联合设计，设计理念是让机器人操作系统获得触觉反馈。HeroSurg 机器人采用了一个复杂的触觉反馈系统，据称可以更好地区分组织成分，特别

是那些受感染、炎症和癌症影响的组织[39]。只有时间才能证明此机器人技术是否成功。然而，着眼于机器人科学中的其他学科，学习它们如何将人类感觉传递给机器人设备大有裨益。

33.4.2　实现更好的医疗保健

除了直接增强机器人功能，触觉反馈技术还可能间接帮助培训未来外科医生。如前所述，在医疗专业人员的培训中，虚拟现实为脊柱外科手术提供了一些确实的好处[8]。因此人们认为，应使虚拟现实模拟尽可能准确，以进一步提升培训体验是有好处的。采用触觉反馈技术，可以模拟更逼真的手术过程。

33.4.3　远程外科有多真实？

触觉技术在医学领域的应用使远程手术（远距离手术）不再是天方夜谭，尽管达到这个目标还很遥远。机器人技术和触觉反馈的进一步发展，使脊柱外科医生即使坐于相距数百公里甚至数千公里的远程外科平台前，都有可能"感觉"到在患者身上做切口，以及完成手术所需的其他所有动作。虽然这种冒险行为面临财务、法律、道德和技术等多方面的挑战[40]，但这种想法是改进目前手术室使用的机器人技术的源动力。

33.5　自主智能机器人

展望未来需要一定程度的猜想，关于机器人最有趣的问题可能是最终出现人工智能和完全自主的机器人的可能性。随着 Google[41]、Amazon[42] 和 Tesla[43] 等公司应用各种形式的自主机器人技术，自动化机器人在工业生产中显然已占据一席之地。对于脊柱手术和其他医学领域来说，自主机器人能否在手术室中占据一席之地仍是一个问题。如前所述，脊柱外科专业受操作精度影响大，机器人在这一方面存在优势[7]。然而，就目前的情况而言，无论是由外科医生直接控制机器人

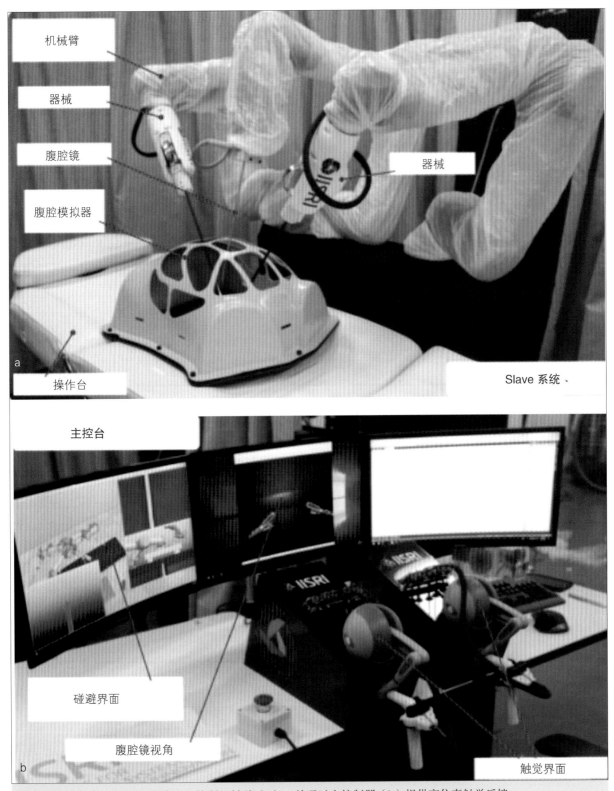

机械臂

器械

腹腔镜

腹腔模拟器

器械

操作台

Slave 系统

主控台

碰避界面

腹腔镜视角

触觉界面

图 33.4 HeroSurg 机器人允许远程控制机械臂（a），并通过主控制器（b）提供高仿真触觉反馈

的远程操作系统[44]，还是在需要外科医生完成大量规划的监督或共享控制系统，机器人系统在缺乏充分人工干预的情况下无法正确运行。要理解这个问题，就需要更好地了解可能有助于解决该问题的技术。

33.5.1　计算机视觉

计算机视觉作为一个科学领域，涉及计算机从图像中提取和理解信息[45]。换句话说，计算机视觉的目标是建立一套自主系统以完成人类视觉系统的一些任务[45]。这类技术允许人为的软件系统以合理、有效和省时的方式处理数据，其影响难以估量。设想一下，机器人操作系统以多种方式处理了数百万张图片，能够区分人体正常解剖结构及病理结构，并且最终能够用于不同的手术场景且无需人工干预。尽管这种推理过程和应用很可能还没有实现，但计算机视觉目前确实已有实际应用。

33.5.2　计算机视觉与自动驾驶

要了解计算机视觉对未来医学和脊柱外科的影响，我们可以将注意力转向汽车行业。自动驾驶非常复杂，自动驾驶汽车一直是热议的话题。最近，Uber 等公司宣布将拥有大量自动驾驶汽车[46]。自动驾驶汽车采用了多种技术，包括同步定位和测绘（SLAM）算法[47]，允许多个传感器和地图之间的信息桥接以更新定位[47]，已经开始利用深度神经网络处理大量图像，并允许在高速公路行驶期间识别诸如汽车和车道标识之类的物体[48]。这些深度神经网络技术最近在大规模的图像和视频识别方面取得了明显进展[49~51]，至少在高速公路上的自动驾驶方面具有实际意义[48]。换句话说，这些程序能够以相对复杂的方式"学习"和区分对象。当然，高速公路在很多方面都比手术简单，也许这些深层神经网络技术最终会发展到可满足临床需求的程度，如区分健康和病理组织。

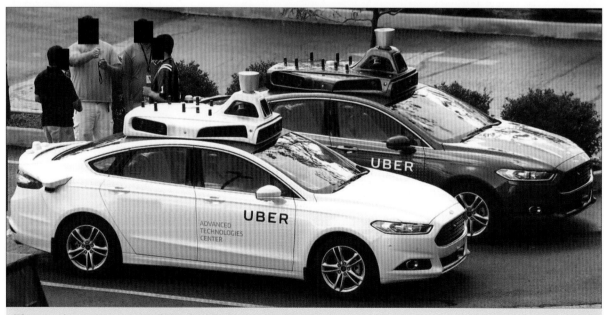

图 33.5　在 San Francisco 的道路上行驶的 Uber 自动驾驶汽车

参考文献

［1］ Li L, Yu F, Shi D, et al. Application of Virtual Reality technology in clinical medicine. Am J Transl Res, 2017, 9(9):3867–3880

［2］ Groom V, Bailenson JN, Nass C. The influence of racial embodiment on racial bias in immersive virtual environments. Soc Influence, 2009, 4(3):231–248

［3］ Kilteni K, Bergstrom I, Slater M. Drumming in immersive virtual reality: the body shapes the way we play. IEEE Trans Vis Comput Graph, 2013, 19(4):597–605

［4］ Maples-Keller JL, Bunnell BE, Kim S-J, Rothbaum BO. The use of Virtual Reality technology in the treatment of anxiety and other psychiatric disorders. Harv Rev Psychiatry, 2017, 25(3):103–113

［5］ Arane K, Behboudi A, Goldman RD. Virtual reality for pain and anxiety management in children. Can Fam Physician, 2017, 63(12):932–934

［6］ Vanbellingen T, Filius SJ, Nyffeler T, van Wegen EEH. Usability of videogamebased dexterity training in the early rehabilitation phase of stroke patients: a pilot study. Front Neurol, 2017, 8:654

［7］ Colomer C, Llorens R, Noé E, Alcañiz M. Effect of a mixed reality-based intervention on arm, hand, and finger function on chronic stroke. J Neuroeng Rehabil, 2016, 13(1):45

［8］ Taylor RH. Medical robotics and computer-integrated surgery. In: Handbook of Industrial Robotics. Springer, 2007,1213–1227

［9］ Pfandler M, Lazarovici M, Stefan P, Wucherer P,Weigl M. Virtual reality-based simulators for spine surgery: a systematic review. Spine J, 2017, 17(9):1352–1363

［10］ McGaghie WC, Issenberg SB, Cohen ER, Barsuk JH, Wayne DB. Does simulation-based medical education with deliberate practice yield better results than traditional clinical education? A meta-analytic comparative review of the evidence. Acad Med, 2011, 86(6):706–711

［11］ de Visser H, Watson MO, Salvado O, Passenger JD. Progress in virtual reality simulators for surgical training and certification. Med J Aust, 2011, 194(4):S38–S40

［12］ Gallagher AG, O'Sullivan GC. Fundamentals of Surgical Simulation. London:Springer, 2012

［13］ Sugden C, Housden CR, Aggarwal R, Sahakian BJ, Darzi A. Effect of pharmacological enhancement on the cognitive and clinical psychomotor performance of sleep-deprived doctors: a randomized controlled trial. Ann Surg, 2012,255(2):222–227

［14］ Khor WS, Baker B, Amin K, Chan A, Patel K, Wong J. Augmented and virtual reality in surgery-the digital surgical environment: applications, limitations and legal pitfalls. Ann Transl Med, 2016, 4(23):454–454

［15］ Volonté F, Pugin F, Bucher P, Sugimoto M, Ratib O, Morel P. Augmented reality and image overlay navigation with OsiriX in laparoscopic and robotic surgery:not only a matter of fashion. J Hepatobiliary Pancreat Sci, 2011, 18(4):506–509

［16］ Tagaya N, Yamazaki R, Nakagawa A, et al. Intraoperative identification of sentinel lymph nodes by near-infrared fluorescence imaging in patients with breast cancer. Am J Surg, 2008, 195(6):850–853

［17］ Diana M, Dallemagne B, Chung H, et al. Probe-based confocal laser endomicroscopy and fluorescence-based enhanced reality for real-time assessment of intestinal microcirculation in a porcine model of sigmoid ischemia. Surg Endosc, 2014, 28(11):3224–3233

［18］ Cabrilo I, Bijlenga P, Schaller K. Augmented reality in the surgery of cerebral aneurysms: a technical report. Neurosurgery, 2014, 10 Suppl 2:252–260, discussion 260–261

［19］ Cabrilo I, Schaller K, Bijlenga P. Augmented reality-assisted bypass surgery:embracing minimal invasiveness.World Neurosurg, 2015, 83(4):596–602

［20］ Microsoft HoloLens: Partner Spotlight with Case Western Reserve University. GameZone. Available at: http://www.gamezone.com/videos/microsoft-hololens-partner-spotlight-with-case-western-reserve-university-4nf. Accessed December 27, 2017

［21］ Couric K. Cleveland Clinic uses hologram technology to bring medical students inside the human body. Yahoo! News. Available at: https://www.yahoo.com/katiecouric/cleveland-clinic-uses-hologram-technology-bring-medicalstudents-inside-human-body-181136417.html. Accessed December 27, 2017

［22］ Platform. Medical Realities. Available at: https://www.medicalrealities.com/. Accessed December 16, 2017

［23］ Volpicelli G. What's next for virtual reality surgery? WIRED. Available at: https://www.wired.co.uk/article/wired-health-virtual-reality-surgery-shafiahmed. Accessed December 27, 2017

［24］ Bradley L. Minnesota Vikings first in NFL to Launch Virtual Reality App for Oculus. SportTechie. Available at: https://www.sporttechie.com/minnesotavikings-first-nfl-launch-virtual-reality-app-oculus/. Accessed December 27, 2017

［25］ Nintendo's HD Rumble will be the best unused Switch feature of 2017. Engadget. Available at: https://www.engadget.com/2017/01/13/nintendoshd-rumble-will-be-the-best-unused-switch-feature-of-2/. Accessed June 17, 2019

［26］ Sodhi R, Poupyrev I, Glisson M, Israr A. AIREAL: Interactive tactile experiences in free air. ACM Trans Graph, 2013, 32(4):1–134

［27］ Gupta S, Morris D, Patel SN, Tan D. AirWave: Non-contact Haptic Feedback Using Air Vortex Rings. Proceedings of the 2013 ACM International Joint Conference on Pervasive and Ubiquitous Computing. UbiComp '13. New York, NY:ACM, 2013,419–428

［28］ Amirabdollahian F, Livatino S, Vahedi B, et al. Prevalence of haptic feedback in robot mediated surgery: a systematic review of literature. J Robot Surg, 2018,12(1):1–25

［29］ Tezuka M, Kitamura N, Miki N. Micro-needle electro-tactile display. Conf Proc IEEE Eng Med Biol Soc, 2015,

2015:5781–5784

［30］Sengül A, van Elk M, Rognini G, Aspell JE, Bleuler H, Blanke O. Extending the body to virtual tools using a robotic surgical interface: evidence from the crossmodal congruency task. PLoS One, 2012, 7(12):e49473

［31］Seifabadi R, Iordachita I, Fichtinger G. Design of a teleoperated needle steering system for MRI-guided prostate interventions. Proc IEEE RAS EMBS Int Conf Biomed Robot Biomechatron 2012,793–798

［32］Sun Z, Ang RY, Lim EW, Wang Z, Ho KY, Phee SJ. Enhancement of a masterslave robotic system for natural orifice transluminal endoscopic surgery. Ann Acad Med Singapore, 2011, 40(5):223–230

［33］Sutherland GR, Maddahi Y, Gan LS, Lama S, Zareinia K. Robotics in the neurosurgical treatment of glioma. Surg Neurol Int, 2015, 6 Suppl 1:S1–S8

［34］Reilink R, Kappers AM, Stramigioli S, Misra S. Evaluation of robotically controlled advanced endoscopic instruments. Int J Med Robot, 2013, 9(2):240–246

［35］Reilink R, Stramigioli S, Kappers AM, Misra S. Evaluation of flexible endoscope steering using haptic guidance. Int J Med Robot, 2011, 7(2):178–186

［36］Khan F, Pearle A, Lightcap C, Boland PJ, Healey JH. Haptic robot-assisted surgery improves accuracy of wide resection of bone tumors: a pilot study. Clin Orthop Relat Res, 2013, 471(3):851–859

［37］King CH, Culjat MO, Franco ML, Bisley JW, Dutson E, Grundfest WS. Optimization of a pneumatic balloon tactile display for robot-assisted surgery based on human perception. IEEE Trans Biomed Eng, 2008, 55(11):2593–2600

［38］King CH, Higa AT, Culjat MO, et al. A pneumatic haptic feedback actuator array for robotic surgery or simulation. Stud Health Technol Inform, 2007,125:217–222

［39］University D. Deakin builds robotic surgical system with sense of touch. Deakin. Available at: http://www.deakin.edu.au/about-deakin/media-releases/articles/deakin-builds-robotic-surgical-system-with-sense-of-touch. Accessed December 27, 2017

［40］Hung AJ, Chen J, Shah A, Gill IS. Telementoring and telesurgery for minimally invasive procedures. J Urol, 2018, 199(2):355–36–9

［41］Simonite T. Google's CEO is excited about seeing AI take over some work of his AI experts. MIT Technology Review. Available at: https://www.technolo-gyreview.com/s/607894/why-googles-ceo-is-excited-about-automating-artificial-intelligence/. Accessed December 27, 2017

［42］Nick Heath | January 26, 2016, 7:02 AM PST. Amazon, robots and the nearfuture rise of the automated warehouse. TechRepublic. Available at: https://www.techrepublic.com/article/amazon-robots-and-the-near-future-rise-ofthe-automated-warehouse/. Accessed December 27, 2017

［43］Elon Musk unveils Tesla factory video to showcase full automation. Futurism. Available at: https://futurism.com/elon-musk-unveils-tesla-factory-video-toshowcase-full-automation/. Accessed December 27, 2017

［44］Ryan H, Tsuda S.. History of and Current Systems in Robotic Surgery. Essentials of Robotic Surgery, 2014,1–12

［45］CERN Document Server, 1996, cds.cern.ch/record/400313/files/p21.pdf. Accessed August 10, 2019. 2f400313%2ffiles%2fp21.pdf&p=DevEx,5067.1.Accessed December 28, 2017

［46］Burke K. Uber re-focuses on self-driving initiative. Automotive News. Available at: http://www.autonews.com/article/20171126/OEM06/171129826/uber-volvo-autonomous-technology. Accessed December 27, 2017

［47］Durrant-Whyte H, Bailey T. Simultaneous localization and mapping: part I. Simultaneous localization and mapping: Part I - IEEE Journals & Magazine. Available at: http://ieeexplore.ieee.org/document/1638022/. Accessed December 28, 2017

［48］Huval B, Wang T, Tandon S, et al. An Empirical Evaluation of Deep Learning on Highway Driving. April 15 ADAD

［49］Simonyan K, Zisserman A. Very Deep Convolutional Networks for Large-Scale Image Recognition. April 2015

［50］Simonyan K, Ziserman A. Two-stream convolutional networks for action recognition in videos. CoRR abs/1406.2199, 2014. Published in Proc. NIPS; 2014

［51］Sermanet P, Eigen D, Zhang X, Mathieu M, Fergus R, LeCun Y. OverFeat: Integrated Recognition, Loacalization and Detection using Convolutional Networks. In Proc. ICLR; 2014

34 导航和机器人脊柱外科的未来发展

Darian R. Esfahani, Prateek Kumar, Kimberly Hu, Zachary Tan, Brandon L. Neisewander, Ankit I. Mehta

摘 要

随着技术的飞速发展，当代外科手术变得更加有效、精确和安全，同时为一些颇具挑战性的疾病的治疗带来了希望。在本章中，作者将回顾导航和机器人脊柱外科中的几种新兴技术，讨论法律问题，并概述这个不断发展的领域未来面临的挑战。首先回顾增强现实，包括现代抬头显示设备（Head-up Display，如 Google Glass 和 Microsoft HoloLens），以及最近能够将 3D 解剖结构与外科医生的手和仪器叠加在一起的系统。然后探讨了医学成像的进展，包括弥散张量成像，并讨论了其在肿瘤切除中的潜在应用。接下来将介绍纳米技术的进展，包括纳米刀和纳米支架，以及设计用于选择性靶向杀死肿瘤细胞和实施化疗的纳米机器人。然后探讨法律问题，包括 FDA 的批准和机器人的法律责任。最后讨论了机器人脊柱手术中正面临的挑战，包括成本效益、小型化、人工智能和机器人作为外科医生的伦理考虑。

关键词

增强现实，弥散张量成像，伦理学，平视显示器，法律，纳米机器人，纳米技术，神经导航，机器人，技术。

34.1 简介

增强现实（AR）是将计算机生成的图像投影到用户对现实物体的产生的图像中。尽管 AR 尚处于起步阶段，但人们对其在手术培训和手术操作中的兴趣与日俱增，以提高操作精确度，并将组织损伤降至最低[1]。目前正在对若干 AR 系统在脊柱领域的应用进行测试，包括 Google Glass 和 Microsoft HoloLens 等商用抬头显示器（HUD），以及 AR 手术导航设备。

34.1.1 HUD AR-Google 眼镜和 Microsoft HoloLens

在过去的几十年里，AR 系统的人体工程学已经发展出了可穿戴技术。目前的 HUD 设备被置于眼的前方，使手术医生的视线无须离开手术区域即可查看叠加 CT 或 MRI 数据的影像[2]。Google 眼镜将一台微型计算机、屏幕和投影仪安装在一副眼镜上，使用户可以查看右眼的右上角的投影影像（图 34.1）。Google 眼镜可以在术中显示背侧神经根切开术中的监测数据[3]，还可以实时显示来自神经导航设备的数据以监测椎弓根螺钉的位置[2]。

Microsoft HoloLens 由一个可以投射三维（3D）影像的透镜组成，并具有成对的扬声器以实现虚拟环绕立体声提示。Microsoft HoloLens 利用凝视命令（如头部跟踪），以及手势识别和语音输入，允许用户与投影影像互动。例如，全息透镜已开始研究验证，可投射脊柱畸形患者的全息影像图，从而在 3D 空间中进行手术计划并进行术后回顾[4]。

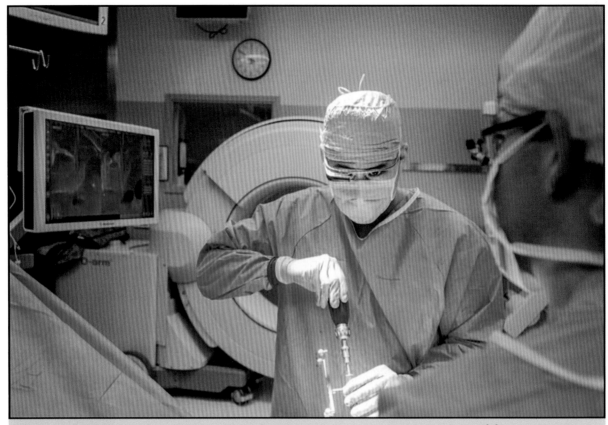

图 34.1　手术医生在置入椎弓根螺钉的过程中使用 Google Glass 监控神经导航影像（Yoon 等[2]）

34.1.2　增强现实手术导航

最近研发了一种增强现实手术导航系统（Philips Healthcare，Best，the Netherlands），可用于辅助椎弓根螺钉的置入。该系统由安装在 C 臂上的多个高分辨率摄像机组成，用于跟踪手术部位周围皮肤上的标记。旋转 C 臂创建 3D 影像，在规划置钉路径后，C 臂会自动旋转到计划置入螺钉的轴线上。在显示屏上，螺钉置入路径被实时叠加于患者解剖结构影像上，以引导螺钉的置入，包括轨迹和深度[5]（图 34.2）。尸体模型研究的初步结果显示，与徒手置钉相比，AR 系统在精准置钉和避免损伤方面具有优越性[5]。

34.2　弥散张量成像

弥散张量成像（DTI）是一种 MRI 技术，用于中枢神经系统白质束的立体成像[6]。肿块会导致白质束穿过大脑或脊柱的正常路径发生偏离，采用此技术，手术医生可以根据路径的改变在 3D 空间中实现肿瘤位置的可视化[7]（图 34.3）。白质束的可视化有助于手术医生进行手术规划，以避免可能的神经损伤。

虽然 DTI 作为手术辅助设备有潜在的用处，但由于构建 3D 影像受噪声干扰，DTI 成像一直被认为不够可靠[9, 10]。弥散加权成像本身分辨率较低，当与纤维走向和复杂的跟踪算法合用时，可能会产生难以重复的结果[10]。对于硬膜内肿块，打开硬脊膜和脑脊液（CSF）流出会引起脊

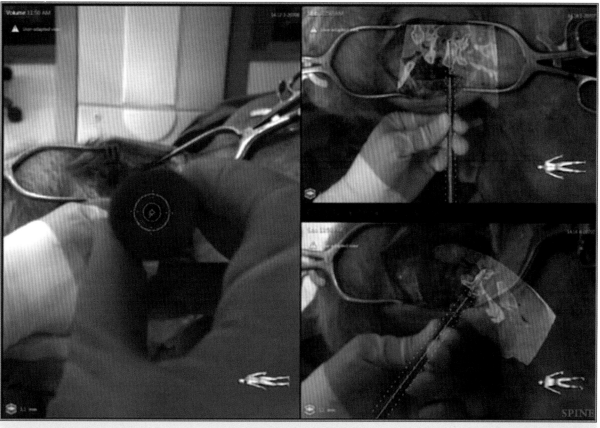

图 34.2　Philips ARSN 系统，螺钉对准和轨迹虚拟路径的增强现实视图（ElmiTerander 等[5]）

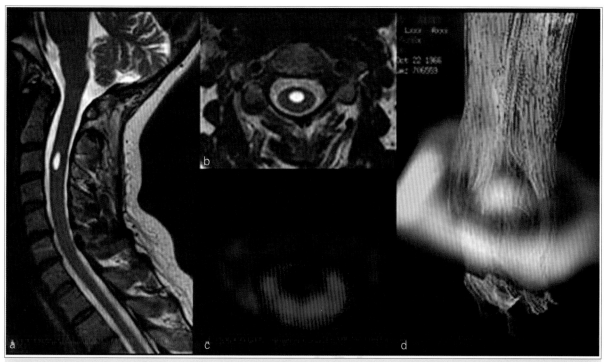

图 34.3　矢状面（a）和横断面（b）T2WI 显示髓内肿块。各向异性（c）和弥散张量成像（DTI）（d）显示肿块周围的神经束位移（Lerner[8]）

髓的运动，使影像变得不可靠。这些缺点导致部分作者认为，DTI 在采集和渲染技术得到改进之前尚不完善，无法常规临床应用[9]。

目前，DTI 的改进研究包括更强大的数据采集模型，如时空编码（SPEN）MRI，可以提供比 DTI 更可靠的影像数据[11]。SPEN 通过减少弥散运动中的噪声来提高成像的可靠性，从而在成分异质性组织成像中获得更稳定的数据[11]。其他的改进措施包括增加反馈机制，如超声监测，可以观测打开硬脊膜时的脊髓运动，并在位置改变后更新影像。

34.3　纳米机器人

著名物理学家 Richard Feynman 于 1959 年提出了纳米技术的概念，认为有朝一日机器可能会缩小到人们可以"吞下"的程度[12]。纳米技术曾经是科幻小说的主题，现在已经从未来概念演变为主流研究目标，在包括医学和外科在内的所有科学领域都有潜在的应用。世界各国政府对纳米技术的投入不断增加[13, 14]，而医学领域对纳米技术在检测和治疗疾病中的应用研究正在如火如荼地进行[13, 15~17]。

纳米材料和装置的大小在 10^{-9}~10^{-7} 米（1~100 纳米）[18]，1 纳米大致是 1 个分子的大小[17]。由于纳米粒子和纳米工具的尺寸小，因此它们可以降低术中损伤的风险，能够到达解剖学上难以到达的区域[19]。

纳米机器人是采用纳米级或接近纳米级组件进行机器人的设计、构建、操作和应用的技术分支。至今，各种纳米医学应用已经在开展了临床研究，并被纳入纳米机器人研究中，用于靶向药物输送、成像、诊断、组织工程、外科手术和术中导航。聚合纳米粒子、脂质体和树状大分子可以通过选择性膜（包括血脑屏障）运送药物、生长因子和遗传物质[15, 20]。可以将纳米粒子磁化或与特定的细胞标记物偶联，也可以将发光的量

子点或金属纳米粒子作为造影剂或检测特定生物分子的标志用于诊断[20]。纳米机电系统（NEMS）和微机电系统（MEMS），即由致动器、光束、传感器、泵、谐振器和马达等小型化机电设备组成的机器，已作为监测脑脊液压力、颅内压、重量负荷和应力等生理变化的工具得到广泛应用[19]。最后，飞秒激光系统、纳米针和纳米镊等工具能够在亚细胞水平上进行分子消融、解剖、穿透和传输，受到了越来越多的关注[18, 20]。

34.3.1　外科纳米技术

纳米技术开始用于脊柱外科手术，包括脊髓损伤、周围神经修复和神经元再生的治疗。用于单个轴突的修复平台涉及一些纳米工具，如直径 40 nm 的纳米刀和介质电泳，通过电场来操纵空间中的可极化物体[20, 21]。可以通过电融合、聚乙二醇或激光等方法诱导离断的轴突末端之间的融合[21]。此外，由碳纳米管、纳米线或聚合纳米纤维组成的纳米支架可提供结构框架，以促进轴突再生、骨组织再生以及内置物的骨融合[17, 22]。

纳米材料也可以用于脊柱融合。一种仿生方法使用纳米晶体诱导有机磷灰石（Organoapatites）在内置物表面形成薄片或网状物[16, 20, 22]，由分子纳米纤维与矿化的羟基磷灰石晶体自然形成的支架在形态上与胶原纤维相似[23, 24]。在这些支架上植入干细胞后，能在体内生成软骨和骨组织，在融合后的骨生成、修复环状骨缺损或髓核再生方面具有潜在的实际应用价值[23, 24]。

34.3.2　纳米机器人在外科中的应用

人们希望通过纳米技术创造出可以在体内循环并选择性治疗（如转移瘤治疗）的自主或半自主的纳米机器人[15]。纳米机器人设计包括用于推动受体的鞭毛，该受体可与肿瘤表面抗原接触并释放化疗药物[21, 25]。

纳米机器人技术也可用于外科手术导航。研究表明，将纳米机器人纳入肿瘤切除术，可能会改善术中标测和切除肿瘤边缘[21]。与手术前一天注射药物不同，可以在术中通过血管内或鞘内注射将纳米机器人引入人体；在定位到肿瘤组织后，机器人可以向外科医生发送电磁或其他定位信号进行标测[14, 21]。

机器人脊柱手术的进步将不可避免地涉及纳米技术。最近的研究进展有望扩大手术的边界，将无创化和更精确的技术用于诊断和治疗[14, 19, 20]。纳米机器人进一步的发展，需要微电子、分子生物学和组织工程等领域之间的交叉研究。尽管实现数十亿纳米机器人通过血管流向它们的靶向部位还需要几十年的时间，但目前纳米技术已成功地整合到现代脊柱手术之中[20]。

34.4 法律问题

34.4.1 食品与药品监督管理局（FDA）

（美国）食品与药品监督管理局（FDA）的职责是监管各类医疗器械，包括机器人辅助手术器械（RASD），这些器械属于中等风险（Ⅱ类）器械[26]。要获得 FDA 的批准，具有相同的预期用途的 RASD 必须被证明等效或优于先前批准的设备[26]。Da Vinci 手术系统（Intuitive Surgical Inc., Sunnyvale, CA）是 FDA 于 2000 年批准的第一个 RASD。2011 年，Renaissance［Mazor Surgical Technologies（HQ）Ltd., Orlando, FL］由 FDA 批准用于脊柱手术。第一个具有触觉反馈的机器人系统——Senhance（Transenterix Surgical Inc., Morrisville, NC）于 2017 年 10 月获得了 FDA 的批准[27]。一般情况下，脊柱手术器械很难获得 FDA 的批准；然而，随着技术的进步和安全性的改善，FDA 的批准过程预计会加快[28]。

34.4.2 机器人手术的法律责任

产品故障和医疗事故在机器人手术中仍然存在。由于 RASD 已获得 FDA 批准，因此制造商在技术上应承担产品责任，如未提出警告、设计缺陷或制造差错[29]。然而，与其他产品不同，许多 RASD 因未提出警告而被要求遵循修订的标准。证据表明患者通常不会详细阅读医学信息，制造商的个性化警告可能干扰医患关系，因此现代法律采用了专业中介人（LI）原则[29]。LI 原则规定，由于医师最能权衡手术的益处和风险，因此只要制造商向外科医生提供充分的培训和警告，医疗器械出现问题时最终责任在医师而非制造商或患者[29]。虽然在（美国的）大多数州法院都坚持 LI 原则保护制药公司和器械公司，但该学说仍存在争论。此外，随着手术过程的信息化，外科医生可以借助机器人和互联网远程进行操作，如果手术中途因电信提供商的原因中断，则其责任仍是一个悬而未决的问题[29]。

34.5 机器人脊柱外科手术的未来挑战

34.5.1 成本与效益

许多因素导致了机器人手术的费用高昂，包括资产购置、有限次使用的工具、维护和维修、培训以及手术室装修和设置[30]。例如，Da Vinci 机器人的成本约为 200 万美元，每年的维护费为 10 万~20 万美元，约相当于机器人系统初始成本的 10%[30, 31]。尽管医院通常会对机器人手术收取更高的费用，通过对医疗中心的财务分析发现，每年需要进行 349 例机器人手术才能达到收支平衡，远远超出了医院的能力[31]。但是，更好的操作结果也可能节约成本。在脊柱外科手术中，提高椎弓根螺钉置钉的准确性，减少外科医生的重复性损伤，以及促使患者更快地恢复正常活动，这些都具有潜在的节省开支的可能性[30, 32]。

34.5.2　培训

手术机器人系统的培训通常包括在线模块和制造商提供的培训课程，根据 FDA 的授权，由医院的认证委员会进行监督[33]。机器人辅助脊柱手术相关的学习曲线漫长[32]，住院医师接受机器人手术培训通常有限。ImmersiveTouch（ImmersiveTouch, Chicago, IL）等外科手术模拟器有望能提高学员技能，如经皮脊柱内固定和椎弓根螺钉置入术[34]；而最新的模型可以对患者的个体化特征进行编程，从而使外科医生"预演"整个手术过程[30]。

34.5.3　技术限制

机器人技术在外科手术中的应用是由（美国）国家航空航天局（NASA）于 20 世纪 70 年代发起的，目标是由医生远程控制机器人为宇航员提供手术治疗[35]。虽然这一目标尚未实现，但随着 20 年前在猪模型上完成的首例横跨大西洋手术，远程外科手术已取得了很大的进展[36]。然而，机器人手术平台的几个主要技术限制仍然存在，并限制了机器人的使用，最明显的是平台的尺寸限制[28, 30]。然而，随着新一代设备的开发，SpineAssist 和 Renaissance（Mazor Surgical Technologies）等系统已经变得足够小，可以连接于患者身上[37]。

尽管技术取得了进步，但外科手术机器人系统仍继续作为外科医生的扩展，并且易受技术局限性以及判断错误的影响[28, 30]。然而，人工智能（AI）的发展可以提高机器人系统的自主性。在早期阶段，医师在皮肤上画一条线，机器人系统即可自动进行缝合[30]。虽然全自动手术机器人的实现还需要很多年的时间，但人工智能的进步还包括使用启发式教育训练机器人手术系统，以应用于未来手术[28, 30]。例如，西班牙的一个团队开发了一种机器人器械技术员，它可以识别 82 条语音指令，定位 27 种手术器械，选择合适的器械并确定是否缺少器械[38]。

34.5.4　机器人作为外科医生

随着 AI 和自动化机器人在未来世纪的发展，人类外科医生会过时吗？在 Frey 和 Osborne 对 702 个职业的分析中，内科医生和外科医生被认为是最不易被计算机代替的职业，估计风险为 0.4%[39]。与其他职业（如会计师）相比，94% 的人认为，外科医生计算机化的"瓶颈"是需要大量的感知、操作能力和社会智能，而机器人无法轻易复制这些特性。最后一个方面，社会智能也许是最重要的。尽管人工智能和计算机化的手术精确度很具有吸引力，但机器人能否捕捉到社交线索，如对话的长时间停顿是否表明家里有问题？它能权衡心理健康和社会挑战对慢性病的作用吗？机器人能一对一地与患者建立信任吗？[40] 这些问题涉及外科医生独特的人性，尽管新技术发展迅速，但这种人性难以被取代。

34.6　小结

导航和机器人脊柱手术等先进技术使手术比以往任何时候都更有效、更准确和更安全。增强现实、纤维束成像、纳米技术和纳米机器人技术等领域的新进展，有望使最具挑战性的疾病变得可治疗、熟悉、更容易、危险更小。与此同时，法律问题依然存在，包括机器人、制造商和远程手术中电信提供商的责任。最后，尽管取得了许多进展，但在机器人技术应用方面仍然存在挑战，包括从成本效益到机器人作为外科医生的伦理考虑等。综上所述，在这个前沿学科中，机器人技术有望在脊柱外科领域发挥更大的作用。

参考文献

[1] Madhavan K, Kolcun JPG, Chieng LO,Wang MY. Augmented-reality integrated robotics in neurosurgery: are we there yet? Neurosurg Focus, 2017, 42(5):E3

［2］Yoon JW, Chen RE, Han PK, Si P, Freeman WD, Pirris SM. Technical feasibility and safety of an intraoperative head-up display device during spine instrumentation. Int J Med Robot, 2017, 13(3)

［3］Golab MR, Breedon PJ, Vloeberghs M. A wearable headset for monitoring electromyography responses within spinal surgery. Eur Spine J, 2016, 25(10):3214–3219

［4］Choudhry OJ, Mundluru SN, Morley C, Ahmed F, Buckland AJ, Frempong-Boadu AK. P56-Augmented reality for evaluation of spinal deformity and spinal pathologies. Spine J, 2017, 17(10) Suppl:S200–S201

［5］Elmi-Terander A, Skulason H, Söderman M, et al. Surgical navigation technology based on augmented reality and integrated 3D intraoperative imaging: a spine cadaveric feasibility and accuracy study. Spine, 2016, 41(21):E1303–E1311

［6］Le Bihan D, Mangin JF, Poupon C, et al. Diffusion tensor imaging: concepts and applications. J Magn Reson Imaging, 2001, 13(4):534–546

［7］Ducreux D, Lepeintre JF, Fillard P, Loureiro C, Tadié M, Lasjaunias P. MR diffusion tensor imaging and fiber tracking in 5 spinal cord astrocytomas. AJNR Am J Neuroradiol, 2006, 27(1):214–216

［8］Lerner A, Mogensen MA, Kim PE, Shiroishi MS, Hwang DH, Law M. Clinical applications of diffusion tensor imaging. World Neurosurg, 2014, 82(1–2):96–109

［9］Duffau H. Diffusion tensor imaging is a research and educational tool, but not yet a clinical tool.World Neurosurg, 2014, 82(1–2):e43–e45

［10］Nimsky C. Fiber tracking–we should move beyond diffusion tensor imaging. World Neurosurg, 2014, 82(1–2):35–36

［11］Solomon E, Liberman G, Nissan N, Frydman L. Robust diffusion tensor imaging by spatiotemporal encoding: principles and in vivo demonstrations. Magn Reson Med, 2017, 77(3):1124–1133

［12］Feynman RP. There's plenty of room at the bottom. Eng Sci, 1960, 23(5):22–36

［13］Morigi V, Tocchio A, Bellavite Pellegrini C, Sakamoto JH, Arnone M, Tasciotti E. Nanotechnology in medicine: from inception to market domination. J Drug Deliv, 2012, 2012:389485

［14］Cavalcanti A, Freitas RA, Jr. Nanorobotics control design: a collective behavior approach for medicine. IEEE Trans Nanobioscience, 2005, 4(2):133–140

［15］Gharpure KM, Wu SY, Li C, Lopez-Berestein G, Sood AK. Nanotechnology: future of oncotherapy. Clin Cancer Res, 2015, 21(14):3121–3130

［16］Sullivan MP, McHale KJ, Parvizi J, Mehta S. Nanotechnology: current concepts in orthopaedic surgery and future directions. Bone Joint J, 2014, 96-B(5):569–573

［17］Silva GA. Introduction to nanotechnology and its applications to medicine. Surg Neurol, 2004, 61(3):216–220

［18］Elder JB, Liu CY, Apuzzo MLJ. Neurosurgery in the realm of 10(-9), part 1: stardust and nanotechnology in neuroscience. Neurosurgery, 2008, 62(1):1–20

［19］Mattei TA, Rehman AA. "Extremely minimally invasive": recent advances in nanotechnology research and future applications in neurosurgery. Neurosurg Rev, 2015, 38(1):27–37, discussion 37

［20］Leary SP, Liu CY, Apuzzo ML. Toward the emergence of nanoneurosurgery:part III–nanomedicine: targeted nanotherapy, nanosurgery, and progress toward the realization of nanoneurosurgery. Neurosurgery, 2006, 58(6):1009–1026, discussion 1009–1026

［21］Saadeh Y, Vyas D. Nanorobotic applications in medicine: current proposals and designs. Am J Robot Surg, 2014, 1(1):4–11

［22］Walmsley GG, McArdle A, Tevlin R, et al. Nanotechnology in bone tissue engineering. Nanomedicine (Lond), 2015, 11(5):1253–1263

［23］Hartgerink JD, Beniash E, Stupp SI. Self-assembly and mineralization of peptide-amphiphile nanofibers. Science, 2001, 294(5547):1684–1688

［24］Li W-J, Tuli R, Huang X, Laquerriere P, Tuan RS. Multilineage differentiation of human mesenchymal stem cells in a three-dimensional nanofibrous scaffold. Biomaterials, 2005, 26(25):5158–5166

［25］Lenaghan SC, Wang Y, Xi N, et al. Grand challenges in bioengineered nanorobotics for cancer therapy. IEEE Trans Biomed Eng, 2013, 60(3):667–673

［26］Discussion Paper FDA. Robotically-Assisted Surgical Devices. Paper presented at the FDA PublicWorkshop, 2015, Silver Spring, MD

［27］FDA clears new robotically-assisted surgical device for adult patients ［press release］. October 13, 2017

［28］Camarillo DB, Krummel TM, Salisbury JK, Jr. Robotic technology in surgery:past, present, and future. Am J Surg, 2004, 188(4A) Suppl:2S–15S

［29］McLean T. The complexity of litigation associated with robotic surgery and cybersurgery. Int J Med Robot, 2007, 3:23–29

［30］Herron DM, Marohn M, SAGES-MIRA Robotic Surgery Consensus Group. A consensus document on robotic surgery. Surg Endosc, 2008, 22(2):313–325, discussion 311–312

［31］Tedesco G, Faggiano FC, Leo E, Derrico P, Ritrovato M. A comparative cost analysis of robotic-assisted surgery versus laparoscopic surgery and open surgery: the necessity of investing knowledgeably. Surg Endosc, 2016, 30(11):5044–5051

［32］Schatlo B, Martinez R, Alaid A, et al. Unskilled unawareness and the learning curve in robotic spine surgery. Acta Neurochir (Wien), 2015, 157(10):1819–1823, discussion 1823

［33］Bric J, Connolly M, Kastenmeier A, Goldblatt M, Gould JC. Proficiency training on a virtual reality robotic surgical skills curriculum. Surg Endosc, 2014, 28(12):3343–3348

［34］Luciano CJ, Banerjee PP, Bellotte B, et al. Learning retention of thoracic pedicle screw placement using a high-resolution augmented reality simulator with haptic feedback. Neurosurgery, 2011, 69(1) Suppl Operative:ons14–ons19, discussion ons19

[35] Marescaux J, Diana M. Robotics and remote surgery: next step. In: Kim K, ed. Robotics General Surgery. New York, NY: Springer, 2014,479–484

[36] Marescaux J, Leroy J, Gagner M, et al. Transatlantic robot-assisted telesurgery. Nature, 2001, 413(6854):379–380

[37] Tian W, Han X, Liu B, et al. A robot-assisted surgical system using a forceimage control method for pedicle screw insertion. PLoS One, 2014, 9(1):e86346

[38] Perez-Vidal C, Carpintero E, Garcia-Aracil N, et al. Steps in the development of a robotic scrub nurse. Robot Auton Syst, 2012, 60(6):901–911

[39] Frey CB, Osborne MA. The future of employment: how susceptible are jobs to computerisation? Technol Forecast Soc Change, 2017, 114 Suppl C:254–280

[40] Senior T. Being replaced by a robot. Br J Gen Pract, 2016, 66(649):436–436

索　引